Grundlagen	1
EKG-Befunde	25
EKG-Beispiele	123
EKG-Quiz	231
EKG-Übungen	267

Verwendete Abkürzungen

A	Vorhof	**progr.**	progredient
AKS	akutes Koronarsyndrom	QRS	intraventrikuläre Erregungsausbreitung
ALB	akzessorische Leitungsbahn	QT	QT-Zeit
ARVD/C	arrhythmogene rechtsventrikuläre Dysplasie/ Cardiomyopathie atrioventrikulär	RA	rechter Vorhof
AV	atrioventrikulär	RR	Blutdruck nach Riva-Rocci
AVK	AV-Knoten	RSB	Rechtsschenkelblock
CMT	„circus movement"-Tachykardie	RV	rechter Ventrikel
F	Herzfrequenz	SA	sinuatrial
FW	Flimmerwellen	s(ek)	Sekunde
HF	Herzfrequenz	SK	Sinusknoten
LA	linker Vorhof	SM	Schrittmacher
LAH	linksanteriorer Hemiblock	SSS	Sick-Sinus-Syndrom
LPH	linksposteriorer Hemiblock	ST	ST-Strecke
LSB	Linksschenkelblock	STEMI	ST-Strecken-Elevations-Myokardinfarkt
LT	Linkstyp	SVES	supraventrikuläre Extrasystolen
LV	linker Ventrikel	T	T-Welle
m	milli	TdP	Torsade-de-pointes-Tachykardie
mm	Millimeter	üLT	überdrehter Linkstyp
NSTEMI	Non-ST-Strecken-Elevations-Myokardinfarkt	V	Volt
P	intraatriale Erregungsausbreitung	VES	ventrikuläre Extrasystolen
PAT	paroxysmale atriale Tachykardie	VH	Vorhof
PQ	PQ-Zeit	**WPW-Syndrom**	Wolff-Parkinson-White-Syndrom

EKG-Kurs für Isabel

Hans-Peter Schuster
Hans-Joachim Trappe

5. überarbeitete und erweiterte Auflage

335 Abbildungen

Georg Thieme Verlag
Stuttgart · New York

Prof. Dr. med. Hans-Peter Schuster
Klinikum Hildesheim
Lehrkrankenhaus der Med. Hochschule Hannover
Weinberg 1
D-31134 Hildesheim

Prof. Dr. med. Hans-Joachim Trappe
Direktor der Medizinische Klinik II
Universitätsklinik Marienhospital
Ruhr-Universität Bochum
Hölkeskampring 40
D-44625 Herne

Die Deutsche Bibliothek –
CIP-Einheitsaufnahme

Ein Titeldatensatz für diese Publikation ist bei der Deutschen Bibliothek erhältlich.

1. Auflage 1997
2. Auflage 1999
3. Auflage 2001
1. französische Auflage nach der 3. dt. Auflage 2004
4. Auflage 2005

Wichtiger Hinweis: Wie jede Wissenschaft ist die Medizin ständigen Entwicklungen unterworfen. Forschung und klinische Erfahrung erweitern unsere Erkenntnisse, insbesondere was Behandlung und medikamentöse Therapie anbelangt. Soweit in diesem Werk eine Dosierung oder eine Applikation erwähnt wird, darf der Leser zwar darauf vertrauen, dass Autoren, Herausgeber und Verlag große Sorgfalt darauf verwandt haben, dass diese Angabe **dem Wissensstand bei Fertigstellung des Werkes** entspricht.

Für Angaben über Dosierungsanweisungen und Applikationsformen kann vom Verlag jedoch keine Gewähr übernommen werden. **Jeder Benutzer ist angehalten**, durch sorgfältige Prüfung der Beipackzettel der verwendeten Präparate und gegebenenfalls nach Konsultation eines Spezialisten festzustellen, ob die dort gegebene Empfehlung für Dosierungen oder die Beachtung von Kontraindikationen gegenüber der Angabe in diesem Buch abweicht. Eine solche Prüfung ist besonders wichtig bei selten verwendeten Präparaten oder solchen, die neu auf den Markt gebracht worden sind. **Jede Dosierung oder Applikation erfolgt auf eigene Gefahr des Benutzers.** Autoren und Verlag appellieren an jeden Benutzer, ihm etwa auffallende Ungenauigkeiten dem Verlag mitzuteilen.

© 1997, 2009 Georg Thieme Verlag KG
Rüdigerstraße 14
70469 Stuttgart
Deutschland
Telefon: +49/(0)711/8931-0
Unsere Homepage: http://www.thieme.de

Printed in Germany

Zeichnungen: Kitty Hormann, Stuttgart;
Karin Baum, Paphos, Zypern
Umschlaggestaltung: Thieme Verlagsgruppe
Satz: medionet Publishing Services Ltd., Berlin
Druck: AZ Druck und Datentechnik GmbH, Kempten

ISBN 978-3-13-127285-0   1 2 3 4 5

Geschützte Warennamen (Warenzeichen) werden **nicht** besonders kenntlich gemacht. Aus dem Fehlen eines solchen Hinweises kann also nicht geschlossen werden, dass es sich um einen freien Warennamen handelt.

Das Werk, einschließlich aller seiner Teile, ist urheberrechtlich geschützt. Jede Verwertung außerhalb der engen Grenzen des Urheberrechtsgesetzes ist ohne Zustimmung des Verlages unzulässig und strafbar. Das gilt insbesondere für Vervielfältigungen, Übersetzungen, Mikroverfilmungen und die Einspeicherung und Verarbeitung in elektronischen Systemen.

Vorwort zur 5. Auflage

Nachdem die 4. Auflage unserer „Isabel" nun bereits vier Jahre zurück liegt, sehen Verlag und Autoren sich berechtigt und verpflichtet, eine neue Auflage unseres EKG-Kurs vorzulegen. Die Änderungen, Ergänzungen und Korrekturen der Neuauflage beruhen in erster Linie auf den vielen Leserzuschriften, vor allem den kritischen. Hierfür gilt unser bester Dank! Nichts zeigt den Autoren besser die Akzeptanz ihres Buches, als zustimmende ebenso wie kritische Äußerungen der Leserinnen und Leser. Unser EKG-Kurs hat mittlerweile im Büchermarkt Nachahmungen, ja geradezu Plagiate erfahren. Dies stört uns nicht, im Gegenteil, es zeigt den Vorbildcharakter unseres Kurses, und wir vertrauen darauf, dass noch stets das Original sich durchgesetzt hat.

Zwei neue Lektionen haben wir hinzugefügt. In den EKG-Darstellungen sind wir bei der alt bewährten Gliederung geblieben: Zeichnungen im didaktischen Teil, Original-EKGs im Beispielteil und im Übungsteil. Wirklich neu ist der Übungsteil in Form einer Compact-Disc. Auch diesen Übungs-EKGs sind wiederum unsere Befunde, entsprechend dem von uns vorgelegten Befundmuster, beigefügt. Die technischen Möglichkeiten der CD erlauben Leserinnen und Lesern einen individuellen Umgang mit diesen Übungs-EKGs.

Isabel, zurzeit der Erstauflage 1997 Medizinstudentin, ist mittlerweile Fachärztin. Für die meisten unserer Leserinnen und Leser der 1. Auflage wird dies ebenso zutreffen. Eines können wir Ihnen nach langer eigener Erfahrung versichern: Wo immer Sie ärztlich tätig werden, werden Sie mit Elektrokardiogrammen in irgendeiner Weise konfrontiert werden.

Schreiben Sie uns wieder, wenn Sie irgendetwas anzumerken oder zu kritisieren haben. Im Übrigen bleiben wir der Überzeugung aus früheren Vorworten treu: Wir alle teilen den trotz aller aktuellen Probleme nach wie vor schönsten Beruf dieser Welt.

Hans-Peter Schuster, Hildesheim
Hans-Joachim Trappe, Herne

Vorwort zur 1. Auflage

Isabel ist eine Medizinstudentin. Sie hat, wie viele Studentinnen und Studenten der Medizin, Schwierigkeiten mit der Befundung und Deutung von Elektrokardiogrammen. Dies ist durchaus verständlich, denn so einfach die Methode sich technisch darstellt, so schwierig ist eine exakte Interpretation des EKG. Sie zählt zu den schwierigsten Methoden der Inneren Medizin überhaupt. Die Frage wird zum ersten Mal zum echten Problem, als Isabel im praktischen Jahr die Verantwortung für Patienten übernimmt, und sie macht sich zunehmend Sorgen, wenn sie an die Zeit als Ärztin im Praktikum denkt.

Eines Tages haben wir beschlossen, ihr zu helfen, und wir haben für sie einen EKG-Kurs in 27 Lektionen geschrieben. Wir haben uns überlegt, was wir in die Lektionen hineinschreiben sollen. Eine Darstellung nur der sogenannten einfachen Grundlagen des EKG wird ihr nicht helfen, denn Patienten halten sich selten an die einfachen Grundlagen. Eine Darstellung aller komplizierten Feinheiten und komplexen Zusammenhänge der Elektrophysiologie wird ihr ebenfalls wenig nützen, denn sie wird nie Zeit haben, dies zu lesen und zu lernen. So haben wir versucht, für sie die Lektionen zu schreiben, die sie brauchen wird, um zu einer systematischen Deutung und einer verständnisvollen Befundung von Elektrokardiogrammen zu gelangen, von Elektrokardiogrammen, wie sie sie dann täglich sehen und beurteilen wird. Was Isabel helfen wird, sollte auch allen anderen Medizinstudentinnen und -studenten sinnvoll und hilfreich sein. So entstand dieses Buch.

Wir gehen von der Erfahrung aus, daß
- die richtige Beurteilung eines Elektrokardiogramms eine systematische Analyse der EKG-Aufzeichnung voraussetzt und eine solche systematische Analyse lehrbar und trainierbar ist,
- eine richtige Beurteilung eines EKG die Grundkenntnis der elektrophysiologischen Abläufe am Herzen voraussetzt, derart, daß der Befunder versteht, welche Vorgänge die einzelnen EKG-Abschnitte repräsentieren,
- eine für die Diagnostik und Therapie sinnvolle Beurteilung eines EKG zu einem Verständnis der zugrundeliegenden Störungen am Herzen, also zu einer Vorstellung der tatsächlichen morphologischen oder funktionellen Veränderungen des Herzens als Ursache bestimmter pathologischer EKG-Befunde führen muß.

Der EKG-Kurs baut auf typischen Problemen auf, die durch Elektrokardiographie erkennbar und deutbar sind. Dynamik und Zielsetzung sind nicht die elektrophysiologische Analyse der einzelnen EKG-Abschnitte von der P-Zacke bis zur T-Welle, sondern einerseits die zum Verständnis der einzelnen Erkrankungen führende *Erkennung klinischer Probleme* (z. B. Hypertrophie, Infarkt, Erregungsleitungsstörungen) und andererseits der klinischen *Deutung typischer elektrokardiographischer Konstellationen* (z. B. überdrehter Linkstyp, Störungen der R-Progression, Vorhofleitungsstörung, ST-Streckensenkungen). Folglich strebt der Kurs auch nicht eine vollständige Darstellung aller elektrophysiologischen Phänomene an. Wir haben ausgewählt, was uns klinisch wichtig erscheint, uns dabei aber nicht vor der Einbeziehung auch komplizierter Phänomene gescheut.

Eine Voraussetzung und auch eine Rechtfertigung für den neuen EKG-Kurs scheinen uns die hohe Zahl und die didaktische Aufbereitung der Abbildungen. Ein ganz besonderer Dank gilt dem Verlag für die Realisierung dieser Vorstellung.

Ein Kurs muß mit einem Übungsteil zur Selbstkontrolle des Erlernten abschließen. Hierfür finden sich im letzten Teil des Buches eine Reihe von Original-Elektrokardiogrammen, die der Leser nach der von uns vorgeschlagenen Systematik befunden und beurteilen sollte. Unsere eigenen Befunde haben wir auf den letzten Seiten niedergelegt.

Unser beider Wunsch bleibt eine große Zahl von kritischen Lesern.

Hildesheim und Herne

Hans-Peter Schuster
Hans-Joachim Trappe

Inhalt

1 Grundlagen

Lektion 1 Die Bedeutung der einzelnen EKG-Zacken 2

Lektion 2 Ableitung des EKG 4

Lektion 3 Analyse der einzelnen EKG-Zacken: Vorhoferregung und AV-Überleitung 7

Lektion 4 Analyse der einzelnen EKG-Zacken: Kammererregung und Erregungsrückbildung 11

Lektion 5 Bestimmung des Lagetyps 14

Lektion 6 Die Bedeutung des Lagetyps 18

Lektion 7 Bestimmung von Herzrhythmus und Herzfrequenz 23

2 EKG-Befunde

Lektion 8 Erkennung eines Sinusrhythmus 26

Lektion 9 Sinuatriale Überleitungsstörungen (SA-Block) und Syndrom des kranken Sinusknotens 27

Lektion 10 Atrioventrikuläre Überleitungsstörungen (AV-Block) 31

Lektion 11 Der AV-junktionale Rhythmus 34

Lektion 12 Vorhofleitungsstörungen – P-dextroatriale, P-sinistroatriale, P-biatriale 37

Lektion 13 Intraventrikuläre Leitungsstörungen – Rechtsschenkelblock, Linksschenkelblock, myokardiale Schädigung 39

Lektion 14 Intraventrikuläre Leitungsstörungen – Faszikuläre Blockierungen: linksanteriorer Hemiblock, linksposteriorer Hemiblock 42

Lektion 15 Störungen der R-Progression und S-Persistenz 45

Lektion 16 Intraventrikuläre Erregungsrückbildungsstörungen – Veränderungen von ST-Strecke und T-Welle 47

Lektion 17 Verlängerung der QT-Zeit, langes QT-Syndrom 54

Lektion 18 Hypertrophie-Zeichen 57

Lektion 19 EKG bei Myokardinfarkt: Diagnose und Stadieneinteilung 63

Lektion 20 EKG bei Myokardinfarkt: Infarktlokalisation 70

Lektion 21 EKG bei Lungenarterien-Embolie 78

Lektion 22 EKG bei entzündlichen Erkrankungen des Herzens: Perikarditis und Myokarditis 79

Lektion 23 EKG bei Elektrolytstörungen 83

Lektion 24 Supraventrikuläre Extrasystolen, supraventrikuläre Tachykardien 85

Lektion 25 Vorhofflimmern und Vorhofflattern 91

Lektion 26	Ventrikuläre Rhythmusstörungen	96
Lektion 27	Brugada-Syndrom	100
Lektion 28	Arrhythmogene rechtsventrikuläre Dysplasie/Kardiomyopathie (ARVD/C)	103
Lektion 29	Schrittmacher-EKG	105
Lektion 30	Monitor-EKG	111
Lektion 31	EKG bei Situs inversus cordis	113
Lektion 32	Befundung des Elektrokardiogramms	115
Lektion 33	Richtige technische EKG-Auswertung	117
Lektion 34	Typische Fehlermöglichkeiten und EKG-Artefakte	121

3 EKG-Beispiele

Einführung		124
EKG-Beispiel 1:	Normaler Sinusrhythmus	126
EKG-Beispiel 2:	Respiratorische Arrhythmie	128
EKG-Beispiel 3:	Sinustachykardie	130
EKG-Beispiel 4:	Sinusbradyarrhythmie	132
EKG-Beispiel 5:	AV-Block I°	134
EKG-Beispiel 6:	AV-Block II°: Typ II	136
EKG-Beispiel 7:	AV-Block III°: Totaler AV-Block	138
EKG-Beispiel 8:	AV-junktionaler Ersatzrhythmus	140
EKG-Beispiel 9:	P-sinistroatriale	142
EKG-Beispiel 10:	P-biatriale	144
EKG-Beispiel 11:	Inkompletter Rechtsschenkelblock	146
EKG-Beispiel 12:	Kompletter Rechtsschenkelblock	148
EKG-Beispiel 13:	Kompletter Linksschenkelblock	150
EKG-Beispiel 14:	Myokardiale Schädigung	152
EKG-Beispiel 15:	Linksanteriorer Hemiblock	154
EKG-Beispiel 16:	Bifaszikulärer Block	156
EKG-Beispiel 17:	Gestörte R-Progression	158
EKG-Beispiel 18:	S-Persistenz	160
EKG-Beispiel 19:	Präterminale T-Negativierung	162
EKG-Beispiel 20:	Terminale T-Negativierung	164
EKG-Beispiel 21:	Digitaliseinwirkung	166
EKG-Beispiel 22:	Langes QT-Syndrom	168
EKG-Beispiel 23:	Linksherzhypertrophie	170
EKG-Beispiel 24:	Rechtsherzhypertrophie	172
EKG-Beispiel 25:	Akuter Hinterwandinfarkt (inferiorer STEMI)	174
EKG-Beispiel 26:	Akuter Vorderwandinfarkt (anteriorer STEMI)	176
EKG-Beispiel 27:	Akuter Hinterwandinfarkt (inferiorer STEMI)	178
EKG-Beispiel 28:	Transmuraler Vorderwandinfarkt im Zwischenstadium	180
EKG-Beispiel 29:	Transmuraler Hinterwandinfarkt im Folgestadium	182
EKG-Beispiel 30:	Transmuraler Vorderwandinfarkt im Endstadium	184

EKG-Beispiel 31: Lungenarterien-Embolie 186
EKG-Beispiel 32: Akute Perikarditis 188
EKG-Beispiel 33: Hyperkaliämie 190
EKG-Beispiel 34: Supraventrikuläre
Extrasystolie 192
EKG-Beispiel 35: AV-Knoten-(Reentry-)
Tachykardie 194
EKG-Beispiel 36: WPW-Syndrom 196
EKG-Beispiel 37: Ektop atriale Tachykardie
mit Block 198
EKG-Beispiel 38: Vorhofflimmern 200
EKG-Beispiel 39: Leitungsaberranz
bei Vorhofflimmern 202
EKG-Beispiel 40: Vorhofflattern 204
EKG-Beispiel 41: Ventrikuläre Extrasystolie 206
EKG-Beispiel 42: Kammertachykardie 208
EKG-Beispiel 43: Brugada-Syndrom 210
EKG-Beispiel 44: VVI-Schrittmacher 212
EKG-Beispiel 45: AAI-Schrittmacher 214
EKG-Beispiel 46: DDD-Schrittmacher 216
EKG-Beispiel 47: VDD-Schrittmacher 218
EKG-Beispiel 48: Monitor-EKG 220
EKG-Beispiel 49: Situs inversus cordis 222
EKG-Beispiel 50: Vertauschte
EKG-Ableitungen 224
EKG-Beispiel 51: Wechselstrom-
Überlagerung 226
EKG-Beispiel 52: Muskelartefakte 228

4 EKG-Quiz

Einführung 232
EKG-Quiz: Multiple choice Fragen (MC) 234
**Lösungen und Deutungen
der Multiple choice (MC)-Fragen** 262

5 EKG-Übungen

Einführung 269
Übungs-EKGs 270
Befunde zu den Übungs-EKGs 300
Literatur 304
Sachverzeichnis 306

Grundlagen 1

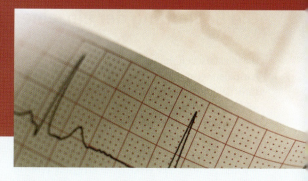

LEKTION 1	**Die Bedeutung der einzelnen EKG-Zacken**	2
LEKTION 2	**Ableitung des EKG**	4
LEKTION 3	**Analyse der einzelnen EKG-Zacken: Vorhoferregung und AV-Überleitung**	7
LEKTION 4	**Analyse der einzelnen EKG-Zacken: Kammererregung und Erregungsrückbildung**	11
LEKTION 5	**Bestimmung des Lagetyps**	14
LEKTION 6	**Die Bedeutung des Lagetyps**	18
LEKTION 7	**Bestimmung von Herzrhythmus und Herzfrequenz**	23

LEKTION 1

Die Bedeutung der einzelnen EKG-Zacken

Die elektrischen Impulse des Herzens entstehen normalerweise im Sinusknoten, der damit der natürliche Impulsgenerator ist. Der im Sinusknoten gebildete Impuls wird auf die Vorhofmuskulatur übergeleitet (s**i**n**u**atriale Überleitung = **SA-Überleitung**) und breitet sich zunächst im Vorhof aus (**intraatriale Erregungsausbreitung** = Vorhoferregung = Vorhofleitung). Die elektrische Erregung erreicht dann über den AV-Knoten und das His-Bündel das Kammermyokard (**a**trio**v**entrikuläre Überleitung = **AV-Überleitung**). Die Erregung der Kammermuskulatur erfolgt schließlich nach Weiterleitung des elektrischen Impulses über die beiden intraventrikulären Reizleitungsschenkel und das Purkinje-Faser-System (**intraventrikuläre Erregungsausbreitung** = Kammererregung).

Das **spezifische Reizleitungssystem** des Herzens besteht aus AV-Knoten, His-Bündel, dem rechten (Leitung zum rechtsventrikulären Myokard) und linken Reizleitungsschenkel (Leitung zum linksventrikulären Myokard), der sich in einen links anterioren und einen linksposterioren Faszikel aufteilt. Der Begriff Reizleitungssystem ist klinisch sehr gebräuchlich. Physiologisch exakter ist der Begriff Erregungsleitungssystem. Der Ablauf von **Reizbildung** (Erregungsbildung) und **Erregungsleitung** wird vereinfacht in **Abb. 1.1** dargestellt. Anatomisch lassen sich auch im Vorhofmyokard Leitungsbahnen identifizieren. Diese spielen jedoch für klinische Belange keine Rolle.

Während die Erregung auf die Kammern übergeleitet wird, bildet sie sich im Vorhofmyokard bereits wieder zurück (**intraatriale Erregungsrückbildung**). Nach vollständiger Erregungsausbreitung im Kammermyokard folgt auch hier die Erregungsrückbildung (**intraventrikuläre Erregungsrückbildung**).

Jeder Teilvorgang der elektrischen Phänomene von Erregungsausbreitung und Erregungsrückbildung ist im Elektrokardiogramm repräsentiert. In dem von der Körperoberfläche abgeleiteten EKG (**Oberflächen-EKG**) sind allerdings folgende elektrische Vorgänge nicht sichtbar:

1. Sinusknotentätigkeit (Erregungsbildung im Sinusknoten) und sinuatriale Erregungsüberleitung. Zwar können wir aus dem Oberflächen-EKG Rückschlüsse auf die Sinusknotenfunktion und die sinuatriale Überleitung ableiten, zur exakten Beurteilung von Sinusknotenfunktion und sinuatrialer Leitung sind jedoch invasive elektrophysiologische Untersuchungstechniken heranzuziehen.
2. Erregungsrückbildung im Vorhof: Sie wird von der zeitgleichen Erregungsausbreitung auf die Kammern überlagert.

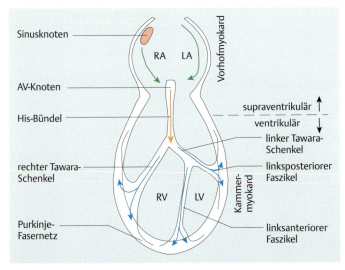

Abb. 1.1 Vereinfachte Darstellung des Ablaufs von Reizbildung und Erregungsleitung.

Die Bedeutung der einzelnen EKG-Zacken

Den elektrischen Phänomenen von Erregungsausbreitung und Erregungsrückbildung können im Oberflächen-EKG einzelne „Zacken" oder „Wellen" zugeordnet werden, die eine exakte Analyse der komplexen elektrischen Vorgänge erlauben **(Abb. 1.2)**.

P-Welle	Intraatriale Erregungsausbreitung
PQ-Zeit (oder **AV**-Intervall)	Atrioventrikuläre Erregungsüberleitung
QRS-Komplex	Intraventrikuläre Erregungsausbreitung
ST-Strecke	Intraventrikuläre Erregungsrückbildung (Beginn der Erregungsrückbildung)
T-Welle	Intraventrikuläre Erregungsrückbildung (Ende der Erregungsrückbildung)
QT-Zeit	Gesamte intraventrikuläre Erregungsdauer. Diese ist abhängig von der Herzfrequenz. Die QT-Zeit wird zunächst als **absolute** QT-Zeit gemessen (Normalwert: bis maximal 550 msek) und in Relation zur Herzfrequenz als **relative** QT-Zeit in % der Norm angegeben.

P repräsentiert die Vorhofdepolarisation. Der QRS-Komplex repräsentiert die Kammerdepolarisation. Als R-Zacken werden positive, als Q- und S-Zacken negative Zacken bezeichnet. Eine Q-Zacke liegt vor R, eine S-Zacke folgt R. QRS ist eine allgemeine Bezeichnung; die genaue Form bezeichnet man mit Groß- und Kleinbuchstaben, die die relative Größe der Einzelkomponenten beschreiben; d. h. hohe Ausschläge werden durch Verwendung großer Buchstaben klassifiziert und niedrige Zacken werden mit kleinen Buchstaben gekennzeichnet (Abb. 1.3). Folgt einer S-Zacke innerhalb des QRS-Komplexes eine weitere positive Zacke, so wird von einer R′-Zacke gesprochen, bei einer weiteren negativen Zacke von einer S′-Zacke; weitere Zacken werden entsprechend als R″- bzw. S″-Zacken klassifiziert. ST-T repräsentiert die Kammerrepolarisation. In der Praxis wendet man derart komplexe Bezeichnungen wie „RsR′s′r″" jedoch kaum an, sondern man spricht von einem „gespaltenen Kammerkomplex" oder „gespaltenem QRS-Komplex".

> **Merke**
>
> Das Oberflächen-Elektrokardiogramm repräsentiert die intrakardiale Ausbreitung und Rückbildung elektrischer Impulse, die vom Sinusknoten gebildet, über Vorhöfe, AV-Knoten und His-Bündel auf die Kammern übergeleitet werden und sich in den Kammern über Reizleitungsschenkel und Purkinje-Faser-System ausbreiten (Abb. 1.1). Jeder elektrische Teilvorgang ist im Elektrokardiogramm direkt repräsentiert, mit Ausnahme der Impulsbildung im Sinusknoten und der sinuatrialen Erregungsüberleitung.

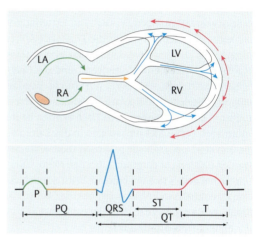

Abb. 1.2 Schematische Darstellung von Erregungsausbreitung und Erregungsrückbildung in Relation zu den „Zacken" des Oberflächen-Elektrokardiogramms.

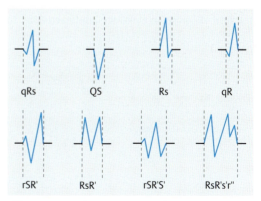

Abb. 1.3 Kennzeichnung einiger möglicher Konfigurationen des QRS-Komplexes.

LEKTION 2

Ableitung des EKG

Das Elektrokardiogramm wird über Elektroden, die auf die Haut aufgesetzt werden, abgeleitet, wobei Elektroden mit entgegengesetzter Polarität **bipolare Ableitungen** darstellen. Eine positive Elektrode mit einem indifferenten Referenzpunkt repräsentiert eine **unipolare Ableitung**. Die Größe der einzelnen Zacken oder Wellen ist dabei von der Höhe der Ladungsdifferenz in der Vektorrichtung der jeweiligen Ableitung bestimmt. Das Standard-Oberflächen-Elektrokardiogramm umfasst 12 Ableitungen: **6 Extremitätenableitungen** (I, II, III, aVR, aVL, aVF) und **6 Brustwandableitungen** (V_1–V_6). Die Extremitätenableitungen gliedern sich in die *Einthoven*-Ableitungen I, II, III (diese werden **bipolar** abgeleitet = bipolare Extremitäten-Ableitungen) und die *Goldberger*-Ableitungen aVR, aVL, aVF (diese werden **unipolar** abgeleitet = unipolare Extremitäten-Ableitungen). Die **Ableitungen** nach *Nehb* werden heute kaum noch verwendet und spielen in der Kardiologie und Elektrophysiologie praktisch keine Rolle. Sie werden daher nicht dargestellt. Bei den Nehb-Ableitungen handelt es sich um bipolare Brustwandableitungen des EKGs mit Ableitungspunkten über der 2. Rippe rechts parasternal, dem Herzspitzenstoß und der hinteren Axillarlinie links.

Die Extremitätenableitungen projizieren die elektrischen Vorgänge am Herzen auf die **Frontalebene** des Körpers *(Abb. 2.1a, b)*.

Die Achse der **Ableitung I** reicht von einem Arm zum anderen; die negative Elektrode liegt am rechten Arm, die positive Elektrode am linken Arm, so dass die elektrische Erregung von rechts nach links verläuft.

Die Achse der **Ableitung II** reicht vom rechten Arm zum linken Bein; die negative Elektrode liegt am rechten Arm, die positive Elektrode am linken Bein, so dass die Erregung vom rechten Arm zum linken Bein verläuft.

Die Achse von **Ableitung III** reicht vom linken Arm zum linken Bein; die negative Elektrode liegt am linken Arm, die positive Elektrode am linken Bein, so dass die Erregung vom linken Arm zum linken Bein verläuft.

Werden die beiden Armelektroden und die Elektrode vom linken Bein durch einen zentralen Punkt über einen Widerstand von 5000 Ω verbunden, so nimmt man an, dass die Potentialsumme gleich null ist. Die positiven Elektroden können mit diesem indifferenten Referenzpunkt verbunden werden, und man erhält die unipolaren **Ableitungen aVR, aVL und aVF**.

Die **Brustwandableitungen** nach *Wilson* zeigen dagegen die Projektion der elektrischen Abläufe am Herzen (elektrische Vektoren) in der **Horizontalebene** *(Abb. 2.2)*. Elektrophysikalisch stellen die Brustwandableitungen ebenfalls unipolare Ableitungen dar.

Die Auswertung des Elektrokardiogramms erfolgt auf kalibriertem EKG-Papier. Spannungsdifferenzen werden in der Vertikalachse aufgezeichnet, wobei von der 0-Linie aus betrachtet Ausschläge nach oben als positive Zacken, Ausschläge nach unten als nega-

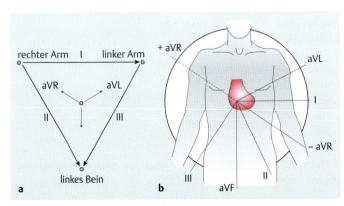

Abb. 2.1
a Elektrodenanlegepunkte und Vektorrichtungen der Extremitätenabbildungen im Einthoven-Dreieck.
b Projektion der Extremitätenableitungen auf die Frontalebene des Körpers.

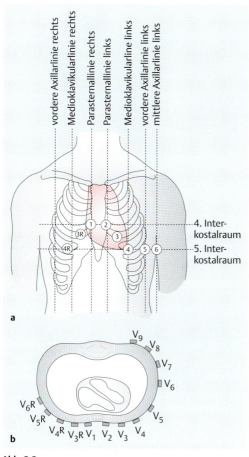

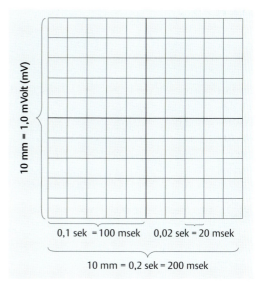

Abb. 2.3 Kalibrierung des EKG-Papiers bei 50 mm/sek Papiervorschub (stark vergrößerte Darstellung).

Abb. 2.2
a Projektion der Brustwandableitungen auf die Horizontalebene der Ventrikel.
b Die Ableitungsstellen der unipolaren Ableitungen (V_1–V_6 Wilson-Ableitungen, V_7–V_9 sogenannte dorsale Brustwandableitungen).

tive Zacken bezeichnet werden. Die übliche Kalibrierung entspricht 10 mm = 1 mVolt (mV). Die Zeitintervalle werden in der Horizontalachse gemessen (s. S. 117). Der Papiervorschub beträgt üblicherweise 50 mm/sek. In diesem Fall repräsentiert jedes kleine Quadrat des EKG-Papiers, 1 mm lang, ein Zeitintervall von 0,02 sek (20 msek). Jedes größere Quadrat ist 10 mm lang und stellt 0,2 sek (200 msek) dar *(Abb. 2.3)*.

Für bestimmte Fragestellungen, die noch besprochen werden, können die an sich üblichen 6 Brustwandableitungen ergänzt werden:
- Nach linksdorsal durch die Ableitungen V_7, V_8 und V_9.
- Nach rechtsthorakal durch die Ableitungen V_3R, V_4R.

Bei den Brustwandableitungen unterscheidet man die vorderen (V_1–V_2), die mittleren (V_3–V_4) und die seitlichen (V_5–V_6) Ableitungen. Diese Differenzierung trägt zu einer exakten Zuordnung von pathologischen EKG-Veränderungen zu anatomischen Lokalisationen des Herzens bei, z. B. bei der Lokalisation von Infarkten *(Lektion 20, S. 70)*.

Es ist besonders wichtig, sich klarzumachen, welche Anteile des Herzens in welchen einzelnen Ableitungen dargestellt werden:
- Die Ableitungen **II**, **III** und **aVF** repräsentieren die Hinterwand des linken Ventrikels, genauer gesagt den inferioren (oder diaphragmalen) Anteil der Herzhinterwand **(inferiore oder diaphragmale Ableitungen)** *(Abb. 2.1b)*. Für die posterioren Abschnitte der Hinterwand existieren im üblichen Ableitungsprogramm keine direkten Ableitungen *(Abb. 2.4)*.
- Ableitung **I** repräsentiert die Seitenwand des linken Ventrikels, **aVL** die hohe Seitenwand des linken Ventrikels **(I und aVL = laterale Extremitätenableitungen)** *(Abb. 2.1b)*.

Die diaphragmalen Ableitungen II, III und aVF und die lateralen Ableitungen I und aVL liegen sich dabei annähernd gegenüber. Das EKG kann sich in beiden Ableitgruppen entsprechend spiegelbildlich verhalten (reziprok). Dieses ist für die Diagnose eines Myokardinfarktes wichtig: Ein akuter inferiorer Infarkt mit ST-Hebungen in II, III und aVF zeigt in Ab-

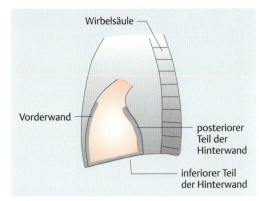

Abb. 2.4 Anatomische Skizze des Herzens in seitlicher Position: Unterscheidung von Vorderwand, posteriorem und inferiorem Anteil der Hinterwand.

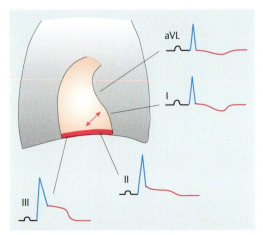

Abb. 2.5 Verhalten von Extremitätenableitungen in anteroposteriorer Projektion des Herzens: Reziprokes Verhalten von ST-Senkung (bzw. ST-Hebung) in den Ableitungen II, III (und aVF) bzw. I und aVL. Der Pfeil weist auf das reziproke Verhalten von I/aVL gegenüber III hin.

leitungen I und aVL reziproke (spiegelbildliche) ST-Senkungen *(Abb. 2.5)*.

- V_1 und V_2 repräsentieren die Vorderwand der Ventrikel **(vordere oder anteriore Brustwandableitungen** bzw. **rechtspräkordiale Ableitungen)** *(Abb. 2.2)*. Diese Ableitungen sagen jedoch normalerweise wenig über das Verhalten des rechten Ventrikels aus: Will man über Veränderungen des rechten Ventrikels, vor allem über einen rechtsventrikulären Infarkt (oder die rechtsventrikuläre Beteiligung bei einem inferioren Infarkt), genauere Informationen haben, so muss man die Ableitungen V_3R und V_4R zusätzlich ableiten. Nur wenn der rechte Ventrikel in pathologischer Weise vergrößert oder überlastet ist, erhalten V_1 und V_2 Repräsentanz für den rechten Ventrikel. Dieses ist dadurch erklärt, dass sich das Herz bei Rechtsbelastung um eine annähernde Vertikalachse dreht, so dass der rechte Ventrikel weiter nach anterior gelangt.

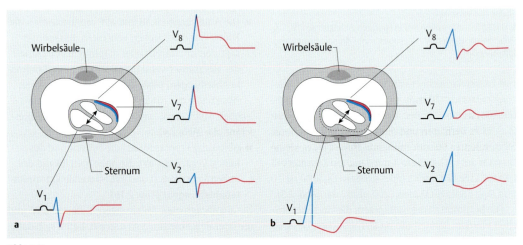

Abb. 2.6
a Verhalten der vorderen (V_1 und V_2) und der hinteren (V_7 und V_8) Brustwandableitungen: Reziprokes Verhalten von ST-Hebung und ST-Senkung.
b Situation bei Rechtsherzhypertrophie. Die vorderen Brustwandableitungen (V_1, V_2) repräsentieren den rechten Ventrikel, die hinteren Brustwandableitungen (V_7, V_8) verhalten sich dazu reziprok.

- V_3 und V_4 repräsentieren die Vorderwand des Herzens im Bereich des linken Ventrikels mit Ansatz des Kammerseptums **(mittlere Brustwandableitungen** bzw. **anteroseptale Ableitungen)**.
- V_5 und V_6 repräsentieren die Seitenwand des linken Ventrikels im Bereich der tiefen Seitenwand und der Herzspitze **(laterale Brustwandableitungen)**.
- V_7, V_8 und V_9 repräsentieren die **Hinterwand** des Herzens im Bereich des linken Ventrikels (strikt posteriore Hinterwand). Da sie aus technischen Gründen nur ausnahmsweise abgeleitet werden, wird erneut deutlich, dass wir im Routineprogramm des 12-Kanal-EKGs keine direkten dorsalen Ableitungen haben.

In der Horizontalebene der Brustwandableitungen verhalten sich die vorderen Brustwandableitungen V_1 und V_2 reziprok zu den dorsalen Brustwandableitungen V_7, V_8 und V_9. Dies ist ebenfalls wichtig für die Infarktdiagnostik: Ein akuter Infarkt an der posterioren Hinterwand (ST-Hebung in V_7 und V_8) zeigt sich spiegelbildlich als ST-Senkung in den routinemäßig aufgezeichneten vorderen Brustwandableitungen V_1 und V_2 (Abb. 2.6a). So diagnostiziert man praktisch entweder die Mitbeteiligung der posterioren Hinterwand an einem Hinterwandinfarkt oder aber einen strikt posterioren Infarkt (= Infarkt im Bereich der posterioren Hinterwand).

> **Merke**
>
> Für die richtige Beurteilung des Elektrokardiogramms ist eine regelrechte und vollständige Ableitung mit 6 Extremitäten- und 6 Brustwandableitungen auf kalibriertem EKG-Papier notwendig. Die standardisierte EKG-Registrierung erlaubt eine Ausmessung von Zeitintervallen (in sek oder msek) und Potentialen einzelner EKG-Abschnitte (in mV oder V). Jede EKG-Ableitung repräsentiert typische Abschnitte des Herzens:
> - Inferiore Ableitungen: II, III, aVF.
> - Anteriore (anteroseptale) Ableitungen: V_1–V_4.
> - Laterale Ableitungen: I, aVL (hohe Seitenwand), V_5, V_6 (tiefe Seitenwand-Herzspitze).
>
> Die dorsale (strikt posteriore) Region ist in den Routineableitungen nicht direkt repräsentiert. Diese Region kann bei speziellen Fragestellungen direkt abgeleitet werden durch V_7, V_8, V_9.

LEKTION 3

Analyse der einzelnen EKG-Zacken: Vorhoferregung und AV-Überleitung

Ein normales EKG liegt vor, wenn sich alle Abschnitte des Elektrokardiogramms nach **Form** und **Zeit** regelrecht verhalten und ein regelmäßiger und normofrequenter **Sinusrhythmus** besteht. Das normale Verhalten der EKG-Zacken wird in dieser und in der Lektion 4 (S. 11), der normale Sinusrhythmus in Lektion 7 (S. 23) beschrieben.

P-Welle

Die P-Welle repräsentiert die Erregungsausbreitung in den Vorhöfen. Kennzeichen der normalen **Vorhoferregung** (intraatriale Erregungsleitung) ist eine halbrunde glatte, konvexbogige positive **P-Welle**, deren Dauer 0,05–0,10 Sekunden (50–100 msek) beträgt. Von dieser Form sind zwei Ausnahmen bekannt, die als physiologische Varianten aufzufassen sind:

- Eine **negative** P-Welle in V_1.
- Eine **negative** P-Welle in einer Extremitätenableitung, in der auch der zugehörige QRS-Komplex überwiegend negativ ist (konkordant negatives P) *(Abb. 3.1)*. In der Ableitung aVR trifft dies regelhaft zu.

Pathologische Befunde der P-Welle betreffen Abweichung von Form und/oder Zeitintervallen. Dabei sind drei Ursachen pathologischer P-Wellen bekannt:

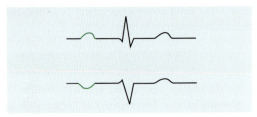

Abb. 3.1 Darstellung normaler Befunde der Vorhoferregung. Die P-Welle ist in der Regel positiv, kann aber physiologisch in V$_1$ negativ sein oder konkordant negativ, wenn der QRS-Komplex in der entsprechenden Extremitätenableitung ebenfalls negativ ist.

- Es besteht ein Sinusrhythmus, das Vorhofmyokard ist jedoch erkrankt (ischämisch geschädigt, entzündlich geschädigt, hypertrophiert, dilatiert). Diese pathologischen Veränderungen führen zu **Vorhofleitungsstörungen** oder **intraatrialen Erregungsausbreitungsstörungen** *(Abb. 3.2b)*. In dem erkrankten Vorhofmyokard verläuft die Erregung abnorm: Abnorm konfigurierte und meist verlängerte P-Welle.
- Die Erregung entsteht **ektop** (außerhalb des Sinusknotens an einem abnormen Ort des Vorhofmyokards); in dieser Situation wird die Erregung logischerweise auch anders als normal über den Vorhof geleitet, folglich ist die P-Welle abnorm konfiguriert *(Abb. 3.2c)*.
- Die Erregung entsteht überhaupt nicht im Vorhof, sondern im AV-Knoten, im His-Bündel, in den Tawara-Schenkeln oder in der Kammer: Die Erregung wird retrograd auf den Vorhof übergeleitet, es kommt also zu einer **retrograden Vorhoferregung**. Auch hierbei muss die P-Welle logischerweise abnorm konfiguriert sein. Außerdem ist die P-Welle verspätet, denn die Erregung läuft von ihrem Ursprungsort antegrad in die Kammern und erst „rückwärts" in den Vorhof. Die P-Welle fällt in den QRS-Komplex oder erscheint am Ende bzw. nach dem QRS-Komplex *(Abb. 3.2d)*.

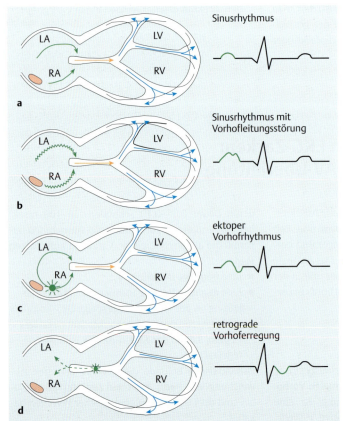

Abb. 3.2
a Normalbefund.
b Verlängerte P-Dauer bei intraatrialer Leitungsstörung.
c Pathologische P-Wellen-Konfiguration bei ektoper atrialer Depolarisation. Entstehung der atrialen Depolarisation im rechten oder linken Vorhof.
d Pathologische P-Wellen-Konfiguration durch retrograde Vorhoferregung (z. B. bei abnormer Depolarisation in AV-Knoten-, His-Bündel, Tawara-Schenkeln oder Kammermuskulatur).

PQ-Zeit

Die **PQ-Zeit** repräsentiert im Oberflächen-EKG die Zeit der atrioventrikulären Überleitung. Gängige Begriffe sind auch PQ-Intervall, AV-Intervall. Die PQ-Zeit entspricht dem Zeitintervall vom Beginn der P-Welle bis zum Beginn des QRS-Komplexes und beträgt normalerweise 0,12–0,20 sek (120–200 msek).

Die PQ-Zeit ist physiologischer Weise frequenzabhängig: Je höher die Herzfrequenz, desto kürzer das PQ-Intervall. Ist die PQ-Zeit verlängert (> 200 msek), spricht man von einer verlängerten PQ-Dauer oder einem verlängerten AV-Intervall. Dies bedeutet, dass die Erregungsleitung vom Vorhof auf die Kammern pathologisch verlängert ist: Dies wird als **AV-Block I°** bezeichnet. Verantwortlich ist hierfür eine Leitungsverzögerung im AV-Knoten. Höhergradige Leitungsstörungen im AV-Knoten (intranodal) bzw. weiter distal im Reizleitungssystem (subnodal), also der AV-Block II° und der AV-Block III° (Überleitung der Impulse von den Vorhöfen auf die Kammern partiell oder total unterbrochen) werden in *Lektion 10* (S. 31) vorgestellt.

Ist die AV-Überleitung verkürzt (< 120 msek), so ist dieses ebenfalls pathologisch. Hierfür sind mehrere Mechanismen bekannt:

- Ein so genannter **„kleiner AV-Knoten"** (oder „schnell leitender AV-Knoten"): Es ist physiologisch, dass der AV-Knoten die Überleitung vom Vorhof zur Kammer bremst. Ist der AV-Knoten abnorm klein angelegt (oder aber die Leitungseigenschaften der intranodalen Fasern sind abnorm schnell), wird die AV-Überleitung weniger stark gebremst, d. h. die Überleitungsdauer ist kürzer als normal *(Abb. 3.3a, b)*.
- Ein **abnormes Erregungsleitungsbündel**, das aus Leitungsfasern besteht, die im Vorhof entspringen und in die distalen Abschnitte des AV-Knotens inserieren. Auch hier ist ein Teil der „Bremse" des AV-Knotens weggefallen und die AV-Überleitung ist schneller als normalerweise. Eine solche zusätzliche Bahn ist als **James-Bündel** bekannt *(Abb. 3.4a)*. Auf der Grundlage dieser anatomischen Gegebenheiten entwickeln sich häufig Tachykardien, die der Gruppe der Präexzitationssyndrome *(Lektion 24, S. 85)* zuzuordnen sind und deren Mechanismen durch elektrophysiologische Untersuchungstechniken zweifelsfrei geklärt werden können.
- Ein **akzessorisches muskuläres Leitungsbündel** zwischen Vorhof und Kammer führt zu einer vorzeitigen Kammererregung. Diese akzessorische Bahn „umgeht" den AV-Knoten (Präexzitation der Kammern). Die abnorme, vorzeitige Depolarisation der Kammern führt zu einer abnormen Welle im QRS-Komplex, die man als **Delta-Welle** bezeichnet *(Abb. 3.4b)*. Das als **Kent-Bündel** bezeichnete akzessorische Verbindungskabel kann zu kreisförmigen Tachykardien („circus movement Tachykardien") führen. Nach den Erstbeschreibern *Wolff, Parkinson* und *White* spricht man von einem **WPW**-Syndrom, wenn im EKG charakteristische Befunde wie verkürzte PQ-Zeit, Delta-Welle und Veränderungen der ST-Strecke vorhanden sind. Das **WPW**-Syndrom gehört ebenfalls zu der Gruppe der Präexzitationssyndrome *(Lektion 24, S. 85)*.

Es gibt noch andere, seltene Formen der Präexzitation, die aufgrund verschiedenster „Kurzschlussverbindungen" zwischen Vorhöfen und Kammern zustande kommen. Alle Präexzitationssyndrome können zu Tachykardien führen; die exakte Diagnose bzw. Beurteilung der zugrunde liegenden Mecha-

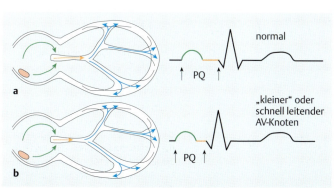

Abb. 3.3 **a, b** Verkürzung der PQ-Zeit (< 0,12 sek) als Ausdruck eines „kleinen" oder schnell leitenden AV-Knotens.

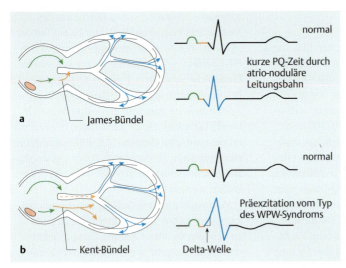

Abb. 3.4 a, b Verkürzung der PQ-Zeit (< 0,12 sek) als Ausdruck zusätzlicher Leitungsbahnen (z. B. (a) atrio-noduläre Leitungsbahn = James-Bündel bzw. (b) atrio-ventrikuläre Leitungsbahn = Kent-Bündel). Beide elektrophysiologischen Phänomene gehören zur Gruppe der Präexzitationssyndrome.

nismen lassen sich durch eine elektrophysiologische Untersuchung klären.

Achtung: Die exakte Messung der PQ-Zeit ist sehr wichtig: Man wählt immer die Ableitung mit der besten Abgrenzung von P-Welle und der längsten PQ-Zeit; in der Regel ist die PQ-Zeit am besten in Ableitung II auswertbar *(Abb. 3.5)*.

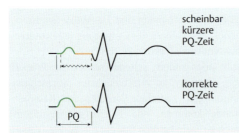

Abb. 3.5 Schematische Darstellung der exakten Messung der PQ-Zeit in der Ableitung mit der am besten abgrenzbaren PQ-Zeit. In der oberen Ableitung verläuft P initial isoelektrisch, was eine scheinbar kürzere PQ-Dauer vortäuscht. Die untere Ableitung zeigt die tatsächliche PQ-Zeit.

> **Merke**
>
> Die Vorhoferregung wird durch die P-Welle repräsentiert. Pathologische Befunde der P-Welle sind durch Abweichungen von Form und/oder Zeitintervallen charakterisiert. Die normale P-Welle ist positiv (Ausnahme in V_1), ihre Dauer beträgt 0,05–0,10 sek (50–100 msek). Die PQ-Zeit repräsentiert die Überleitungszeit vom Vorhof auf die Kammer (Beginn P-Welle bis Beginn QRS-Komplex) und beträgt normalerweise 0,12–0,20 sek (120–200 msek). Abnorme atrio-ventrikuläre Erregungsüberleitungszeiten entstehen typischerweise bei kleinem AV-Knoten, abnormem Erregungsleitungsbündel (James Bündel) sowie akzessorischem Erregungsleitungsbündel (Kent-Bündel).

LEKTION 4

Analyse der einzelnen EKG-Zacken: Kammererregung und Erregungsrückbildung

Der QRS-Komplex repräsentiert die Erregungsausbreitung in den Kammern (intraventrikuläre Erregungsausbreitung).

Q

Q **(initiale Kammererregung)** ist normalerweise eine kleine spitze negative Zacke, ≤ 0,03 sek (30 msek) breit *(Abb. 4.1)*. Q kann physiologischerweise in allen Extremitätenableitungen sowie in V_5 und V_6 vorkommen. In diesen Ableitungen ist ein pathologisches Q nur anzunehmen, wenn es abnorm breit (> 0,03 sek, 30 msek) oder abnorm tief (mehr als ¼ der folgenden R-Zacke) ist. Diese Kriterien wurden von *Pardée* beschrieben. Treffen beide Kriterien zu, spricht man daher auch von einem Pardée-Q *(Abb. 4.2)*. In V_1–V_3 besteht normalerweise kein Q, hier ist das Auftreten von Q-Zacken immer pathologisch.

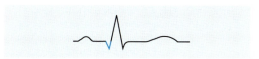

Abb. 4.1 Schematische Darstellung der Q-Zacke im Elektrokardiogramm.

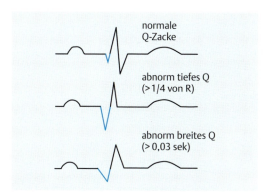

Abb. 4.2 Darstellung normaler und pathologischer Q-Zacken (abnorm tiefes oder abnorm breites Q) im Elektrokardiogramm.

Ein pathologisches Q ist für die Erkennung eines abgelaufenen Myokardinfarktes (Q-Wellen-Infarkt) im Bereich der inferioren Wand (Hinterwandinfarkt) (Ableitungen II, III, aVF), der Lateralwand (Seitenwandinfarkt) (Ableitungen I, aVL) oder der Vorderwand (V_1–V_6) von praktischer Bedeutung. Pathologische Q-Zacken werden auch bei Patienten mit hypertropher Kardiomyopathie beobachtet (pathologische Q-Zacken in V_1–V_3).

R und S

R und S erfüllen normalerweise folgende Bedingungen *(Abb. 4.3)*:
- R und S sind schmale, schlanke spitze Zacken.
- In den Brustwandableitungen nimmt R von V_2–V_5 an Höhe kontinuierlich zu. Dieses Phänomen bezeichnet man als R-Aufbau = **R-Progression** = R-Entwicklung. Parallel dazu nimmt S von V_2–V_5 an Tiefe ab. Den Bereich, in dem R größer wird als S, bezeichnet man als **Umschlagzone**. Diese Umschlagzone liegt normalerweise zwischen V_2 und V_3 oder zwischen V_3 und V_4. Ist dieses Kriterium nicht gegeben, so spricht man von gestörter oder **mangelhafter R-Progression *(Abb. 4.4)***. Bleibt ein tiefes S bis V_6 erhalten, so bezeichnet man dieses als **S-Persistenz *(Abb. 4.4)***. Gestörter R-Aufbau und S-Persistenz können verschiedene Ursachen haben, die in *Lektion 15* (S. 45) besprochen werden.

Der **normale QRS-Komplex** erfüllt die besprochenen Kriterien der Morphologie von Q, R und S; er hat eine Breite von 0,06–0,10 sek (60–100 msek).

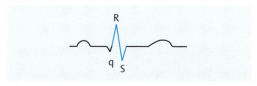

Abb. 4.3 Schematische Darstellung von RS im Elektrokardiogramm.

Ist die intraventrikuläre Erregungsausbreitung (= QRS-Komplex) gestört, so zeigt sich dieses in zweierlei Hinsicht *(Abb. 4.5)*:
- Verlängerung der QRS-Dauer.
- Deformierung des QRS-Komplexes.

Für die gestörte intraventrikuläre Erregungsausbreitung sind verschiedene elektrophysiologische Phänomene verantwortlich:
- Eine Störung der Erregungsausbreitung in den Reizleitungsschenkeln (Schenkelblock) oder in den Faszikeln (faszikulärer Block), als ein **„Kabelproblem"**.
- Eine Störung im Bereich des Purkinje-Fasersystems und der Herzmuskelzellen selbst, also ein **„Myokardproblem"** (immer Ausdruck einer tief greifenden subendokardialen Schädigung) *(Abb. 4.5)*.

Die Störungen der intraventrikulären Erregungsausbreitung mit Verlängerung und Deformierung des QRS-Komplexes werden in *Lektion 13* (S. 39) besprochen.

ST-Strecke und T-Welle

ST und T repräsentieren die Erregungsrückbildung in den Kammern (Kammerrepolarisation, intraventrikuläre Erregungsrückbildung).

Die **ST-Strecke**, die den Beginn der intraventrikulären Erregungsrückbildung widerspiegelt, verläuft im Anschluss an den QRS-Komplex als mehr oder

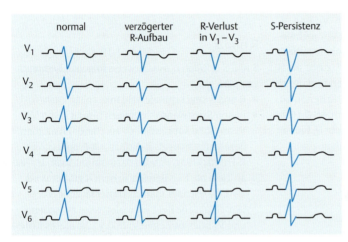

Abb. 4.4 Normale und pathologische Befunde von R- und S-Zacken im Elektrokardiogramm: Verzögerter R-Aufbau, R-Verlust bzw. S-Persistenz.

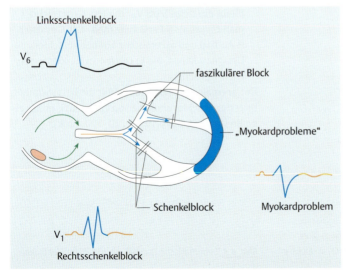

Abb. 4.5 Ursachen von Schenkelblockierungen und faszikulären Blockierungen („Kabelprobleme") im Vergleich zu Störungen der Erregungsausbreitung/-rückbildung durch intramyokardiale Störungen („Myokardprobleme").

weniger geradlinige, isoelektrische Linie **(Abb. 4.6)**. Den Übergang der S-Zacke des QRS-Komplexes in die ST-Strecke (bei fehlendem S der Übergang des absteigenden R-Schenkels in die ST-Strecke) bezeichnet man als **J-Punkt**. Hier kann sich manchmal eine zusätzliche kleine Welle ausbilden, die entsprechend als **J-Welle** bezeichnet wird.

Pathologische Veränderungen können sich als ST-Hebung oder ST-Senkung darstellen. Bei der **ST-Hebung** ist zu unterscheiden, ob das angehobene ST-Segment aus dem absteigenden R-Schenkel (eher typisch für Myokardinfarkt) *(Lektion 19, S. 63)* oder dem aufsteigenden S-Schenkel (eher typisch für Perikarditis) *(Lektion 22, S. 79)* abgeht **(Abb. 4.7)**.

Bei der **ST-Senkung** unterscheidet man nach deren Form (Verlauf) eine aszendierende, eine deszendierende und eine horizontale ST-Strecken-Senkung **(Abb. 4.8)**.

Die **T-Welle**, die die Terminalphase der intraventrikulären Erregungsrückbildung ausdrückt, ist normalerweise eine halbrunde, glatte positive Welle, die im Vergleich zur Amplitude der R-Zacke eine Höhe von 1/6 bis 2/3 R hat **(Abb. 4.9)**.

Folgende physiologische **Ausnahmen** können vorkommen:
- In V_1 darf die T-Welle negativ sein.
- Wenn der zur T-Welle zugehörige QRS-Komplex überwiegend negativ ist, muss eine gleichzeitige negative T-Welle nicht sicher pathologisch sein („Konkordant negatives T" = Konkordanz zwischen Hauptvektor von QRS und T-Welle) **(Abb. 4.10)**.
- In V_1–V_3 darf die T-Welle höher als 2/3 R sein.

Folgende typische pathologische **Veränderungen** der T-Welle werden unterschieden **(Abb. 4.10)**:
- **T-Abflachung**, im Extremfall isoelektrisches T.

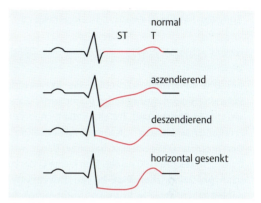

Abb. 4.8 Formen von ST-Senkungen im Elektrokardiogramm.

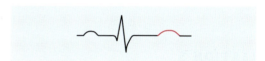

Abb. 4.9 Darstellung der T-Welle im Elektrokardiogramm.

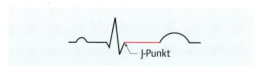

Abb. 4.6 Darstellung der ST-Strecke mit Markierung des J-Punktes.

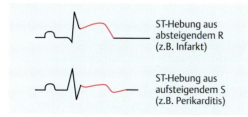

Abb. 4.7 Schematische Darstellung von zwei pathologischen ST-Strecken-Hebungen: ST-Hebung aus dem absteigenden R als Zeichen eines akuten Infarktes bzw. aus dem aufsteigenden S als Zeichen einer akuten Perikarditis.

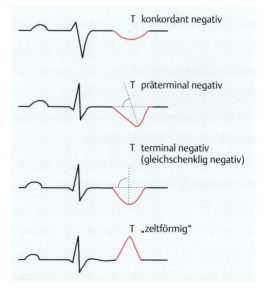

Abb. 4.10 Formen von T-Wellen-Veränderungen im Elektrokardiogramm.

- **T-Negativierung:** Die exakte Beurteilung wird unter Zuhilfenahme des Winkels bestimmt, der durch den absteigenden und aufsteigenden Schenkel des negativen Anteils von T gebildet wird. Durch diesen Winkel wird die Winkelhalbierende gelegt. Steht diese senkrecht zur Horizontalen (zur isoelektrischen Linie), handelt es sich um eine terminal negative T-Welle (auch das Ende der T-Welle ist negativ); ist sie geneigt zu dieser („spitzer Winkel"), um eine präterminal negative T-Welle.
- **Überhöhte T-Welle:** Auffallend hohe T-Welle bei starkem vegetativem Tonus („vegetatives T").
- **Zeltförmige T-Welle:** T ist hoch und spitz; Vorkommen beim frischen Myokardinfarkt *Lektion 20, S. 70)* und bei Hyperkaliämie *(Lektion 23, S. 83).*

> **Merke**
>
> Der QRS-Komplex repräsentiert die intraventrikuläre Erregungsausbreitung (Kammerdepolarisation), ST-Strecke und T-Welle entsprechen der Erregungsrückbildung (Kammerrepolarisation). Der normale QRS-Komplex hat eine Dauer von 0,06–0,10 sek (60–100 msek). Eine kleine Q-Zacke kann physiologischerweise in den Extremitätenableitungen sowie in V_5 und V_6 vorkommen. In den Brustwandableitungen nimmt R von V_2–V_5 normalerweise an Höhe zu (R-Progression), S an Tiefe ab; die Umschlagzone von R > S liegt zwischen V_2 und V_3 oder V_3 und V_4. Die ST-Strecke verläuft isoelektrisch, die T-Welle ist positiv. Typische pathologische Veränderungen der ST-Strecke sind ST-Strecken-Senkungen (deszendierend oder horizontal) und ST-Strecken-Hebungen. Typische pathologische Veränderungen vom T sind T-Abflachung, präterminale oder terminale T-Negativierung sowie überhöhte T-Wellen.

LEKTION 5

Bestimmung des Lagetyps

Als Lagetyp bezeichnet man elektrokardiografisch die Lage des Hauptvektors der intraventrikulären Erregungsausbreitung in Projektion auf die Frontalebene. Dies bedeutet:
- Der Lagetyp eines Elektrokardiogramms entspricht dem Hauptvektor der intraventrikulären Erregungsausbreitung und wird somit durch den **Hauptvektor von QRS** bestimmt.
- Der Lagetyp liegt in Projektion auf die Frontalebene und wird somit aus den **Extremitätenableitungen** I, II, III, aVR, aVL und aVF bestimmt.

Naturgemäß hat auch die Erregungsausbreitung im Vorhof einen Hauptvektor (Vektor der P-Welle), und ebenso die Erregungsrückbildung in den Kammern (Vektor der T-Welle). Diese Vektoren werden bei bestimmten Fragestellungen berücksichtigt, werden aber für die Routine-Auswertung von Elektrokardiogrammen in der Regel nicht bestimmt. Spricht man vom Lagetyp des Elektrokardiogramms, ist definitionsgemäß der QRS-Hauptvektor in der Frontalebene gemeint.

Der Hauptvektor von QRS (der „Lagetyp") wird auch als **elektrische Herzachse** bezeichnet. Er hat zunächst mit der morphologisch definierten anatomischen Herzachse nichts zu tun, obwohl natürlich morphologische und topografische Veränderungen des Herzens den elektrischen Hauptvektor beeinflussen können, z. B. Narben, Herzmuskelhypertrophie oder eine veränderte Thoraxkonfiguration. Dies wird in *Lektion 6* (S. 18) besprochen.

In der frontalen Projektionsebene der elektrischen Vorgänge am Herzen haben wir als Fixpunkte die Ableitungen III, aVF, II, –aVR, I und aVL kennen gelernt *(Abb. 2.1)*. Diesen Ableitungen werden bestimmte Winkelgrade zugeordnet *(Abb. 5.1)*, die allerdings in der praktischen klinischen Elektrokardiografie keine größere Rolle spielen, sondern eher bei wissenschaftlichen Fragestellung bestimmt werden.

Bestimmung des Lagetyps

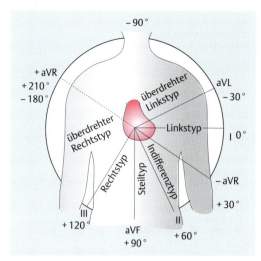

Abb. 5.1 Darstellung der Lagetypen im Oberflächen-Elektrokardiogramm mit Zuordnung der Winkelgrade.

In diesem aus den fixen Ableitungsachsen gebildeten Bezugsschema unterscheidet man folgende Felder der Lagetypen:
- überdrehter Rechtstyp,
- Rechtstyp,
- Steiltyp,
- Indifferenztyp (oder Mitteltyp),
- Linkstyp,
- überdrehter Linkstyp.

Liegt beispielsweise der aktuelle QRS-Hauptvektor (elektrische Herzachse) in dem Feld, das von den Ableitungen II und aVF eingefasst wird (zwischen +60° und +90°), so bezeichnet man dieses EKG als „EKG vom Steiltyp" (exakt formuliert „Steillagetyp"). Entsprechendes gilt für die anderen Lagefelder. Da das Feld „Linkstyp" relativ groß ist, unterscheidet man auch Linkstyp (–aVR bis I: +30 bis 0°) und ausgeprägten Linkstyp (I bis aVL: 0° bis –30°). Das Feld jenseits von aVL (also –30° und mehr) wird als überdrehter Linkstyp bezeichnet.

Die Bestimmung des Lagetyps in einem vorliegenden EKG gelingt nach folgenden Regeln:
1. Weist der **tatsächliche Hauptvektor** genau auf eine Ableitungsachse, so wird die entsprechende Ableitung im EKG rein positiv (R).
2. Weist der **tatsächliche Hauptvektor** genau entgegengesetzt einer Ableitungsachse, so wird die entsprechende Ableitung im EKG negativ (S).
3. Liegt der **tatsächliche Hauptvektor** genau senkrecht zu einer Ableitungsachse, so wird die entsprechende Ableitung im EKG zu gleichen Teilen positiv bzw. negativ (R = S).
4. Weicht der **tatsächliche Hauptvektor** von einer Ableitungsachse ab, aber nicht mehr als 90°, so wird die entsprechende Ableitung positiv/negativ mit überwiegend positivem Ausschlag (R > S). Bei 90° wäre dann R = S (entsprechend Punkt 3).
5. Weicht der **tatsächliche Hauptvektor** von einer Ableitungsachse mehr als 90° ab, so wird die entsprechende Ableitung positiv/negativ mit überwiegend negativem Ausschlag (R < S). Bei 180° wird dann ein reines S beobachtet (entsprechend Punkt 2).

In der Praxis geht man folgendermaßen vor:
Als Eckdaten dienen die folgenden charakteristischen Befunde **(Abb. 5.2)**

Eine „Blickdiagnose" des Lagetyps ergibt sich auch durch systematische Betrachtung der Extremitätenableitungen.

Die Bestimmung des Lagetyps aus einer einzigen Ableitung oder über eine Blickdiagnose ist jedoch nie ganz sicher! Für eine elektrokardiografisch exakte und sichere Bestimmung des Lagetyps gelten folgende Regeln:

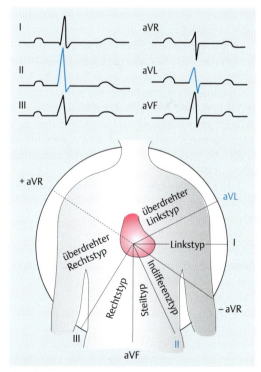

Abb. 5.2 Bestimmung der elektrischen Herzachse aus 2 charakteristischen Ableitungen.

Lektion 5 Bestimmung des Lagetyps

- Der wahre Hauptvektor liegt in der Region des **höchsten R-Ausschlages**.
- Man trennt die Nachbarfelder dieser Region voneinander ab, indem man diejenige Ableitung im EKG analysiert, die auf der Trennlinie der beiden in Frage kommenden Felder senkrecht steht. Dieser scheinbar komplizierte Schritt ist der entscheidende Trick zur Bestimmung der Lagetypen.

Im folgenden Elektrokardiogramm soll der Lagetyp an einem Beispiel systematisch analysiert werden. Dabei müssen folgende Fragen beantwortet werden *(Abb. 5.3)*:

- In welcher Ableitung findet man das höchste R? Ableitung II. Dieses würde für einen Indifferenz- oder Steiltyp sprechen.
- Indifferenz- oder Steiltyp? Trennlinie der beiden Felder ist Ableitung II. Welche Ableitung steht darauf senkrecht? aVL. Die R-Zacke in aVL ist überwiegend positiv. Wenn es ein Steiltyp wäre, müsste aVL aber überwiegend negativ sein, denn bei tatsächlicher Herzachse im Steiltypfeld stünde diese ja mehr als 90° von aVL entfernt. Also? Es handelt sich um einen Indifferenztyp.

Verwirrspiel –aVR/+aVR: Ordnet man die Extremitätenableitungen entsprechend der Anatomie des Herzens, so fügt sich zwischen I und II die Ableitung –aVR ein *(Abb. 5.3)*: So genannter Cabrera-Kreis: aVL, I, –aVR, II, aVF, III. Tatsächlich wird aber in den meisten Kliniken und EKG-Labors in traditioneller Weise +aVR abgeleitet. Wir haben uns in diesem Buch für die traditionelle Aufzeichnung mit +aVR entschieden: I, II, III, aVR, aVL, +aVR. Alle EKG-Beispiele sind in dieser Form aufgezeichnet. Sie werden aber auch Registrierungen entsprechend dem Cabrera-Kreis begegnen, wobei die Extremitätenableitungen als aVL, I, –aVR, II, aVF, III angeordnet sind.

Zwei besondere Lagetypen sollen noch gesondert vorgestellt werden:

1. S_I, S_{II}, S_{III}-Typ und Sagittaltyp

Es gibt Elektrokardiogramme, bei denen in allen Extremitätenableitungen ein R und ein S vorhanden sind und damit der Lagetyp nicht eindeutig bestimmbar sein kann. Man bezeichnet diese Situation als S_I, S_{II}, S_{III}-Typ *(Abb. 5.4a)*. Eine Sonderform stellt ein EKG dar, in dem nicht nur alle Extremitätenableitungen ein R und ein S zeigen, sondern R und S etwa gleich groß sind. In einem solchen EKG gibt es theoretisch nur eine Achse, die auf allen Ableitungen der Frontalebene senkrecht steht: Die Sagittalachse. Man bezeichnet diesen Sondertyp daher als **Sagittaltyp** *(Abb. 5.4b)*.

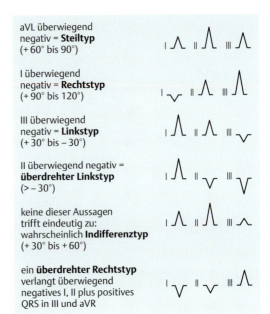

aVL überwiegend negativ = **Steiltyp** (+ 60° bis 90°)

I überwiegend negativ = **Rechtstyp** (+ 90° bis 120°)

III überwiegend negativ = **Linkstyp** (+ 30° bis – 30°)

II überwiegend negativ = **überdrehter Linkstyp** (> – 30°)

keine dieser Aussagen trifft eindeutig zu: wahrscheinlich **Indifferenztyp** (+ 30° bis + 60°)

ein **überdrehter Rechtstyp** verlangt überwiegend negatives I, II plus positives QRS in III und aVR

Abb. 5.3 Bestimmung des Lagetyps im Elektrokardiogramm; praktisches Vorgehen anhand eines Fall-Beispieles (Erklärung im Text).

Ein S_I, S_{II}, S_{III}-Typ und Sagittaltyp kommen vor:
- Bei Rechtsherzbelastung.
- Bei abnormer Thoraxkonfiguration.
- Konstitutionell (ohne pathologischen Hintergrund).

2. S_I-Q_{III}-Typ

In Ableitung III findet sich ein auffällig betontes, oder nach den *Pardée*-Kriterien pathologisches Q, jedoch **ohne** Q in den Ableitungen II und aVF (also den diaphragmalen Nachbar-Ableitungen bei gleichzeitiger S-Zacke in Ableitung I. Diese Situation bezeichnet man als **S_I-Q_{III}-Typ** *(Abb. 5.5)*.

Ein S_I-Q_{III}-Typ kommt vor:
- Bei Rechtsbelastung des Herzens (z. B. bei Lungenembolie).
- Bei abnormer Thoraxkonfiguration.
- Konstitutionell (ohne pathologischen Hintergrund).

Bestimmung des Lagetyps

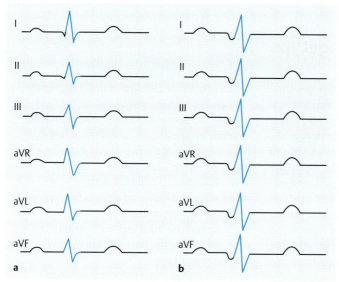

Abb. 5.4 Besonderheiten in der Lagetyp-Bestimmung: R- und S-Zacken in allen Extremitäten-Ableitungen, **(a)** = S_I, S_{II}, S_{III}-Typ. **(b)** = Sagittaltyp.

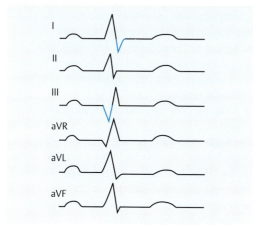

Abb. 5.5 Besonderheiten in der Lagetyp-Bestimmung: S_I-Q_{III}-Typ.

> **Merke**
>
> Der Lagetyp entspricht elektrokardiografisch dem Hauptvektor der intraventrikulären Erregungsausbreitung in Projektion auf die Frontalebene. Die Bestimmung erfolgt dementsprechend aus den QRS-Komplexen der 6 Extremitätenableitungen. Zu unterscheiden sind überdrehter Linkstyp, Linkstyp, Indifferenztyp, Steiltyp, Rechtstyp, überdrehter Rechtstyp. Besondere Lagetypen sind der S_I, S_{II}, S_{III}-Typ und Sagittaltyp, sowie der S_I-Q_{III}-Typ.

LEKTION 6

Die Bedeutung des Lagetyps

Zunächst muss man sich bei der Analyse des Elektrokardiogramms klarmachen, dass der Lagetyp (d. h. die Lage der elektrischen Herzachse) etwas anderes ist als die anatomische Herzachse bzw. die topografische Lage des Herzens im Thorax, obwohl der Lagetyp von der Morphologie und Topografie mitgeprägt wird. Störungen der Erregungsausbreitung, z. B. bei Schenkelblock oder Faszikelblock, verändern die elektrische Herzachse ganz unabhängig von der Anatomie und Topografie des Herzens. So ist, mit zwei Ausnahmen, keiner der Lagetypen per se absolut normal oder absolut pathologisch. Die Ausnahmen sind: Der überdrehte Rechtstyp und der Rechtstyp; beide Formen sind beim Erwachsenen immer pathologisch.

- Ein Steiltyp ist bei jüngeren Erwachsenen besonders bei schlankem Körperbau, häufig physiologisch. Je älter allerdings ein Patient ist, desto eher hat auch der Steiltyp pathologische Bedeutung.
- Indifferenztyp und Linkstyp sind beim Erwachsenen meistens normal, allerdings kann beim jüngeren Erwachsenen der Linkstyp schon auf eine krankhafte Veränderung hinweisen.

- Der überdrehte Linkstyp ist in der Regel pathologisch, nur ausnahmsweise hat der herzgesunde Erwachsene konstitutionell (ohne krankhafte Veränderungen) einen überdrehten Linkstyp.

Typische Ursachen für eine Abweichung der elektrischen Herzachse „nach rechts" und damit für einen Steil- bis Rechtstyp sind **(Abb. 6.1)**:
- Besondere Thoraxkonfiguration: Emphysem-Thorax und Kyphoskoliose.
- Rechtsherzbelastung und Rechtshypertrophie.
- Seitenwandinfarkt oder Infarktnarbe (infarktbedingter Rechtstyp).
- Linksposteriorer Hemiblock (überdrehter Rechtstyp).

Typische Ursachen für eine Abweichung der elektrischen Herzachse „nach links" und damit für Links- und überdrehten Linkstyp sind **(Abb. 6.1)**:
- Besondere Thoraxkonfiguration: Adipositas.
- Linksherzbelastung und Linksherzhypertrophie.
- Hinterwandinfarkt oder Infarktnarbe (infarktbedingter Linkstyp).
- Linksanteriorer Hemiblock (überdrehter Linkstyp).

Der **Sagittaltyp** kann beim Erwachsenen durchaus physiologisch sein. Der Sagittaltyp entsteht aus **pathologischen Gründen**, ähnlich wie die Achsenabweichung nach rechts, bei:
- Besonderer Thoraxkonfiguration: Emphysem-Thorax oder Kyphoskoliose.
- Rechtsherzbelastung.

Einige klinische Befunde gehen mit typischen Lagetypen einher:
- **Emphysem-Thorax, Kyphoskoliose:** Drehung der elektrischen Achse nach rechts (Steiltyp, Rechtstyp).
- **Rechtsherzbelastung:** Rotation des rechten Ventrikels nach vorn und Drehung der elektrischen Achse nach rechts (Steiltyp, Rechtstyp).
- **Linksherzbelastung:** Drehung der elektrischen Achse nach links (ausgeprägter Linkstyp, überdrehter Linkstyp).
- **Adipositas:** Drehung der elektrischen Achse nach links (Linkstyp, ausgeprägter Linkstyp).

Von besonderem Einfluss auf den Lagetyp des Herzens sind die morphologischen Veränderungen der

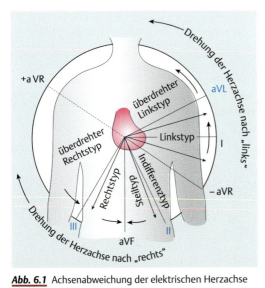

Abb. 6.1 Achsenabweichung der elektrischen Herzachse „nach rechts" oder „nach links".

Die Bedeutung des Lagetyps

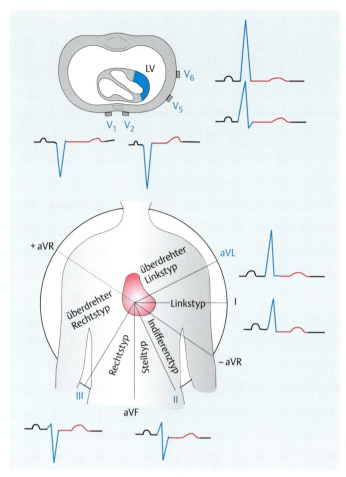

Abb. 6.2 Einflüsse der linksventrikulären Hypertrophie auf die elektrische Herzachse. Überdrehter Linkstyp.

Hypertrophie des Herzens und der **Infarktnarbe** sowie die **faszikulären Erregungsleitungsstörungen**.

Einflüsse von Hypertrophie auf den Lagetyp des Herzens

Linksherzhypertrophie und Rechtsherzhypertrophie beeinflussen den Lagetyp in folgender Weise:
- Als einfache Faustregel kann gelten: Je mehr Muskelmasse vorhanden ist, desto mehr positives Potential (= R-Zackenhöhe) wird im Elektrokardiogramm sichtbar und umgekehrt.
- Ein **hypertrophierter linker Ventrikel** lenkt die elektrische Achse somit nach links und überhöht das R-Potential in den Ableitungen I, aVL, V_5 und V_6 *(Abb. 6.2)*.
- Ein **hypertrophierter rechter Ventrikel** lenkt die elektrische Achse nach rechts und verursacht ein hohes R-Potential in den Ableitungen V_1 und V_2 *(Abb. 6.3)*.

Einflüsse von Myokardinfarkt und Infarktnarbe auf den Lagetyp des Herzens

Der Einfluss eines Myokardinfarktes auf den Lagetyp des Herzens stellt gleichsam das Gegenstück zu der Beeinflussung durch Hypertrophie dar. Dies ist morphologisch begründet. Hypertrophie bedeutet eine Zunahme der Muskelmasse, Myokardinfarkt bedeutet einen Verlust an Muskelmasse (Myokardnekrose, Myokardnarbe).

Ein **diaphragmaler** (inferiorer) **Hinterwandinfarkt** (Verlust an vitaler Muskelmasse durch Nekrose bzw. Narbenbildung im inferioren Anteil des linken Ventrikels) führt zum Linkstyp oder überdrehten Links-

Lektion 6   Die Bedeutung des Lagetyps

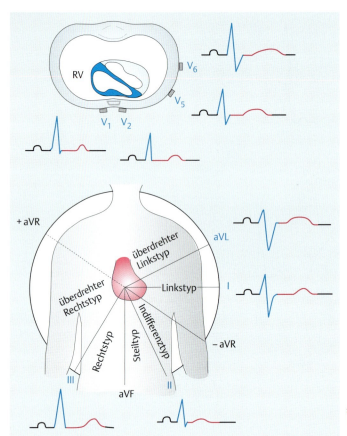

Abb. 6.3 Einflüsse der rechtsventrikulären Hypertrophie auf die elektrische Herzachse. Rechtstyp.

typ durch Verlust von R-Potential in II, III und aVF und Abweichung der elektrischen Achse in Richtung des nicht infarzierten Herzmuskelanteils (I und aVL) = infarktbedingter Linkstyp oder überdrehter Linkstyp *(Abb. 6.4)*.

Das genaue Gegenteil, klinisch allerdings wesentlich seltener zu beobachten, ist ein **hoher Seitenwandinfarkt** (Verlust an vitaler Muskelmasse an der hohen Seitenwand des linken Ventrikels), der zum Rechtstyp durch Verlust an R-Potentialen in I, aVL führt und eine Abweichung der elektrischen Achse in Richtung des nicht infarzierten Herzmuskelanteils (II, III, aVF) bedingt = Infarktbedingter Rechtstyp oder überdrehter Rechtstyp *(Abb. 6.5)*.

Einflüsse intraventrikulärer Erregungsleitungsstörungen auf den Lagetyp des Herzens

Auch die intraventrikulären Erregungsleitungsstörungen nehmen Einfluss auf den Lagetyp. Wichtige Beispiele sind der linksanteriore Hemiblock und der linksposteriore Hemiblock:

Bei einer Leitungsunterbrechung des linken vorderen Leitungsfaszikels **(LAH = linksanteriorer Hemiblock)** entsteht ein überdrehter Linkstyp. Im EKG finden sich ferner ein kleines Q in I und aVL, ein S in V_5 und V_6, und eine verzögerte R-Progression in den Brustwandableitungen. Diese elektrokardiografischen Zeichen erlauben die Differenzierung zum überdrehten Linkstyp ohne linksanterioren Hemiblock *(Lektion 14, S. 42)*. Bei einer Leitungsunterbrechung im linken hinteren Faszikel **(LPH = linksposteriorer Hemiblock)** entsteht ein überdrehter Rechtstyp (mit rein positivem +aVR).

Die Bedeutung des Lagetyps

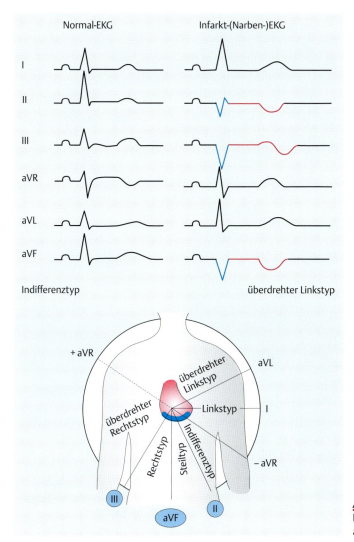

Abb. 6.4 Einflüsse eines inferioren Myokardinfarktes auf die elektrische Herzachse (Drehung nach links).

Ein überdrehter Linkstyp kann recht unterschiedliche Ursachen haben. Jeder linksanteriore Hemiblock zeigt einen überdrehten Linkstyp, aber nicht jeder überdrehte Linkstyp ist ein linksanteriorer Hemiblock! Folgende Ursachen für einen überdrehten Linkstyp sind bekannt:

- Linksanteriorer Hemiblock (weitere EKG-Kriterien notwendig!)
- Linksherzhypertrophie
- Hinterwandinfarkt
- Konstitutionell oder durch Adipositas bedingt.

Lektion 6 Die Bedeutung des Lagetyps

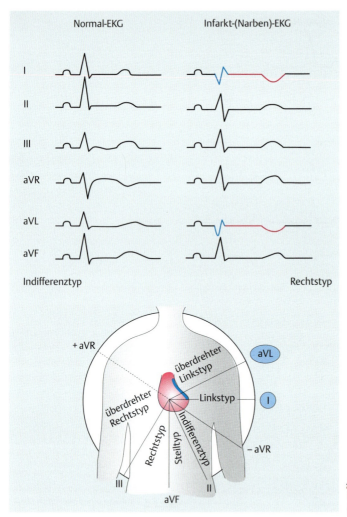

Abb. 6.5 Einflüsse eines Seitenwandinfarktes auf die elektrische Herzachse (Drehung nach rechts).

Merke

Die Bestimmung der elektrischen Achse ist nicht nur von akademischem Interesse, sondern hat praktische Bedeutung für die klinische Medizin. Abweichungen der elektrischen Achse können erste Hinweise auf Erkrankungen des Herzens sein. Normale Lagetypen des Erwachsenen sind Linkstyp, Indifferenztyp, teilweise auch Steiltyp; meist pathologische Lagetypen sind überdrehter Linkstyp, Sagittaltyp, S_I-Q_{III}-Typ; stets pathologische Lagetypen sind beim **Erwachsenen** Rechtstyp und überdrehter Rechtstyp. Typische Ursachen für eine pathologische Änderung des Lagetyps sind Hypertrophie, Infarkt, Faszikelblock, abnorme Thoraxkonfiguration.

LEKTION 7

Bestimmung von Herzrhythmus und Herzfrequenz

Als erster Schritt in der Befundung eines Elektrokardiogramms ist zu überprüfen, ob ein **Sinusrhythmus** vorliegt oder nicht *(Lektion 8, S. 26)*. Dazu müssen folgende fünf Fragen beantwortet werden:
- Sind P-Wellen abgrenzbar?
- Wenn ja, haben sie annähernd einen normalen P-Wellen-Vektor und eine normale Konfiguration?
- Sind die Intervalle zwischen den P-Wellen regelmäßig?
- Sind alle P-Wellen von einem QRS-Komplex gefolgt?
- Ist das PQ-Intervall normal?

Wenn alle Fragen mit Ja beantwortet werden, liegt ein **reiner Sinusrhythmus** vor. Ist dieser auch normofrequent (Frequenz 50–100/min), so handelt es sich um einen völlig **regulären** Sinusrhythmus. Wenn nur eine der Fragen mit Nein beantwortet wird, besteht in irgendeiner Form ein abnormer Rhythmus. Bei der Besprechung des Sinusrhythmus *(Lektion 8, S. 26)* wird eine Situation vorgestellt, bei der zwar ein Sinusrhythmus vorliegt, dieser aber nicht völlig regelmäßig ist; man bezeichnet dies als Sinusarrhythmie, wobei es sich hierbei, insbesondere bei der respiratorischen Arrhythmie, in der Regel um eine physiologische Variante handelt. Dagegen sind die Sinusbradykardie und die Sinusbradyarrhythmie häufig pathologisch und, vor allem bei älteren Menschen, Ausdruck einer Sinusknotenfunktionsstörung *(Lektion 9, S. 27)*.

Der Sinusarrhythmie muss man folgende pathologische Befunde gegenüberstellen, bei denen eine Leitungsstörung bei regelrechter Impulsbildung im Sinusknoten vorliegt: Den AV-Block *(Lektion 10, S. 31)*, den SA-Block *(Lektion 9, S. 27)* und die supraventrikulären und ventrikulären Extrasystolien *(Lektion 24 [S. 85] und Lektion 26 [S. 96])*.

Die **Herzfrequenz**, angegeben in Aktionen/Minute, kann man mit dem EKG-Lineal ausmessen. Streng genommen müsste man bei jeder EKG-Befundung die Frequenz der Vorhöfe und die Frequenz der Kammern festhalten. Da bei Sinusrhythmus mit einer 1:1 Überleitung auf die Kammern beide Frequenzen völlig identisch sein müssen, gibt man in der Regel auch nur eine Grundfrequenz an. In allen anderen Fällen muss man beide Frequenzen ausmessen und ausdrücklich beschreiben, worauf sich die einzelnen Angaben beziehen (z.B. bei totalem AV-Block, EKG-Beispiel Nr. 7, S. 138/139: Vorhof- [Sinusknoten-] Frequenz 100/min und Kammerfrequenz 42/min). Bei der Bestimmung der Herzfrequenz mit einem **EKG-Lineal** („Kardiometer") wird ein markierter Pfeil auf die Spitze der R-Zacke des EKGs gelegt und die Frequenz, je nach Linealtyp, unter der nachfolgenden zweiten oder dritten R-Zacke abgelesen *(s. Abb. 33.3 b)*.

Bei Vorhofflimmern oder Vorhofflattern ist die Bestimmung der Herzfrequenz schwieriger, da in der Regel keine konstanten R-R-Intervalle vorliegen. Hier empfiehlt sich das Aufzeichnen eines EKG-Streifens von 30 cm entsprechend 6 Sekunden: Die Frequenz kann als **mittlere Frequenz** abgeschätzt werden, indem die Anzahl der QRS-Komplexe in diesem Streifen gezählt und mit 10 multipliziert wird.

Eine andere Art, die Herzfrequenz zu bestimmen, besteht darin, dass man bei regelmäßigem Rhythmus die großen Quadrate zwischen den R-Zacken abzählt und durch 3 dividiert. Besteht ein unregelmäßiger Rhythmus, so zählt man (wie oben angegeben) die Anzahl der R-Zacken in 6 Sekunden und multipliziert den erhaltenen Wert mit dem Faktor 10.

> **Merke**
>
> Die Bestimmung von Herzrhythmus und Herzfrequenz ist der erste Schritt in der Befundung eines Elektrokardiogramms. Am einfachsten wird die Herzfrequenz mit einem Kardiometer (EKG-Lineal) ermittelt; die Herzfrequenz kann aber auch ohne dieses Hilfsmittel bestimmt werden (Anzahl der QRS-Komplexe in 6 Sekunden × 10, Zahl der großen Quadrate zwischen den R-Zacken dividiert durch 3).

EKG-Befunde 2

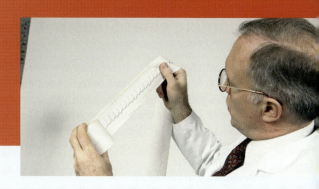

LEKTION 8	Erkennung eines Sinusrhythmus ... 26
LEKTION 9	Sinuatriale Überleitungsstörungen (SA-Block) und Syndrom des kranken Sinusknotens ... 27
LEKTION 10	Atrioventrikuläre Überleitungsstörungen (AV-Block) . 31
LEKTION 11	Der AV-junktionale Rhythmus ... 34
LEKTION 12	Vorhofleitungsstörungen – P-dextroatriale, P-sinistroatriale, P-biatriale ... 37
LEKTION 13	Intraventrikuläre Leitungsstörungen – Rechtsschenkelblock, Linksschenkelblock, myokardiale Schädigung ... 39
LEKTION 14	Intraventrikuläre Leitungsstörungen – Faszikuläre Blockierungen: linksanteriorer Hemiblock, linksposteriorer Hemiblock ... 42
LEKTION 15	Störungen der R-Progression und S-Persistenz ... 45
LEKTION 16	Intraventrikuläre Erregungsrückbildungsstörungen – Veränderungen von ST-Strecke und T-Welle ... 47
LEKTION 17	Verlängerung der QT-Zeit, langes QT-Syndrom ... 54
LEKTION 18	Hypertrophie-Zeichen ... 57
LEKTION 19	EKG bei Myokardinfarkt: Diagnose und Stadieneinteilung ... 63
LEKTION 20	EKG bei Myokardinfarkt: Infarktlokalisation ... 70
LEKTION 21	EKG bei Lungenarterienembolie ... 78
LEKTION 22	EKG bei entzündlichen Erkrankungen des Herzens: Perikarditis und Myokarditis ... 79
LEKTION 23	EKG bei Elektrolytstörungen ... 83
LEKTION 24	Supraventrikuläre Extrasystolen, supraventrikuläre Tachykardien ... 85
LEKTION 25	Vorhofflimmern und Vorhofflattern ... 91
LEKTION 26	Ventrikuläre Rhythmusstörungen ... 96
LEKTION 27	Brugada-Syndrom ... 100
LEKTION 28	Arrhythmogene rechtsventrikuläre Dysplasie/Kardiomyopathie (ARVD/C) ... 103
LEKTION 29	Schrittmacher-EKG ... 105
LEKTION 30	Monitor-EKG ... 111
LEKTION 31	EKG bei Situs inversus cordis ... 113
LEKTION 32	Befundung des Elektrokardiogramms ... 115
LEKTION 33	Richtige technische EKG-Auswertung ... 117
LEKTION 34	Typische Fehlermöglichkeiten und EKG-Artefakte ... 121

LEKTION 8

Erkennung eines Sinusrhythmus

Der normale Rhythmus des Herzens ist der **Sinusrhythmus**, d. h. die Erregung des Herzens wird im Sinusknoten gebildet und auf regulärem Weg über die Vorhöfe und das Reizleitungssystem auf die Kammern übergeleitet *(s. Abb. 1.1 und 1.2)*.

Den **Sinusrhythmus** erkennt man an folgenden Kriterien *(Abb. 8.1)*:
- Regelmäßige P-Wellen.
- Normal konfigurierte P-Wellen mit normalem Vorhof-Vektor, also mehr oder weniger halbrunde, positive P-Wellen (die in Ableitung aVR auch negativ sein können *(Lektion 3, S. 7)*.
- Konstante PP-Intervalle.
- Beantwortung jeder P-Welle durch einen QRS-Komplex.

Die elektrokardiografischen Kriterien regelmäßiger und normal konfigurierter P-Wellen sind Ausdruck dafür, dass die Erregung im Sinusknoten gebildet und regulär auf die Vorhöfe übergeleitet wird. Konstante PP-Intervalle mit regelmäßigen QRS-Komplexen sind Ausdruck einer regulären Überleitung von den Vorhöfen auf die Kammern *(Abb. 8.1)*.

Als **regulärer** Sinusrhythmus wird der **regelmäßige** und **normofrequente** Sinusrhythmus ohne zusätzliche Störungen bezeichnet. Die **normale Herzfrequenz** beträgt beim Erwachsenen **≥ 50/min** und **≤ 100/min**.

Variationen des Sinusrhythmus stellen die einfachsten Formen von Herzrhythmusstörungen dar:

- **Sinustachykardie:** Regelmäßiger Sinusrhythmus, Frequenz > 100/min.
- **Sinusbradykardie:** Regelmäßiger Sinusrhythmus, Frequenz < 50/min.
- **Sinusarrhythmie:** Unregelmäßiger Sinusrhythmus, bei dem die Länge der Zyklen variiert, so dass der Unterschied zwischen dem kürzesten und dem längsten PP-Intervall mehr als 0,12 sek (120 msek) beträgt. Folgende Untergruppen lassen sich definieren:
  - **Normofrequente Sinusarrhythmie**
  - **Sinusbradyarrhythmie** = unregelmäßiger Sinusrhythmus, mittlere Frequenz < 50/min
  - **Sinustachyarrhythmie** = unregelmäßiger Sinusrhythmus, mittlere Frequenz > 100/min.

Es ist wichtig, das Kriterium „Unterschied von mehr als 120 msek" zu beachten, da eine geringe Variation der P-P- (oder R-R-)Intervalle physiologischerweise stets vorhanden ist. Man nennt dies „physiologische Herzfrequenzvariabilität". Ein Verlust dieser physiologischen Variation („Herzfrequenzstarre") ist ein Zeichen für die Schädigung des autonomen Nervensystems (autonome Neuropathie).

Eine Sonderform der Sinusarrhythmie ist die **respiratorische Arrhythmie** *(Abb. 8.2)*: Hierbei kommt es in Abhängigkeit von Inspiration und Exspiration zur Beschleunigung und Verlangsamung der Herzfrequenz: Die **Inspiration** geht in der Regel mit einer **Zunahme** der Herzfrequenz einher, die **Exspiration**

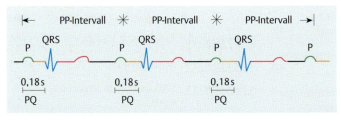

Abb. 8.1 Charakterisierung des Sinusrhythmus: Reguläre P-Wellen, konstante PP-Intervalle, konstante Relation P-Welle: QRS-Komplex.

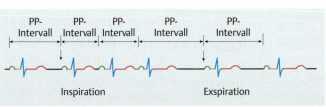

Abb. 8.2 Respiratorische Arrhythmie: Zunahme der Herzfrequenz bei Inspiration, Abnahme der Herzfrequenz bei Exspiration.

dagegen mit einer **Abnahme** der Herzfrequenz. Sie kann auf eine allgemeine Steigerung des vegetativen Tonus hinweisen (Zeichen der so genannten „vegetativen Dystonie"). Häufig findet man eine respiratorische Arrhythmie bei Kindern und jungen Erwachsenen.

> **Merke**
>
> Der normale Rhythmus des Herzens ist der Sinusrhythmus mit Frequenzen von 50–100/min: Die Impulse werden im Sinusknoten gebildet, auf die Vorhöfe übergeleitet und jeder P-Welle folgt ein QRS-Komplex. Die Sinusbradykardie ist ein regelmäßiger Sinusrhythmus mit Frequenzen < 50/min, die Sinustachykardie ein regelmäßiger Sinusrhythmus mit Frequenzen > 100/min. Die Sinusarrhythmie ist ein unregelmäßiger Sinusrhythmus, bei dem die Länge der Zyklen stärker variiert, so dass der Unterschied zwischen dem kürzesten und dem längsten PP-Intervall mehr als 0,12 sek beträgt. Eine Sonderform der Sinusarrhythmie ist die respiratorische Arrhythmie.

▶ *EKG-Beispiele*

(1): Normaler Sinusrhythmus. s. S. 126
(2): Respiratorische Arrhythmie s. S. 128
(3): Sinustachykardie s. S. 130
(4): Sinusbradyarrhythmie s. S. 132

LEKTION 9

Sinuatriale Überleitungsstörungen (SA-Block) und Syndrom des kranken Sinusknotens

Störungen der Erregungsüberleitung können neben den in *Lektion 10* (S. 31) besprochenen atrioventrikulären Leitungsstörungen im Bereich des AV-Knotens, des His-Bündels und der Leitungsschenkel und Faszikel auch im Bereich des Sinusknotens vorliegen: Störungen der Überleitung der im Sinusknoten gebildeten Impulse auf die umgebende Vorhofsmuskulatur sind als **sinuatriale = SA-Überleitungsstörungen** bekannt *(Abb. 9.1)*. Diese werden analog dem AV-Block in 3 Grade unterteilt, von denen jedoch nur der SA-Block II° direkt elektrokardiografisch erkennbar wird. Der SA-Block I° kann im Oberflächen-Elektrokardiogramm nicht diagnostiziert werden, beim SA-Block III° wird die Erregung nach Blockierung im Vorhof von einem Ersatzzentrum übernommen.

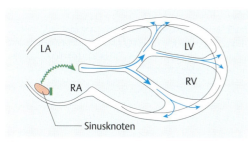

Abb. 9.1 Schematische Darstellung der sinuatrialen Überleitung und der pathophysiologischen Phänomene bei sinuatrialen Überleitungsstörungen; Leitungsverzögerungen, partielle oder komplette Überleitungsblockade, Sinusarrest.

SA-Block I°

Beim **SA-Block I°** ist die Überleitung der Impulse vom Sinusknoten auf das umgebende Vorhofmyokard verzögert *(Abb. 9.2)*. Da die Sinusknotenaktivität selbst im EKG nicht abgebildet ist (die EKG-Kurve beginnt mit der Ausbreitung der Erregung in den Vorhöfen = P-Welle), kann auch die Überleitungsverzögerung nicht erkannt werden. Ein SA-Block I° ist daher im Oberflächen-EKG **nicht** zu diagnostizieren, die Diagnose kann nur durch intrakardiale Untersuchungen verifiziert werden.

SA-Block II°

Der **SA-Block II°** wird, wie der AV-Block II°, in zwei verschiedene Typen unterteilt: Beim **SA-Block II°, Typ I**, kommt es zu einer *Wenckebach*-Periodik, also zu einer zunehmenden Verzögerung der sinuatrialen Überleitung. Die sinuatriale Überleitungszeit nimmt von Impuls zu Impuls zu, bis ein Sinusimpuls überhaupt nicht mehr übergeleitet wird und dann die Periodik neu beginnt. Der **Zuwachs** der Verzögerung nimmt dabei von Impuls zu Impuls ab, dadurch erklärt sich, dass sich die PP-Intervalle zunehmend verkürzen *(Abb. 9.3)*. Obwohl im Oberflächen-EKG der Sinusknotenimpuls nicht sichtbar ist, finden sich jedoch folgende typische elektrokardiografische Kriterien, welche die Diagnosestellung erlauben:
- Zunehmende Verkürzung der PP- (oder RR-) Intervalle, gefolgt von einer
- Pause, die kürzer ist als die beiden vorangegangenen PP- (oder RR-) Intervalle zusammen.

Beim **SA-Block II°, Typ II**, kommt es, entsprechend dem AV-Block II° Typ *Mobitz* gelegentlich zu einem Ausfallen der Impulsüberleitung vom Sinusknoten auf den Vorhof *(Abb. 9.4)*. Im EKG findet man folgende charakteristische Befunde:
- Gelegentliches Auftreten einer Phase mit einem PP- (oder RR-) Intervall entsprechend dem Doppelten oder einem Vielfachen der PP-Intervalle des Grundrhythmus.
- Beim fortgeschrittenen SA-Block mit 2:1, 3:1 usw. Überleitung kommt es entsprechend dem fortgeschrittenen AV-Block in regelmäßigen Intervallen zu Sinusknotenimpulsen, deren Über-

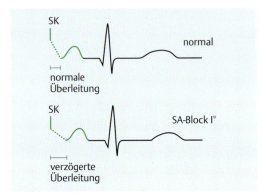

Abb. 9.2 Elektrokardiografische Kriterien zur Diagnose SA-Block I°. Man beachte, dass die Diagnose SA-Block I° im Oberflächen-EKG nicht zu stellen ist.

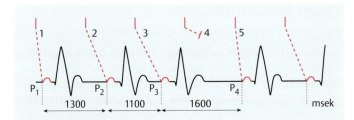

Abb. 9.3 SA-Block II°, Typ *Wenckebach* (Typ I). Zunehmende Verlängerung der sinuatrialen Überleitungszeit bei gleichzeitiger Verkürzung der PP-Intervalle: $P_1P_2 > P_2P_3, P_3, P_4 < 2$ PP-Intervalle.
(1) normale sinuatriale Überleitungszeit: 100 msek, **(2)** um 300 msek verzögerte sinuatriale Überleitungszeit: 400 msek. 300 msek Leitungszuwachs gegenüber der Norm von 100 msek, **(3)** um 400 msek verzögerte sinuatriale Überleitungszeit: 500 msek. 100 msek Leitungszuwachs gegenüber der vorangegangenen SA-Überleitung von 400 msek, **(4)** nicht übergeleiteter Impuls, **(5)** Beginn der neuen Periodik mit normaler sinuatrialer Überleitungszeit.

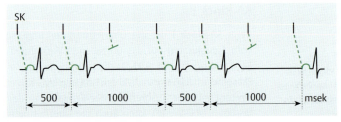

Abb. 9.4 SA-Block II°, Typ *Mobitz* (Typ II). Ausfall der P-Welle bei sonst regelmäßigen PP-Intervallen.

Sinuatriale Überleitungsstörungen (SA-Block) und Syndrom des kranken Sinusknotens

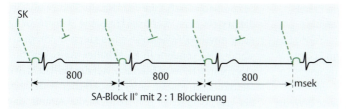

Abb. 9.5 SA-Block II° mit 2:1 Blockierung.

leitung auf die Vorhöfe blockiert ist **(Abb. 9.5)**. Praktisch kann man dieses nur erkennen, wenn man den Beginn der Störung erfasst hat oder eine entsprechende Vor-EKG-Registrierung zum Vergleich vorliegt, sonst kann man im Oberflächen-EKG den 2:1, 3:1 SA-Block von einer Sinusbradykardie nicht unterscheiden. Im EKG zeigt sich ein Sinusrhythmus mit PP- (RR-) Intervallen, die dem Doppelten oder einem Vielfachen der PP- (RR-) Intervalle des Grundrhythmus entsprechen.

SA-Block III°

Beim **SA-Block III°** ist die Überleitung des Sinusknotenimpulses auf das umgebende Vorhofmyokard gänzlich unterbrochen. Auch dieses ist im Oberflächen-EKG nicht direkt beweisbar. Man kann nur feststellen, dass keine vom Sinusknoten ausgehenden Vorhoferregungen vorhanden sind, d. h. es sind keine regulären Vorhoferregungen erkennbar und nach einer Pause folgt ein **Ersatzrhythmus**. Damit das Herz überhaupt weiterschlagen kann, muss wie beim totalen AV-Block distal der Blockierungsstelle ein Ersatzzentrum aktiviert werden **(Abb. 9.6)**. Dieses etabliert sich meistens im Bereich der AV-junktionalen Region im Sinne eines sekundären Automatiezentrums. Man bezeichnet dieses als **AV-Ersatzrhythmus**. Ob und in welcher Form dann eine Vorhoferregung stattfindet, die elektrokardiografisch als P-Welle sichtbar wird, hängt davon ab, inwieweit die im Bereich der AV-junktionalen Region ersatzweise gebildeten Impulse retrograd auf die Vorhöfe geleitet werden.

Beim SA-Block III° findet man folgende verschiedene EKG-Befunde **(Abb. 9.6)**:

- Totaler SA-Block (SA-Block III°) ohne AV-Ersatzrhythmus: Im EKG komplette Asystolie (komplett = Vorhof- und Kammerasystolie). Nach einer Zeit dann schließlich Kammerersatzrhythmus („tief gelegenes" Automatiezentrum).

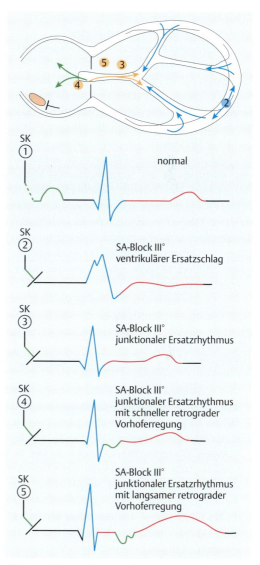

Abb. 9.6 Schematische Darstellung des SA-Blocks III° mit den verschiedenen Möglichkeiten sekundärer oder tertiärer Automatiezentren und der elektrokardiografischen Phänomene bei SA-Block III°. Zu den Erregungsverläufen im Einzelnen vgl. auch **Abb. 11.1** und **Abb. 11.2**.

- Totaler SA-Block mit AV-junktionalem Ersatzrhythmus ohne retrograde Vorhoferregung: Keine P-Welle sichtbar.
- Totaler SA-Block mit AV-junktionalem Ersatzrhythmus und retrograder Vorhoferregung:
  a) Die Vorhoferregung erfolgt rasch („oberer" Knotenersatzrhythmus): Deformierte P-Welle, die in oder kurz nach dem QRS-Komplex einfällt.
  b) Die Vorhoferregung erfolgt verzögert („unterer" Knotenersatzrhythmus): Deformierte P-Welle, die weit nach dem QRS-Komplex oder in die ST-Strecke einfällt.

In seltenen Fällen kann der Sinusknoten seine Tätigkeit als Impulsgeber völlig einstellen = **Sinusknotenarrest** (Sinusknotenstillstand). Wie beim SA-Block III° sind keine regulären Vorhoferregungen erkennbar. Beide Situationen (Sinusknotenarrest, SA-Block III°) sind im Oberflächen-EKG nicht zu unterscheiden. Allerdings ist der Sinusknotenarrest klinisch viel seltener. Eine extreme Sinusbradykardie, bei der das AV-junktionale sekundäre Automatiezentrum eine höhere Frequenz hat als der verlangsamte Sinusknoten (als primäres Automatiezentrum) und daher zum führenden Impulsgeber wird, kann mit einem SA-Block III° oder einem Sinusknotenarrest verwechselt werden.

Die SA-Blockierungen werden gemeinsam mit einer inadäquaten Sinusbradykardie oder Sinusbradyarrhythmie als **Sinusknotenfunktionsstörungen** zusammengefasst. Eine inadäquate Sinusbradykardie besteht dann, wenn die langsame Sinusfrequenz nicht physiologische Folge eines guten Trainingszustandes ist, sondern in krankhafter Weise auftritt. Einen guten Hinweis hierfür bietet das Verhalten der Sinusknotenfrequenz unter körperlicher Belastung. Bei physiologischer Sinusbradykardie nimmt mit Belastung die Herzfrequenz adäquat zu. Bei pathologischer Sinusbradykardie steigt mit körperlicher Belastung die Herzfrequenz nicht oder nur inadäquat an („chronotrope Inkompetenz").

Führt eine Sinusknotenfunktionsstörung zu krankhaften, klinisch manifesten Symptomen, so diagnostiziert man dies als **Sinusknotensyndrom** oder Syndrom des kranken Sinusknotens oder Sick-Sinus-Syndrom (SSS). Dabei wechselt sich eine pathologische Bradykardie, vor allem infolge eines höhergradigen SA-Blockes, nicht selten mit Phasen supraventrikulärer Tachyarrhythmien oder Vorhofflimmern mit rascher Überleitung auf die Kammern ab. Diese Form des kranken Sinusknotens bezeichnet man als **Bradykardie-Tachykardie-Syndrom**.

Ein Syndrom des kranken Sinusknotens kann somit elektrophysiologisch unter verschiedenen Manifestationen auftreten:
- permanente Sinusbradykardie
- Sinusbradyarrhythmie
- SA-Block
- Bradykardie-Tachykardie-Syndrom.

> **Merke**
>
> Sinuatriale Blockierungen (SA-Blockierungen) sind dadurch gekennzeichnet, dass Sinusimpulse entstehen, die jedoch nicht alle übergeleitet werden: dieses führt intermittierend zum Fehlen regulärer P-Wellen. Sinuatriale Blockierungen werden in 3 Schweregrade eingeteilt, wobei der SA-Block I° elektrokardiografisch nicht diagnostiziert werden kann. Der SA-Block II° wird in einen SA-Block II°, Typ I **(Wenckebach)** und in einen SA-Block II°, Typ II **(Mobitz)**, unterteilt: Beim SA-Block II°, Typ I, kommt es zu einer progredienten Verzögerung der sinuatrialen Überleitung, bis eine Vorhoferregung ausfällt, während beim SA-Block II°, Typ II, ein Fehlen von P-Wellen ohne vorangegangene Überleitungsverzögerung besteht. Ein SA-Block III° ist durch eine gänzlich aufgehobene Überleitung von Sinusknotenimpulsen auf das Vorhofmyokard charakterisiert. Typisch für den SA-Block III° ist das Auftreten sekundärer oder tertiärer Automatiezentren mit verbreiterten QRS-Komplexen. Als Syndrom des kranken Sinusknotens (Sick-Sinus-Syndrom, SSS) bezeichnet man eine symptomatische Sinusknotenfunktionsstörung (permanente Sinusbradykardie/Sinusbradyarrhythmie oder SA-Block höheren Grades). Kommt es dabei intermittierend zu tachykarden Phasen (Supraventrikuläre Tachykardie/Vorhofflimmern mit rascher Überleitung auf die Kammern), so bezeichnet man diese Sonderform als Bradykardie-Tachykardie-Syndrom („Brady-Tachy-Syndrom").

LEKTION 10

Atrioventrikuläre Überleitungsstörungen (AV-Block)

Störungen der Erregungsüberleitung von den Vorhöfen (atrial) auf die Kammern (ventrikulär) entstehen typischerweise im AV-Knoten oder im His-Bündel-Bereich und werden als atrioventrikuläre Überleitungsstörungen (**AV-Blockierungen**) bezeichnet. Nach dem Ausmaß der Überleitungsstörung (der Blockierung) unterscheidet man drei Schweregrade:

AV-Block I°

Die AV-Überleitung ist abnorm lang (**verzögert**), die PQ-Zeit (das AV-Intervall) bei AV-Block I° beträgt > 0,20 sek (> 200 msek). Jedoch wird **jede** Vorhoferregung auf die Kammern übergeleitet, jede P-Welle ist damit von einem QRS-Komplex gefolgt (1:1 Überleitung) (**Abb. 10.1**).

AV-Block II°

Die AV-Überleitung ist **teilweise**, aber nicht vollständig **unterbrochen**. Eine AV-Überleitung ist durchaus noch gegeben = partieller AV-Block; jedoch ist nicht jede P-Welle von einem QRS-Komplex gefolgt. Es werden verschiedene Typen der AV-Überleitungsstörung zweiten Grades unterschieden:
- Typ I des AV-Blocks II° (*Wenckebach*-Periodik).
- Typ II des AV-Blocks II° (*Mobitz*-Block).

Beim **AV-Block II°, Typ I (Typ Wenckebach)** nimmt die AV-Überleitungszeit von Aktion zu Aktion zu, bis eine Vorhoferregung blockiert ist, also überhaupt nicht mehr übergeleitet wird. Danach beginnt die Periodik von neuem mit einer kurzen Überleitungszeit. Elektrokardiografisch wird die PQ-Dauer von Aktion zu Aktion länger, bis die P-Welle nicht mehr von einem QRS-Komplex gefolgt wird (**Abb. 10.2**). Der AV-Block II°, Typ *Wenckebach*, ist meistens im AV-Knoten selbst lokalisiert.

Beim **AV-Block II°, Typ II (Typ Mobitz)** wird eine Vorhoferregung plötzlich und unerwartet blockiert, ohne dass sich das PQ-Intervall zuvor verlängert hat. Das heißt, eine oder auch mehrere Vorhoferregungen (P-Wellen) werden, bei vorausgehend normaler (oder konstant verlängerter) PQ-Zeit, nicht von einem QRS-Komplex gefolgt (**Abb. 10.2b**). Diese Blockform ist gewöhnlich im His-Bündel lokalisiert oder aber im Bereich der Verzweigungen, also in den Leitungsschenkeln. Die AV-Blockierung II°, Typ *Mobitz*, ist damit distal lokalisiert (**Abb. 10.2b**). Die Gefahr des Übergangs in einen totalen AV-Block ist größer als beim Typ *Wenckebach* und die Prognose damit ungünstiger. Sitzt die Überleitungsstörung im His-Bündel, so ist der QRS-Komplex relativ schlank und wenig deformiert. Ist die Störung weiter distal lokalisiert, so können die QRS-Komplexe der übergeleiteten Erregung verbreitert und deformiert (Schenkelblockmuster) sein. Diese Form der plötzlich blockierten Überleitung mit verbreiteten Kammerkomplexen wurde von *Mobitz* ursprünglich beschrieben und hat als distale Leitungsstörung von den hier besprochenen Formen die ungünstigste Prognose.

Ein **fortgeschrittener (oder höhergradiger) AV-Block II°** liegt vor, wenn regelmäßig nur jede zweite, jede dritte usw. Vorhoferregung auf die Kammern übergeleitet wird (P von einem QRS-Komplex gefolgt). Man spricht von einem 2:1-Block (2 Vorhof-Impulse mit nur einer Kammer-Überleitung), 3:1-Block (3 Vorhof-Impulse mit nur einer Kammerüberleitung) usw. Ist dieses Überleitungsverhalten konstant, so ist die Kammerfrequenz regelmäßig. Wechselt das Überleitungsverhalten, so ist die Kammeraktion unregelmäßig.

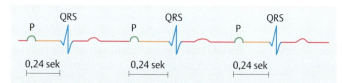

Abb. 10.1 Elektrokardiografische Befunde bei AV-Block I°: Verlängerung der PQ-Zeit bei konstanter Relation P-Welle: QRS-Komplex.

Lektion 10 Atrioventrikuläre Überleitungsstörungen (AV-Block)

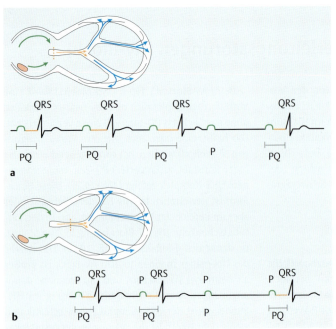

Abb. 10.2 a, b Schematische Darstellung der Pathophysiologie und der elektrokardiografischen Befunde bei AV-Block II°. Differenzierung der AV-Blockierungen II° in einen Typ *(Wenckebach)* **(a)** und in einen Typ II *(Mobitz)* **(b)**.

AV-Block III°

Die AV-Überleitung ist beim AV-Block III° **komplett unterbrochen** = totaler AV-Block. Keine Vorhoferregung wird auf die Kammern übergeleitet, keine P-Welle wird von einem übergeleiteten QRS-Komplex gefolgt. In diesem Fall kann das Herz nur weiterschlagen, wenn sich ein neues Reizbildungszentrum etabliert, von dem aus die elektrische Erregung auf das Myokard geleitet wird **(Ersatzzentrum)**. Beim plötzlichen Auftreten eines totalen AV-Blocks bezeichnet man die Zeitdauer, die vergeht, bis ein neues Automatiezentrum einsetzt, als „präautomatische Phase".

Elektrokardiografische Kriterien eines totalen AV-Blocks sind:

- Vorhöfe und Kammern (P-Wellen und QRS-Komplexe) schlagen regelmäßig, aber unabhängig voneinander (vollständige AV-Dissoziation).
- Die Kammerfrequenz (Frequenz des QRS-Komplexes) ist niedriger als die Vorhoffrequenz (Frequenz der P-Wellen).

Eine totale Unterbrechung der AV-Überleitung kann an zwei Stellen des Reizleitungssystems eintreten:

- Im AV-Knoten = **proximaler totaler AV-Block**.
- Im Bereich von His-Bündel, ventrikulären Erregungsleitungsschenkeln, bzw. den beiden Faszikeln, des linken Leitungsschenkels **(distaler totaler AV-Block)**.

Wenn zugleich der rechte Leitungsschenkel (kompletter Rechtsschenkelblock), der linksanteriore Faszikel (linksanteriorer Hemiblock) und der linksposteriore Faszikel (linksposteriorer Hemiblock) blockiert sind, entsteht logischerweise ebenfalls ein totaler Block der AV-Erregungsüberleitung (RSB + LAH + LPH). Diese Form bezeichnet man als **trifaszikulären Block**. Über die Schenkelblockierung und faszikulären Blockierungen selbst wird in den *Lektionen 13* (S. 39) und *14* (S. 42) berichtet.

Die Unterscheidung eines proximalen totalen AV-Blocks und eines peripheren (distalen) totalen AV-Blocks ist prognostisch bedeutungsvoll:

- Das Herz kann bei einer totalen Blockierung der Erregungsüberleitung von den Vorhöfen auf die Kammern nur dann weiterschlagen, wenn sich ein neues Reizbildungszentrum **(Automatiezentrum)** bildet. Das primäre Automatiezentrum ist der Sinusknoten, dessen Impulse aber nicht auf die Herzkammern übergeleitet werden, wenn ein totaler AV-Block vorhanden ist. Liegt der Blockierungsort im AV-Knoten selbst, also proximal, so kann das Automatiezentrum, das ja distal des Blockadeortes liegen muss, relativ „hoch" im Reizleitungszentrum eintreten, in der Nähe des atrioventrikulären Übergangs (AV-junktionale Region); ein solches Automatiezentrum hat eine Frequenz von ca. 40–60/min und wird als **sekundäres Automatiezentrum** bezeichnet. Da die im sekundären Automatiezentrum gebildeten Erregungen bald Anschluss an den normalen Erregungsleitungsweg gewinnen, sehen die resultierenden Kammerkomplexe relativ normal aus (schlank, QRS-Dauer nicht oder nur unwesentlich verlängert, kaum deformiert) *(Abb. 10.3a)*.

- Liegt der Blockadeort im His-Bündel oder noch weiter peripher im Sinne eines trifaszikulären Blockes, so liegt auch das neue Automatiezentrum sehr „tief" (ventrikulär). Es hat eine Frequenz von ca. 30–40/min. Die in einem solchen **tertiären Automatiezentrum** gebildeten Erregungen finden nur noch Anschluss an die periphere Erregungsausbreitung, d. h. die Kammerkomplexe (QRS) sind abnorm verbreitert und ausgesprochen deformiert *(Abb. 10.3b)*.

Um die unterschiedliche **prognostische Bedeutung** eines proximalen (im AV-Knoten) und eines peripheren (im His-Bündel oder in den Leitungsschenkeln) lokalisierten totalen AV-Blocks zu verstehen, müssen wir ein weiteres elektrophysiologisches Gesetz heranziehen:

Je tiefer das Ersatzautomatiezentrum, desto langsamer die Frequenz und desto länger die präautomatische Phase, bis sich dieses Zentrum etabliert. Die präautomatische Phase bedeutet aber Asystolie der Kammern. Der distale AV-Block ist also schwerwiegender, weil

- die präautomatische (asystolische) Phase länger ist,
- die resultierende Ersatzfrequenz niedriger ist,
- die Gefahr eines Herzstillstandes größer ist,
- die sympathische/parasympathische Kontrolle des Ersatzzentrums entfällt.

Den **peripheren totalen AV-Block** (im Sonderfall als trifaszikulärer Block) erkennt man an folgenden charakteristischen Befunden *(Abb. 10.3b)*:

- Langsame Frequenz des Kammerersatzrhythmus (Frequenz < 40/min).
- Breite und deformierte Kammerkomplexe.
- In früheren EKGs vorangegangene Schenkel- oder faszikuläre Blockierungen.

Den **proximalen totalen AV-Block** (Blockade im AV-Knoten) erkennt man an folgenden Befunden *(Abb. 10.3a)*:

- Relativ rascher Ersatzrhythmus (Frequenz ca. 40–60/min).
- Relativ schmale und wenig deformierte Kammerkomplexe.
- Keine vorangegangenen Schenkel- oder faszikulären Blockbilder.

Diese theoretischen Überlegungen können durch elektrophysiologische Untersuchungen mit Registrierungen von His-Bündelelektrogrammen verifi-

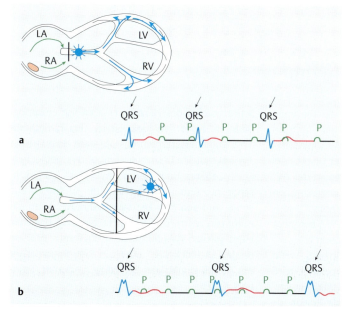

Abb. 10.3 a, b Schematische Darstellung und elektrokardiografische Befunde von sekundären und tertiären Automatiezentren bei AV-Blockierungen III°.
a Sekundäres Automatiezentrum: Charakteristisch ist der komplette AV-Block mit kompletter AV-Dissoziation und QRS-Komplexen, die relativ normal (relativ schmal) konfiguriert sind.
b Tertiäres Automatiezentrum: Charakteristisch ist der komplette AV-Block mit kompletter AV-Dissoziation und QRS-Komplexen, die relativ breit konfiguriert und deformiert sind.

ziert werden. Das **His-Bündel-EKG** ist eine Methode der intrakardialen EKG-Ableitung, das man durch Einführen eines Elektrodenkatheters in das Herz erhalten kann und bei dem verschiedene Elektroden am Kammerseptum und in der Gegend des His-Bündels plaziert werden. In dieser Region kann man elektrische Potentiale registrieren, die man zeitlich analysieren kann; somit lässt sich die Erregung, die das His-Bündel durchläuft, genau lokalisieren und klassifizieren. Auf nähere Einzelheiten der His-Bündel-Elektrokardiografie soll aber nicht weiter eingegangen werden.

> **Merke**
>
> AV-Blockierungen werden unterteilt in Blockierungen ersten, zweiten und dritten Grades. Beim AV-Block I° werden alle Sinusimpulse verzögert übergeleitet. Beim AV-Block II° gibt es einen Typ I (Wenckebach) und einen Typ II (Mobitz). Beim AV-Block II°, Typ I, verlängert sich das PQ-Intervall kontinuierlich, bis ein QRS-Komplex ausfällt. Das erste PQ-Intervall ist häufig bereits verlängert (> 0,20 sek). Beim AV-Block II°, Typ II, kommt es zu inkonstanten Ausfällen von QRS-Komplexen, die verbreitert und deformiert sein können. Eine weitere Form ist der fortgeschrittene AV-Block II° mit 2:1, 3:1, 4:1 usw. Überleitung. Der AV-Block III° ist durch eine komplette Blockierung der Überleitung von Vorhofimpulsen auf die Kammern charakterisiert. Elektrokardiografische Befunde sind regelmäßige P-Wellen, die keinerlei Beziehung zu den QRS-Komplexen haben (AV-Dissoziation). Beim proximalen AV-Block III° (Blockade im AV-Knoten) sind die QRS-Komplexe schmal und zeigen eine Frequenz von 40–60/min. Je distaler der Ort der Blockierung (His-Bündel, Leitungsschenkel, Faszikel) liegt, desto breiter, deformierter und niedrigfrequenter erscheinen die QRS-Komplexe. Die distalste Blockadeform ist der trifaszikuläre Block.

▶ *EKG-Beispiele*

(5): AV-Block I°, s. S. 134
(6): AV-Block II°, Typ II s. S. 136
(7): AV-Block III° (totaler AV-Block) s. S. 138

LEKTION 11

Der AV-junktionale Rhythmus

Beim AV-junktionalen Rhythmus ist die führende Impulsgebung des Herzens im Vorhof-Kammer-Übergangsbereich, der sogenannten AV-junktionalen Region lokalisiert *(Abb. 11.1)*. Dieser Ursprungsort braucht keineswegs streng genommen der AV-Knoten selbst zu sein, wie man früher angenommen hat (daher der Name „AV-Knotenrhythmus"), sondern er kann in der Grenzregion des AV-Knotenbereichs entstehen („paranodale Lokalisation").

Der AV-junktionale Rhythmus entsteht, wenn kein Sinusimpuls gebildet oder übergeleitet wird und auch keine ektope atriale Impulsbildung vorhanden ist, so dass die AV-junktionale Region als Schrittmacher des Herzens ersatzweise einspringt *(Abb. 11.2a–c)* (**AV-junktionaler Ersatzrhythmus** oder Knotenersatzrhythmus). Je nach dem Ort des AV-junktionalen Ersatzzentrums unterscheidet man einen **„oberen Knotenersatzrhythmus"** bei Lokalisation des Automatiezentrums im AV-Knoten und einen **„unteren Knotenersatzrhythmus"**, wenn das Automatiezentrum weiter distal liegt. Als Ursachen eines solchen AV-junktionalen Rhythmus sind ein totaler SA-Block (III°) oder ein Sinusknotenarrest mit Ausfall sinuatrialer Erregungen bekannt *(Lektion 9, S. 27)*.

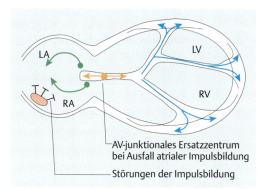

Abb. 11.1 Schematische Darstellung der Mechanismen bei AV-junktionalem Rhythmus.

Eine weitere Möglichkeit eines AV-junktionalen Rhythmus besteht, wenn die AV-junktionale Reizbildung den Sinusknoten überholt, entweder weil der Sinusknoten zu langsam ist, oder aber weil eine beschleunigte AV-Automatie vorliegt **(AV-junktionale Tachykardie)**. Man spricht dann von einer **Frequenzdissoziation**. Ein solcher tachykarder AV-junktionaler Rhythmus stellt eine besondere Form supraventrikulärer Tachykardien *(Lektion 24, S. 85)* dar.

Die elektrokardiografischen Befunde sind bei AV-junktionalen Ersatzrhythmen oder AV-junktionalen Tachykardien dadurch charakterisiert, dass man schmale QRS-Komplexe findet, da der elektrische Impuls über das spezifische Reizleitungssystem weiter auf die Kammern übergeleitet wird. Von entscheidender Bedeutung ist die Lokalisation und Form der P-Welle, die vom Ort des Ersatzzentrums und den Möglichkeiten einer retrograden Leitung auf die Vorhöfe bestimmt wird.

Bei AV-junktionalem Ersatzrhythmus finden sich folgende elektrokardiografischen Befunde **(Abb. 11.3)**:

- Findet **keine** retrograde Leitung auf die Vorhöfe statt, ist der QRS-Komplex schmal und P-Wellen sind nicht sichtbar.
- Handelt es sich um einen **„schnell"** leitenden retrograden elektrischen Impuls, findet sich eine P-Welle, die im Bereich des aufsteigenden Schenkels der S-Zacke zu sehen ist. Die P-Welle ist in jedem Fall abnorm konfiguriert (in der Regel negatives P in Ableitung II).
- Sind die Leitungseigenschaften der retrograden Leitungsbahn aber **„langsam"**, findet man eine fehlkonfigurierte P-Welle, die vom QRS-Komplex deutlich abgesetzt ist und hinter dem QRS-Komplex lokalisiert ist **(Abb. 11.3)**.

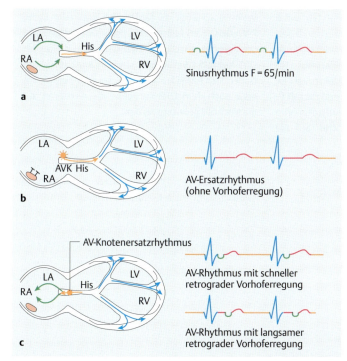

Abb. 11.2 a–c Darstellung der pathophysiologischen Vorgänge bei AV-junktionalem Ersatzrhythmus in Relation zum Oberflächen-Elektrokardiogramm.
a Normalbefund.
b AV-junktionaler Ersatzrhythmus ohne Vorhoferregung.
c AV-junktionaler Ersatzrhythmus mit retrograder Vorhoferregung. Darstellung der pathophysiologischen Vorgänge bei „oberem" und „unterem" Knotenrhythmus und der Befunde im Oberflächen-Elektrokardiogramm.

Lektion 11 Der AV-junktionale Rhythmus

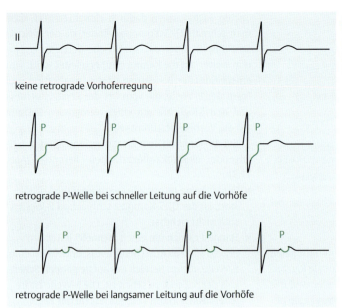

Abb. 11.3 Befunde im Oberflächen-Elektrokardiogramm bei AV-junktionalem Rhythmus: Die Bedeutung der P-Welle bei schneller oder langsamer retrograder Leitung zum Vorhof.

Die Befunde der AV-junktionalen Tachykardien, die den supraventrikulären Tachykardien zugerechnet werden, sind in *Lektion 24* (S. 85) besprochen.

▶ *EKG-Beispiele*

(8): AV-junktionaler Ersatzrhythmus s. S. 140

Merke

Der AV-junktionale Ersatzrhythmus entsteht beim Ausfall einer regulären Vorhoferregung durch den Sinusknoten. Am häufigsten kommt es zu AV-junktionalen Ersatzrhythmen bei SA-Blockierungen III° oder einem Sinusknotenstillstand. Elektrokardiografisch findet man schmale QRS-Komplexe mit P-Wellen, deren Form und zeitliches Auftreten von den retrograden Leitungseigenschaften auf die Vorhöfe abhängt. Es finden sich entweder keine P-Wellen, weil keine retrograde Überleitung auf die Vorhöfe stattfindet oder weil die P-Wellen im QRS-Komplex verborgen sind. In anderen Fällen finden sich P-Wellen am Ende des QRS-Komplexes oder nach dem QRS-Komplex, die retrograd auf die Vorhöfe geleitet werden.

LEKTION 12

Vorhofleitungsstörungen – P-dextroatriale, P-sinistroatriale, P-biatriale

Der elektrische Impuls, der vom Vorhof auf die Kammern über das spezifische Erregungsleitungssystem geleitet wird und zur Kontraktion des Herzens führt, entsteht normalerweise im Sinusknoten (Sinusknotenautomatie als primäres Automatiezentrum). Der Impuls wird vom Sinusknoten auf die Vorhofmuskulatur übergeleitet und breitet sich über beide Vorhöfe aus. Dabei wird zuerst der rechte Vorhof erregt (der Sinusknoten liegt im Bereich des oberen rechten Vorhofs), dann etwas später erreicht die Erregung den linken Vorhof und breitet sich auch über den linken Vorhof aus. Die Erregung erreicht dann mit dem AV-Knoten das spezifische Reizleitungssystem. Elektrokardiografisch wird die intraatriale Erregungsausbreitung durch Veränderungen der **P-Welle** erkennbar. Normalerweise verschmelzen rechts- und linksatriale Erregungsausbreitung zur normalen P-Welle, einer halbrunden, glattpositiven Welle. Der initiale Anteil der P-Welle wird durch den rechten Vorhof und der terminale Anteil der P-Welle wird durch den linken Vorhof geprägt *(Abb. 12.1)*. Initialer und terminaler Teil der P-Welle sind allenfalls durch eine kleine Kerbe getrennt.

Die Dauer der P-Welle beträgt maximal 0,10 sek (100 msek), die Amplitude beträgt maximal 0,25 mV. Ist die intraatriale Erregungsausbreitung gestört, so wird die P-Welle abnorm: Die P-Welle ist dann, analog zu den intraventrikulären Erregungsausbreitungsstörungen, deformiert und möglicherweise verbreitert. Die Vorhofleitungsstörung kann den rechten Vorhof, den linken Vorhof oder beide Vorhöfe betreffen, je nach Art der zugrunde liegenden Herzerkrankung. Wenn man elektrokardiografisch den Ort der Störung lokalisieren kann, bezeichnet man diese, dann für einen Vorhof spezifische Erregungsausbreitungsstörung als **spezifische Veränderung der P-Welle** und klassifiziert die Veränderungen als P-dextroatriale, P-sinistroatriale oder P-biatriale. Lässt sich eine offenkundig abnorme P-Welle nicht einem der beiden Vorhöfe zuordnen, so bezeichnet man dies als unspezifische Erregungsausbreitungsstörung der Vorhöfe.

P-dextroatriale

Das P-dextroatriale wird auch als P-dextrocardiale oder P-pulmonale bezeichnet. Die Bezeichnung P-pulmonale ist eher unglücklich, weil die Ursachen eines P-dextroatriale vielfältig sind und pulmonale Ursachen nur einen Grund für eine rechtsatriale Vorhofbelastung darstellen. Bei Vorliegen eines P-dextroatriale ist das rechte Vorhofmyokard belastet, hypertrophiert, dilatiert, ischämisch oder entzündlich geschädigt. Die elektrokardiografischen Befunde eines P-dextroatriale sind gekennzeichnet durch:

- Eine **Überhöhung der P-Amplitude** in II (>0,25 mV) bei einer P-Dauer, die im Normbereich (≤ 0,10 sek) liegt *(Abb. 12.2)*. P hat in V_1 und V_2 keinen oder nur einen angedeuteten terminal negativen Anteil.
- Da der initiale Anteil der P-Welle (als Ausdruck der rechtsatrialen Depolarisation) für die Verän-

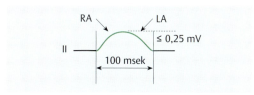

Abb. 12.1 Darstellung der Normalbefunde der P-Welle im Oberflächen-Elektrokardiogramm.

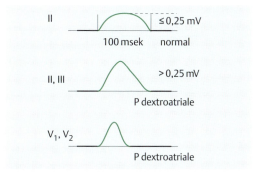

Abb. 12.2 Befunde beim P-dextroatriale: Überhöhung der P-Welle (> 0,25 mV) bei normalem Zeitintervall (< 100 msek).

derungen bei P-dextroatriale verantwortlich ist, kommt es **nicht zu einer Verbreiterung von P**.

P-sinistroatriale

Das **P-sinistroatriale** wird auch als P-sinistrocardiale oder P-mitrale bezeichnet, weil es unter anderem häufig bei Mitralklappenfehlern gefunden wird. Die Bezeichnung P-mitrale ist aber nicht glücklich, weil Mitralklappenfehler nur eine Ursache für eine linksatriale Erregungsausbreitungsstörung neben mehreren anderen sind. Beispielsweise ist ein P-sinistroatriale viel häufiger bei Linkshypertrophie durch arterielle Hypertonie, bei Aortenklappenfehlern, bei dilatativer Kardiomyopathie oder ischämischer Herzkrankheit zu finden. Das P-sinistroatriale weist auf ein belastetes, überdehntes, dilatiertes, hypertrophiertes, ischämisch oder entzündlich geschädigtes linkes Vorhofmyokard hin.

Beim P-sinistroatriale ist der zweite Anteil der P-Welle für die Deformierung verantwortlich. Es ist durch folgende elektrokardiografische Befunde gekennzeichnet:

- P zeigt sich **doppelgipfelig** in den Extremitätenableitungen, **biphasisch** mit breitem und tief negativem Anteil in V_1 und terminal negativem Anteil auch in V_2 *(Abb. 12.3)*.
- Daneben findet man eine **Verbreiterung der P-Welle** (> 0,10 sek oder > 100 msek), am besten abgrenzbar in Ableitung II. Der linke Vorhof ist muskelstärker als der rechte (mittlerer Druck im linken Vorhof 4–10 mmHg, im rechten Vorhof 1–5 mmHg), daher führt eine Erregungsleitungsstörung auch vermehrt zu einer Verzögerung der Erregungsausbreitung und zur Verbreiterung der P-Welle.

P-biatriale

Beim **P-biatriale**, auch als P-cardiale bezeichnet, sind **beide** Anteile der P-Welle betroffen, und es überlagern sich die Kriterien des P-dextroatriale und des P-sinistroatriale. In den Extremitätenableitungen findet man eine Überhöhung der P-Welle (> 0,25 mV), die P-Welle ist doppelgipfelig, und in den vorderen Brustwandableitungen V_1 und V_2 sieht man ein biphasisches P mit spitz positivem initialen Anteil in V_1 und terminal negativem Anteil in V_1 und auch in V_2. Daneben findet man eine Verbreiterung der P-Welle (> 0,10 sek, oder > 100 msek), am besten abgrenzbar in Ableitung II.

> **Merke**
>
> Veränderungen der P-Wellen manifestieren sich in abnormer Form und Dauer. Eine Schädigung des rechten Vorhofs (P-dextroatriale) ist im Elektrokardiogramm an einer hohen, spitzen P-Welle, besonders in den Ableitungen II, III und aVF zu erkennen (Amplitude > 0,25 mV). Eine Schädigung des linken Vorhofs (P-sinistroatriale) geht mit einer Verbreiterung der P-Welle einher (> 0,10 sek) und zeigt in V_1, und V_2 eine tiefe, breite und negative Endschwankung. Ein P-sinistroatriale kann in III und aVF negativ sein. Eine Vergrößerung beider Vorhöfe (P-biatriale) ist im Elektrokardiogramm durch einen Summationseffekt zu erkennen, d. h. man findet kombiniert elektrokardiografische Zeichen des P-sinistroatriale und des P-dextroatriale.

▶ *EKG-Beispiele*

(9): P-sinistroatriale s. S. 142
(10): P-biatriale s. S. 144

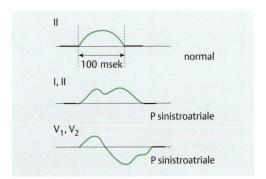

Abb. 12.3 Charakteristische Befunde beim P-sinistroatriale: regelrechte Amplitude der P-Welle (< 0,20 mV) bei Verbreiterung der P-Welle (> 100 msek).

LEKTION 13

Intraventrikuläre Leitungsstörungen – Rechtsschenkelblock, Linksschenkelblock, myokardiale Schädigung

Der QRS-Komplex entspricht der intraventrikulären Erregungsausbreitung: Erregungsleitung in den Kammerschenkeln (rechter Schenkel, linker Schenkel), den Faszikeln (linksanteriores und linksposteriores Bündel), dem Purkinje-Fasersystem bis zur Erregung der quer gestreiften Herzmuskelfasern des Arbeitsmyokards. Eine Veränderung der Breite des QRS-Komplexes entspricht also einer abnormen intraventrikulären Erregungsausbreitung (intraventrikuläre Erregungsausbreitungsstörung). Verläuft die intraventrikuläre Erregungsausbreitung abnorm, d. h. auf einem anderen Wege als den normalen Bahnen, so braucht sie logischerweise länger (QRS-Komplex **verbreitert**) und sie stellt sich im EKG anders als in der normalen Form dar (QRS-Komplex **deformiert**). Die Verzögerung der intraventrikulären Erregungsausbreitung durch abnormen Verlauf wird objektivierbar, wenn sie zu einer **Verbreiterung von QRS ≥ 110 msek** führt (Norm des QRS-Komplexes 0,06–0,10 sek) *(Abb. 13.1)*.

Es sollen in dieser Lektion die ausgeprägten Störungen der intraventrikulären Erregungsausbreitung vorgestellt werden, die mit einer QRS-Komplexdauer von ≥ 0,11 sek (≥ 110 msek) einhergehen. Neben diesen intraventrikulären Ausbreitungsstörungen gibt es weniger ausgeprägte Befunde einer intraventrikulären Erregungsausbreitungsstörung (QRS-Komplex-Breite 0,10–0,11 sek, 100–110 msek), die meistens unspezifischer Natur sind und nicht unbedingt eine pathologische Bedeutung haben. Am häufigsten sind diese Formen als **Knotung** oder **Stufung** in einem der R- oder S-Schenkel des QRS-Komplexes oder als geringfügige **Verplumpung** von R oder S bekannt *(Abb. 13.2)*; normalerweise sind R- und S-Zacken schmale, schlanke und spitze Zacken.

Betrachtet man das Grundschema der Erregungsausbreitung, so wird klar, dass die Erregungsausbreitung grundsätzlich auf zwei unterschiedlichen Ebenen gestört sein kann:

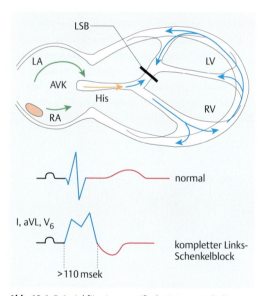

Abb. 13.1 Beispiel für eine spezifische intraventrikuläre Erregungsausbreitungsstörung durch Unterbrechung eines Tawara-Schenkels: Kompletter Linksschenkelblock. Gegenüberstellung der anatomischen Grundlagen und der charakteristischen elektrokardiografischen Befunde.

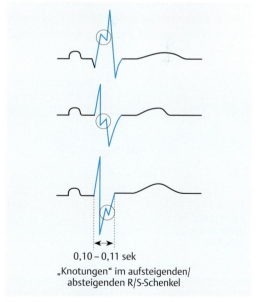

Abb. 13.2 „Knotungen" im aufsteigenden oder absteigenden Schenkel des QRS-Komplexes als Zeichen unspezifischer intraventrikulärer Erregungsausbreitungsstörungen bei einer QRS-Dauer von ≤ 110 msek.

Lektion 13 Intraventrikuläre Leitungsstörungen – Rechtsschenkelblock, Linksschenkelblock, myokardiale Schädigung

- Im Bereich der Kammerleitungsschenkel (der Tawara-Schenkel) und der Faszikel.
- Auf der Ebene des Kammermyokards selbst, also im Bereich von Purkinje-Fasersystem und Muskelfasern.

Eine Unterbrechung im Bereich der Kammerleitungsschenkel (der Tawara-Schenkel) bezeichnet man als **Schenkelblock** *(Abb. 13.3)*. Ist die Leitung im rechten Schenkel komplett unterbrochen, so besteht ein **kompletter Rechtsschenkelblock**, ist die Leitung des linken Schenkels komplett unterbrochen, so besteht ein **kompletter Linksschenkelblock**. Im Bereich des linken Schenkels bestehen zwei Möglichkeiten der Blockierung: Die Blockade erfolgt proximal im gemeinsamen Schenkelstamm, oder sie erfolgt weiter distal (peripher) durch gleichzeitige Blockade beider Faszikel. Das Endergebnis ist identisch, es resultiert ein kompletter Linksschenkelblock. Wenn der Weg bis zum kompletten Linksschenkelblock über die Blockade der linken Faszikel geht, also ein linksanteriorer (LAH) und ein linksposteriorer (LPH) Hemiblock vorliegen, so bezeichnet man dieses als **bifaszikulären Linksschenkelblock** (LAH + LPH) *(Lektion 14, S. 42)*. Diese Situation kann man im Oberflächen-EKG nur erkennen, wenn man die Entwicklung dahin kennt, also Vor-EKGs vorliegen, die einen LAH oder LPH zeigen, der dann zu einem bifaszikulären Block mit dem EKG-Resultat eines kompletten Linksschenkelblocks fortgeschritten ist. Die Unterscheidung ist keineswegs nur eine elektrophysiologische Spielerei, es gibt vielmehr ein Gesetz, das bereits bei der Besprechung des AV-Blocks vorgestellt wurde: Je weiter distal eine Störung liegt, desto ungünstiger ist die Prognose. So ist beim bifaszikulären Linksschenkelblock die Prognose ungünstiger als beim proximalen kompletten Linksschenkelblock, ebenso wie die Prognose beim proximalen totalen AV-Block günstiger ist als beim peripheren trifaszikulären Block *(Lektion 10, S. 31)*. Weiterhin hat eine tiefer (weiter distal) gelegene Schädigung im Bereich des Myokards eine schlechtere Prognose als die höher (weiter proximal) gelegene Störung im Bereich der Erregungsleitungs-Schenkel.

Im Falle einer kompletten Blockade der Erregungsausbreitung im Bereich der Tawara-Schenkel entsteht das typische Bild eines **kompletten Schenkelblocks**. Ein Schenkelblock ist elektrokardiografisch generell durch folgende Kriterien gekennzeichnet *(Abb. 13.4)*:

- Der QRS-Komplex ist über die Norm **verbreitert**: ≥ 120 msek (in der Regel ≥ 140–160 msek).
- Der QRS-Komplex ist typisch **deformiert**: „Schenkelblock"-Konfiguration (so genannte „M-förmige" Deformierung). Dadurch ist die endgültige Negativitätsbewegung erheblich verspätet, was auch zur Definition eines Schenkelblockes herangezogen wird.
- Aufgrund der pathologischen Depolarisation der Kammern ist auch die Repolarisation gestört, d. h. zum Bild eines kompletten Schenkelblocks gehört die **Erregungsrückbildungsstörung** (deszendierende ST-Strecke, negative und abgeflachte T-Welle) *(Lektion 16, S. 47)*. Dieses ist daher nicht Zeichen einer etwaigen Ischämie.

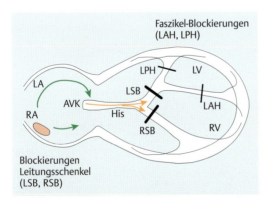

Abb. 13.3 Schematische Darstellung der Lokalisationen von intraventrikulären Erregungsausbreitungsstörungen: RSB: Unterbrechung des rechten Tawara-Schenkels (kompletter Rechtsschenkelblock), LSB: Unterbrechung der linken Tawara-Schenkels (kompletter Linksschenkelblock), LAH, LPH: Unterbrechung des linksanterioren (LAH) oder linksposterioren (LPH) Faszikels.

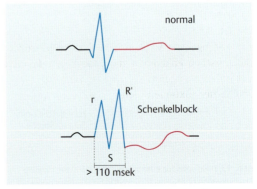

Abb. 13.4 Schematische Darstellung der charakteristischen elektrokardiografischen Befunde bei komplettem Schenkelblockbild.

Ob der rechte (kompletter RSB) oder der linke (kompletter LSB) Tawara-Schenkel betroffen ist, erkennt man an den Ableitungen, in denen die typische so genannte **„M-förmige" Deformierung** des QRS-Komplexes erkennbar wird:

Kompletter Rechtsschenkelblock (RSB)

Der komplette RSB ist durch eine Verbreiterung des QRS-Komplexes ≥ 120 msek mit einer M-förmigen Konfiguration in V_1 und V_2 charakterisiert *(Abb. 13.5)*. In den Extremitätenableitungen spiegelt sich dieses reziprok als breites plumpes S in I und aVL wider.

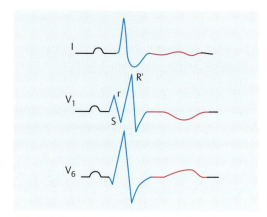

Abb. 13.5 Charakteristische Befunde im Elektrokardiogramm bei komplettem Rechtsschenkelblock.

Kompletter Linksschenkelblock (LSB)

Der komplette LSB ist charakterisiert durch eine Verbreiterung des QRS-Komplexes ≥ 120 msek mit einer M-förmigen Konfiguration in V_5 und V_6, I, aVL *(Abb. 56)* (**Achtung:** Manchmal findet man die typische M-förmige Deformierung erst in V_7 bis V_9, die gegebenenfalls speziell angefordert werden müssen!). In diesen Fällen findet man aber eine plumpe Deformierung der R-Zacke in V_5 und V_6. Beim kompletten Linksschenkelblock findet man ferner in V_1 und V_2 eine rS- oder QS-Konfiguration *(Abb. 13.6)*. Q-Zacken fehlen linkspräkordial.

Bei einer tiefer sitzenden **Schädigung des Myokards** ist der QRS-Komplex ebenfalls verbreitert, allerdings weniger stark, wobei die Breite des QRS-Komplexes meistens nicht über 120–140 msek hinausgeht. Im Elektrokardiogramm zeigt sich bei diesen intraventrikulären Leitungsschädigungen nicht die typische, mehr oder weniger ausgeprägte M-förmige Deformierung des QRS-Komplexes, sondern vielmehr sind R und S plump verbreitert und nicht typisch Schenkelblock-artig deformiert *(Abb. 13.7)*. Die Störungen des Myokards, die diesem elektrokardiografischen Phänomen zugrunde liegen, können entweder morphologisch (Narben, Dilatation, Muskelfaserdestruktionen) oder metabolisch-toxisch bedingt sein (vor allem Hypoxie, Überdosierung von Antiarrhythmika u. a.).

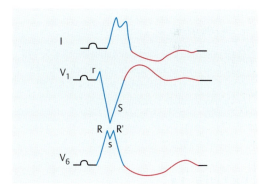

Abb. 13.6 Charakteristische Befunde im Elektrokardiogramm bei komplettem Linksschenkelblock.

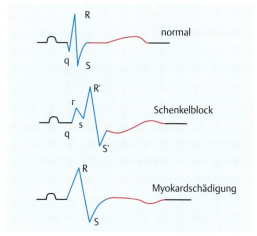

Abb. 13.7 Gegenüberstellung der typischen elektrokardiografischen Befunde bei Schenkelblockbild und myokardialer Schädigung im Vergleich zum Normalbefund.

> **Merke**
>
> Ein Block im Bereich der Tawara-Schenkel führt zu einem Rechtsschenkelblock (RSB) oder zu einem Linksschenkelblock (LSB). Das Auftreten von Schenkelblöcken ist dadurch charakterisiert, dass die Ventrikel nacheinander und nicht gleichzeitig erregt werden. Elektrokardiografisches Zeichen jeder Schenkelblockierung ist die Verbreiterung des QRS-Komplexes, die bei inkompletten Blockierungen 0,10–0,11 sek (100–110 msek) und bei kompletten Blockierungen $\geq$ 0,12 sek ($\geq$ 120 msek) beträgt. Beim RSB werden Septum und linker Ventrikel normal aktiviert, der rechte Ventrikel wird später depolarisiert. Elektrokardiografisch findet man eine Verbreiterung des QRS-Komplexes $\geq$ 0,12 sek ($\geq$ 120 msek), eine verspätete R'-Zacke („M-förmige" Konfiguration des QRS-Komplexes mit klassischer rSR'-Form) in V_1 und eine tiefe S-Zacke in I, aVL und V_6. Ein LSB ist gekennzeichnet durch eine Depolarisation des Septums von rechts nach links und eine Aktivierung des linken Ventrikels vom rechten Ventrikel. Elektrokardiografisch findet man beim LSB eine Verbreiterung des QRS-Komplexes $\geq$ 0,12 sek ($\geq$ 120 msek), ein breites plumpes Q in V_1 und eine breite, deformierte R-Zacke in V_6, wobei in den meisten Fällen eine annähernd M-förmige Deformierung in mindestens einer der Ableitungen I, aVL, V_5, V_6 erkennbar wird.

▶ *EKG-Beispiele*

(11): Inkompletter Rechtsschenkelblock s. S. 146
(12): Kompletter Rechtsschenkelblock s. S. 148
(13): Kompletter Linksschenkelblock s. S. 150
(14): Myokardiale Schädigung s. S. 152

LEKTION 14

Intraventrikuläre Leitungsstörungen – Faszikuläre Blockierungen: linksanteriorer Hemiblock, linksposteriorer Hemiblock

Wir haben in den bisherigen Lektionen schon eine Reihe von Störungen der Erregungsleitung und Erregungsausbreitung am Herzen kennen gelernt (Erregungsleitungs- oder Reizleitungsstörungen):

- Erregungsüberleitungsstörungen vom Sinusknoten auf die Vorhöfe (SA-Block).
- Erregungsausbreitungsstörungen in der Vorhofmuskulatur (intraatriale Erregungsausbreitungs- oder Vorhofleitungsstörungen).
- Erregungsüberleitungsstörungen von den Vorhöfen auf die Kammern (AV-Block).
- Erregungsleitungsstörungen in den Kammerschenkeln (Schenkelblock).
- Erregungsausbreitungsstörungen im Ventrikelmyokard (intraventrikuläre Erregungsausbreitungsstörungen).

Es gibt, wie das Schema zeigt, noch einen weiteren Bereich, in dem Störungen der Erregungsleitung klinisch vorkommen können: Die Leitungsfaszikel (faszikulärer Block) **(Abb. 14.1)**.

Der Begriff **Leitungsfaszikel** gründet sich auf das morphologische Substrat im Bereich des linken Tawara-Schenkels: Der linke Leitungsschenkel teilt sich in ein vorderes Bündel **(linksanteriorer Faszikel)** und ein linkes hinteres Bündel **(linksposteriorer Faszikel)**. Ist die Leitung in einem dieser Faszikel blockiert, so besteht ein (mono-)faszikulärer Block. Da

Intraventrikuläre Leitungsstörungen – Faszikuläre Blockierungen: LAH und LPH

die linke Leitungsbahn in diesem Fall nicht gänzlich (wie etwa beim kompletten Linksschenkelblock, *Lektion 13, S. 39*), sondern nur zum Teil blockiert ist, spricht man von einem **Hemiblock**. Konsequenterweise gibt es dann einen **linksanterioren Hemiblock** (LAH) und einen **linksposterioren Hemiblock** (LPH). Der linksanteriore Hemiblock ist relativ häufig, da der linksanteriore Faszikel kleiner und schmaler ist, demgegenüber ist der linksposteriore Hemiblock viel seltener. Sind beide Faszikel gleichzeitig blockiert, so entsteht logischerweise das Bild eines kompletten Linksschenkelblocks (LSB), den man in diesem Fall als **bifaszikulären Linksschenkelblock** = LAH und LPH bezeichnet *(Abb. 14.2)*. Auch wenn der rechte Leitungsschenkel (RSB) und einer der linken Faszikel blockiert ist, spricht man von einem bifaszikulären Block, z. B. RSB und LAH *(Abb. 14.2)*.

Die Bedeutung des Begriffs **bifaszikulärer Block** liegt darin, dass zwar noch eine der drei Bahnen leitet, die Leitungsstörung aber relativ distal lokalisiert ist. Wenn auch die dritte noch verbleibende Leitungsbahn ausfällt, so entsteht ein **trifaszikulärer Block**. Damit ist die Überleitung von den Vorhöfen auf die Kammern **vollständig** unterbrochen, es resultiert ein **totaler AV-Block**, und zwar vom peripheren Typ mit allen Konsequenzen. Darüber ist schon in *Lektion 10* (S. 31) berichtet worden.

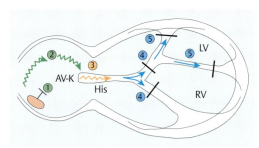

Abb. 14.1 Schematische Darstellung möglicher Blockierung der Erregungsleitung. **(1)** SA-Block, **(2)** Vorhofleitungsstörungen, **(3)** AV-Blockierung, **(4)** Schenkelblockierungen, **(5)** faszikuläre Blockierungen.

> **Merke**
>
> Ein **proximaler totaler AV-Überleitungsblock** (AV-Block III°) liegt bei Unterbrechung der AV-Überleitung im AV-Knoten vor, ein **peripherer kompletter AV-Überleitungsblock** liegt dagegen bei Unterbrechung der Leitung in den drei Faszikeln vor: **RSB + LAH + LPH = trifaszikulärer Block.**

Erkennungsmerkmale des distalen (trifaszikulären) totalen AV-Blocks im EKG sind:

- Relativ langsamer Kammerersatzrhythmus mit relativ breiten QRS-Komplexen, bedingt durch das distal gelegene tertiäre Automatiezentrum.
- Vorangegangener mono- oder bifaszikulärer Block, möglicherweise mit Wechsel der Lokalisation (diagnostizierbar in den Vor-EKGs).

Der QRS-Komplex ist bei **faszikulären Blockbildern** etwas verbreitert, meist aber noch im Normbereich, in der Regel nicht über 0,11 sek (110 msek). Daher kann man die leichte Zunahme der QRS-Dauer, bedingt durch den faszikulären Block, in der Regel nur erkennen, wenn man ein „Block-freies" Vor-EKG zum Vergleich hat. Die Blockade eines Faszikels reicht nicht aus, um die intraventrikuläre Erregungsausbreitung so zu verzögern (und so zu stören), dass der QRS-Komplex über 110 msek verbreitert (und deformiert) ist, wie dies bei der Blockade eines gesamten Schenkels (= Schenkelblock) der Fall ist.

Die elektrokardiografischen Befunde der Unterbrechung des linksanterioren und des linksposterioren Faszikels sind typisch:

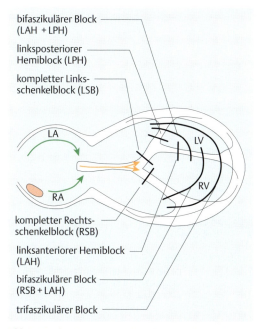

Abb. 14.2 Charakterisierung kompletter und faszikulärer Schenkelblockierungen.

Linksanteriorer Hemiblock

Der linksanteriore Hemiblock (LAH) ist charakterisiert durch einen überdrehten Linkstyp. In den Brustwandableitungen findet man tiefe S-Zacken in V_5 und V_6, es findet sich ein träger Anstieg der R-Zacken in den Brustwandableitungen, und in den Ableitungen I und aVL ist eine kleine Q-Zacke zu sehen *(Abb. 14.3)*.

Linksposteriorer Hemiblock

Der linksposteriore Hemiblock (LPH) ist im EKG schwieriger zu diagnostizieren. Er ist verbunden mit einem Rechts- oder überdrehten Rechtstyp, kleinen Q-Zacken in II, III, aVF und einem trägen Anstieg der R-Zacken in den Brustwandableitungen *(Abb. 14.4)*. Die Abgrenzung des linksposterioren Hemiblocks muss vor allem gegenüber einer Rechtsherzbelastung und einem infarktbedingten Rechtstyp bei hohem Seitenwandinfarkt erfolgen.

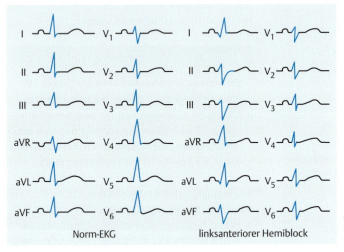

Abb. 14.3 Elektrokardiografische Befunde bei linksanteriorem Hemiblock im Vergleich zum Norm-EKG.

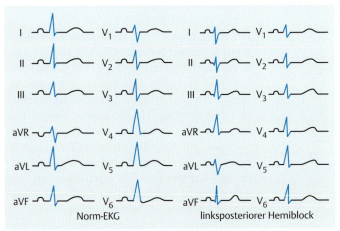

Abb. 14.4 Elektrokardiografische Befunde bei linksposteriorem Hemiblock im Vergleich zum Norm-EKG.

> **Merke**
>
> Ein **linksanteriorer Hemiblock** wird durch eine Blockierung des vorderen, oberen Faszikels des linken Schenkels hervorgerufen. Ist der anteriore Faszikel blockiert, wird der linke Ventrikel über den posterioren Faszikel aktiviert: Dieses führt zu einer Achsenabweichung nach links. Elektrokardiografisch ist der linksanteriore Hemiblock gekennzeichnet durch ein Achsenabweichen nach links (überdrehter Linkstyp), eine Q-Zacke in I und aVL, eine langsame R-Progression von V_1–V_6 und tiefe S-Zacken in V_5–V_6. Der
>
> **linksposteriore Hemiblock** ist eine Blockierung des posterioren Faszikels des linken Schenkels. Ist der linksposteriore Faszikel blockiert, läuft die Erregung über den anterioren Faszikel; dieses führt zu einer Achsenabweichung nach rechts. Elektrokardiografische Zeichen eines linksposterioren Hemiblocks sind die Achsenabweichung nach rechts (Rechtstyp oder „überdrehter" Rechtstyp), kleine Q-Zacken in II, III und aVF.

▶ *EKG-Beispiele*

(15): Linksanteriorer Hemiblock s. S. 154
(16): Bifaszikulärer Block s. S. 156

LEKTION 15

Störungen der R-Progression und S-Persistenz

Die Phänomene einer gestörten R-Progression und einer S-Persistenz sind Zeichen ventrikulärer Erregungsausbreitungsstörungen; beide manifestieren sich in den Brustwandableitungen, kommen ziemlich häufig vor und treten oft auch gemeinsam auf, weil sie z. T. die gleichen Ursachen haben.

Normalerweise zeigen R- und S-Zacken folgendes Verhalten *(Abb. 15.1)*:
- R und S sind schmale, glatte und spitze Zacken.
- In den Brustwandableitungen nimmt R von V_2 bis V_5 an Höhe zu (R-Progression), gleichzeitig nimmt S von V_2 bis V_5 an Tiefe ab, so dass zwischen V_2 und V_3, oder zwischen V_3 und V_4 das R größer wird als S (so genannte „R/S-Umschlagszone").
- In V_6 findet man in der Regel nur noch ein kleines S oder gar kein S mehr.

Wenn R in den Ableitungen V_2 bis V_5 **nicht** wie normal an Größe zunimmt, spricht man von einer **gestörten R-Progression** (gestörter R-Aufbau, gestörte R-Entwicklung) *(Abb. 15.1)*. Dabei kann der R-Aufbau verzögert sein oder durch **R-Verlust** in den vorderen und mittleren Brustwandableitungen völlig fehlen *(Abb. 15.2)*. Wenn bis Ableitung V_6 ein deutlich tiefes S ausgeprägt ist, spricht man von einer **S-Persistenz** *(Abb. 15.2)*.

Hauptursachen für verzögerte R-Progression und/oder S-Persistenz sind:

Verzögerte R-Progression:
- Vorderwandinfarkt
- Linksherzhypertrophie
- Linksanteriorer Hemiblock (s. *Lektion 14* mit EKG-Beispiel, S. 42)
- Abnorme Thoraxkonstellation (Adipositas, breiter Emphysemthorax)

S-Persistenz:
- Rechtsherzbelastung
- Linksanteriorer Hemiblock (s. *Lektion 14* mit EKG-Beispiel, S. 42, 154)
- Abnorme Thoraxkonfiguration (Emphysem, Kyphoskoliose, Adipositas)

Beide Phänomene können **gleichzeitig** bei einer abnormen Thoraxkonfiguration und einem linksanterioren Hemiblock vorkommen, sie können auch einmal konstitutionell bedingt sein, also bei völlig gesunden Probanden auftreten, und sie können durch

Lektion 15 Störungen der R-Progression und S-Persistenz

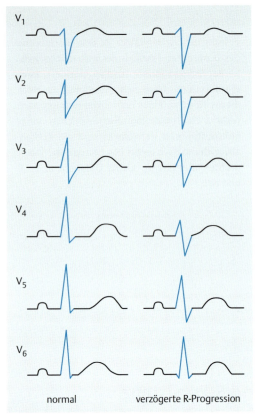

normal — verzögerte R-Progression

Abb. 15.1 Elektrokardiografische Befunde einer verzögerten R-Progression.

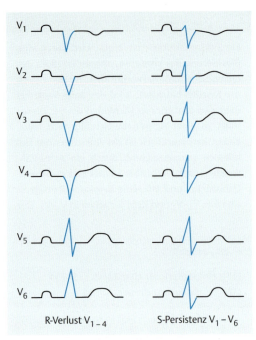

R-Verlust V_{1-4} — S-Persistenz $V_1 – V_6$

Abb. 15.2 Elektrokardiografische Befunde eines R-Verlustes von V_1–V_4 und einer S-Persistenz bis V_6.

einen nicht exakten Elektrodensitz vorgetäuscht werden: Liegen die Thoraxwandelektroden nicht exakt an den vorgeschriebenen Stellen, so wird das abgeleitete EKG naturgemäß „abnorm".

Bei einer **gestörten R-Progression** ist die wichtigste Frage, ob es sich um einen abgelaufenen **Vorderwandinfarkt** handelt. Hierfür sind einige zusätzliche Befunde bedeutsam:

1. Ein abgelaufener Vorderwandinfarkt ist **sicher**, wenn der gestörte R-Aufbau mit Q-Zacken in den vorderen und mittleren Brustwandableitungen einhergeht *(Abb. 15.3)*.
2. Ein abgelaufener Vorderwandinfarkt ist **wahrscheinlich**, wenn ein R in den vorderen (und mittleren) Brustwandableitungen fehlt, also eine QS-Konfiguration besteht.
3. **Hinweisend** auf einen Vorderwandinfarkt ist auch der Befund einer Störung der intraventrikulären Erregungsausbreitung in der Übergangsableitung, das ist die Brustwandableitung am Rand der Infarktzone. Man findet dann eine **Knotung**

im Bereich der R- oder S-Zacken: Man kann sich dieses so vorstellen, dass die Erregung in der Myokardregion zwischen Narbe (R-Verlust) und gesundem Myokard (normaler QRS-Komplex) nicht „glatt", sondern etwas „gestört" verläuft und dadurch zu einer veränderten Morphologie des QRS-Komplexes führt.

Ein Vorderwandinfarkt ist eher **unwahrscheinlich**, dennoch nicht ausgeschlossen, wenn der R-Aufbau zwar verzögert, sonst aber in sich „harmonisch" verläuft. Hier liegt dann eher eine andere Ursache für die verzögerte R-Progression vor.

Eine **gestörte R-Progression** kommt auch bei **Linksherzhypertrophie** vor, wenn diese so ausgeprägt ist, dass das Potential ganz auf die seitlichen Brustwandableitungen („nach links") hin abgelenkt wird. In diesem Fall findet man auch andere Zeichen der Linksherzhypertrophie, die in *Lektion 18* (S. 57) besprochen werden. Weiterhin ist für Linksherzhypertrophie typisch, dass in den Brustwandableitungen von einer zur nächsten Ableitung ein Sprung von einem kleinen oder gar fehlenden R in ein überhöhtes R erfolgt *(Abb. 15.3)*.

Bei einer **S-Persistenz** ist die wichtige Frage, ob eine Rechtsherzbelastung oder eine Rechtsherzhypertrophie vorliegt. Die Kriterien für Rechtsherzbelas-

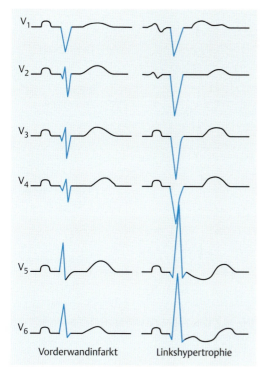

Abb. 15.3 Elektrokardiografische Befunde einer verzögerten R-Progression bei Vorderwandinfarkt und linksventrikulrer Hypertrophie.

tung oder Rechtsherzhypertrophie werden in *Lektion 18* (S. 57) besprochen. Häufig ist die S-Persistenz jedoch Ausdruck eines linksanterioren Hemiblocks, bedingt durch die Eigenart der Erregungsausbreitung bei dieser faszikulären Blockierung *(Lektion 14, S. 42)*.

> **Merke**
>
> Gestörte R-Progression bzw. S-Persistenz sind Zeichen einer ventrikulären Erregungsausbreitungsstörung: Beide manifestieren sich in den Brustwandableitungen V_1–V_6. Im Norm-EKG nimmt R von V_2–V_5 an Höhe zu, gleichzeitig nimmt S in diesen Ableitungen an Tiefe ab. Störungen der R-Progression weisen vor allem auf Infarkt und Hypertrophie hin, kommen aber häufig auch bei abnormer Thoraxwandkonfiguration vor. Auf korrekten Elektrodensitz ist stets zu achten. Bei S-Persistenz ist stets an eine Rechtsherzbelastung zu denken.

▶ **EKG-Beispiele**

(17): Gestörte R-Progression s. S. 158
(18): S-Persistenz s. S. 160

LEKTION 16

Intraventrikuläre Erregungsrückbildungsstörungen – Veränderungen von ST-Strecke und T-Welle

ST-Strecke und T-Welle („Kammerendteil") sind Ausdruck der Erregungsrückbildung (Repolarisation) in den Kammern. Veränderungen von ST-Strecke und T-Welle muss man als Erregungsrückbildungsstörungen zunächst **beschreiben** und dann **deuten**. Für die Beschreibung von ST-Strecke und T-Welle gelten folgende Kriterien:

Form (Art oder Gestalt)

ST-Hebung *(Abb. 16.1)*
- ST-Hebung aus dem absteigenden R-Schenkel
- ST-Hebung aus dem aufsteigenden S-Schenkel

ST-Senkung *(Abb. 16.1)*
- aszendierend
- deszendierend
- horizontal

T-Welle *(Abb. 16.2)*
- T-Wellen-Überhöhung
- T-Wellen-Abflachung
- Isoelektrisches T
- T-Negativierung
- Präterminale T-Negativierung (der letzte Teil von T ist nicht mehr negativ - ungleichschenkelige = präterminal negative Form)

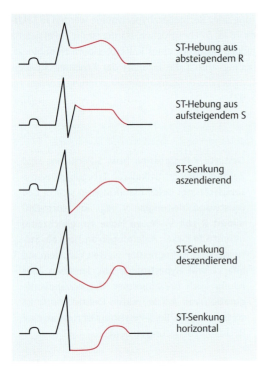

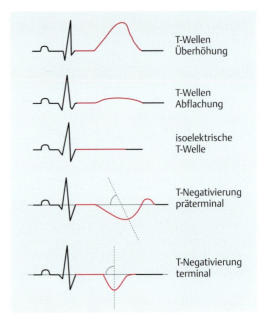

Abb. 16.2 Differenzierung verschiedener Formen der T-Wellen-Morphologie.

Abb. 16.1 Differenzierung verschiedener Formen von ST-Strecken-Hebung oder ST-Strecken-Senkung.

- Terminale T-Negativierung (auch das Ende vom T ist noch negativ - gleichschenklige = terminal negative Form, s. **Abb. 16.2**)

Ausmaß (Quantifizierung)

ST-Strecken-Hebung oder Senkung: Angaben in mV (mm) über/unter der isoelektrischen Linie. Referenzpunkt 80 msek (4 mm) nach dem J-Punkt (J-Punkt = Übergang von S in ST, oder wenn kein S vorliegt, von R in ST) *(Abb. 16.3)*. Die Ausmessung erfolgt in der Regel in der Ableitung mit der maximalen Abweichung der ST-Strecke und wird entsprechend angegeben: z. B. „ST-Hebung/Senkung bis maximal … mV in Ableitung …" *(Abb. 16.3)*.

T-Wellen-Amplitude: Angaben in mV (mm) über/ unter der isoelektrischen Linie *(Abb. 16.4)*. Referenz: T-Gipfel oder T-Tiefpunkt. Die T-Welle wird allerdings in der klinischen Routine nur selten quantitativ ausgemessen. Wichtig ist neben der absoluten Höhe der T-Welle auch deren Relation zur R-Zacke *(Lektion 4, S. 11)*.

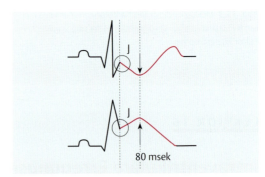

Abb. 16.3 Beurteilungskriterien (Messpunkte) der ST-Strecke bei nachgewiesener ST-Strecken-Hebung: Bestimmung des J-Punktes und Messung der ST-Strecke nach einer Latenz von 80 msek.

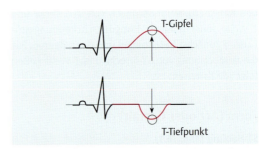

Abb. 16.4 Beurteilungskriterien (Messpunkte) der T-Welle. Bestimmung von T-Gipfel bzw. T-Tiefpunkt.

Verteilung (betroffene Ableitung)

Bei der Analyse der ST-Strecken-Veränderungen oder der T-Wellen-Veränderungen werden nach Beurteilung von Form und Ausmaß die Ableitungen angegeben, die von der entsprechenden Veränderung betroffen sind. Daraus lassen sich Hinweise auf die regionale Zuordnung der Veränderungen ableiten *(Lektion 2, S. 4)*:

- Ubiquitär oder diffus = mehr oder weniger in allen Ableitungen nachweisbar.
- Regional: **anterior** = V_2–V_4, **inferior** = II, III, aVF, **lateral** = I, aVL, V_5–V_6 *(Abb. 16.5)*.
- **Linksventrikulär** = I, aVL, V_4–V_6 *(Abb. 16.6)*.
- **Rechtsventrikulär** = V_3R, V_4R (bei vergrößertem rechten Ventrikel auch in V_1, V_2, III, aVR) *(Abb. 16.6)*.

Veränderungen der ST-Strecke

In der Deutung von ST-Strecken-Veränderungen unterscheidet man spezifische und unspezifische Erregungsrückbildungsstörungen:

- **Erregungsrückbildungsstörungen** lassen elektrokardiografisch auf keine spezielle Ursache zurückschließen, sie sind **vieldeutig**, eine Vielzahl von Ursachen ist möglich: Morphologische Veränderungen jeder Art, metabolische Störungen, medikamentöse Einflüsse, sogar tageszeitliche Schwankungen im vegetativen Tonus können die Ursache sein.
- **Spezifische Erregungsrückbildungsstörungen** sind für bestimmte Ursachen so charakteristisch, dass man vom EKG her die spezielle Ursache als **wahrscheinlich** annehmen kann.

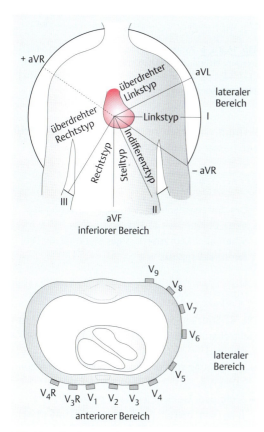

Abb. 16.5 Charakteristische Verteilungskriterien bei ST-Strecken-Veränderungen. Regionale Verteilungsmuster in den Ableitungen V_2–V_4 im anterioren Bereich, II, III und aVF im inferioren Bereich und I, aVL, V_5, V_6 im lateralen Bereich.

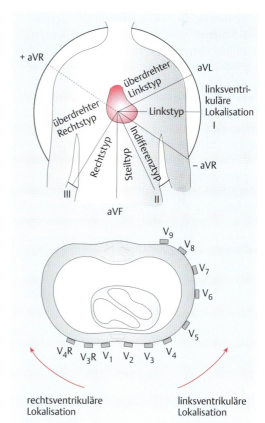

Abb. 16.6 Charakteristische Verteilungskriterien bei ST-Strecken-Veränderungen. Regionale Verteilungsmuster in den Ableitungen I, aVL, V_4–V_6 (V_{7-9}) bei linkspräkordialer Lokalisation und V_3R, V_4R (V_1) bei rechtspräkordialer Lokalisation.

Im Folgenden werden die wichtigsten und häufigsten spezifischen Erregungsrückbildungsstörungen besprochen:

ST-Hebungen bei transmuraler myokardialer Ischämie und akutem Myokardinfarkt

Charakteristische Befunde sind *(Lektion 19, S. 63)*:
- ST-Hebung und Abgang der ST-Strecke aus dem absteigenden R-Schenkel in den hauptsächlich betroffenen Ableitungen als Ausdruck einer transmuralen Schädigung – nach der neuen Nomenklatur ein ST-Strecken-Elevationsinfarkt (STEMI) *(Lektion 19, S. 63)* **(Abb. 16.7)**.
- Regionales Verteilungsmuster (vom betroffenen Koronargefäß und dessen Versorgungsgebiet abhängig).

ST-Hebungen bei akuter Perikarditis

Charakteristische Befunde sind *(Lektion 22, S. 79)*:
- ST-Hebung mit Abgang aus dem aufsteigenden S-Schenkel
- Diffuse ubiquitäre Verteilung (die Entzündung ist nicht an ein Koronarversorgungsgebiet gebunden) **(Abb. 16.7)**. Im Falle der Perikarditis handelt es sich um eine Außenschichtschädigung.

Es ist auffällig, dass bei transmuraler Ischämie und Perikarditis jeweils eine ST-Hebung vorliegt. In beiden Fällen ist die **subepikardiale** Myokardregion betroffen, also die **Außenschicht**. Eine Ischämie beginnt immer von der Innenschicht des Myokards, also subendokardial, weil hier die Gefäßversorgung am kritischsten ist. Eine Ischämie, die bis an die Außenwand (subepikardial) reicht, ist also stets eine transmurale. Die Entzündung greift dagegen vom Perikard von außen auf das Myokard über, ergreift also primär die Außenschicht **(Abb. 16.8a, b)**.

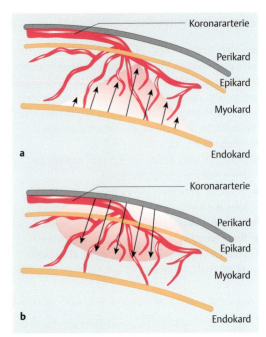

Abb. 16.8 a, b Pathophysiologische Mechanismen der ST-Strecken-Hebung **(a)** bei Ischämie und **(b)** bei Perikarditis. Die Pfeile bezeichnen die Entwicklungsrichtung des pathologischen Komplexes.

> **Merke**
>
> Das unterschiedliche Verhalten des Abgangs einer überhöhten ST-Strecke ist zwar ein typisches, aber kein zuverlässiges Merkmal der Differenzialdiagnose.

ST-Senkungen bei Innenschichtischämie

Die ST-Strecken-Senkung infolge Ischämie ist im Elektrokardiogramm mit folgenden Charakteristika verbunden:
- ST-Senkung vom deszendierenden oder horizontalen Typ.
- Mehr oder weniger deutliche regionale Verteilung (vom betroffenen Koronargefäß und dessen Versorgungsregion abhängig). Allerdings gibt es je nach der zugrunde liegenden Störung auch diffus verteilte Ischämien.

Führt die Ischämie zu einem akuten Myokardinfarkt, so handelt es sich nach der neuen Nomenklatur um

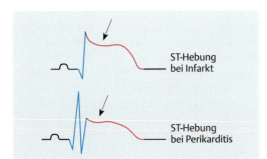

Abb. 16.7 Differenzialdiagnose von ST-Strecken-Hebungen: ST-Strecken-Hebung aus dem absteigenden Schenkel der R-Zacke bei Myokardinfarkt und aus dem aufsteigenden Schenkel der S-Zacke bei Perikarditis.

einen Non-ST-Strecken-Elevationsinfarkt (NSTEMI) *(Lektion 19, S. 63)*.

In der Mehrzahl der Fälle sind ST-Streckensenkungen jedoch unspezifischer Art und erlauben aus dem EKG keinen sicheren Rückschluss auf ihre Ursache.

ST-Senkungen unter Digitalis-Einwirkung

Die Behandlung von Patienten mit Digitalis-Präparaten führt zu charakteristischen elektrokardiografischen Befunden **(Abb. 16.9)**:
- Muldenförmige ST-Senkung.
- Gleichzeitige Verkürzung der QT-Dauer.
- Diffuse (nicht dem Muster der Koronarversorgung folgende) Verteilung der Veränderungen.

Digitalis kann aber auch ganz unspezifische Erregungsrückbildungsstörungen hervorrufen. In der Regel kann man nur vermuten, dass die gefundenen Störungen durch Digitalis bedingt sind, wenn der Patient bekanntermaßen ein Digitalis-Präparat eingenommen hat oder unter einer Digitalis-Therapie stand, die zwischenzeitlich zwar abgesetzt ist, deren Wirkspiegel aber noch nicht abgeklungen ist. Beweisend ist letztlich nur die Normalisierung nach Abklingen der Digitalis-Wirkung.

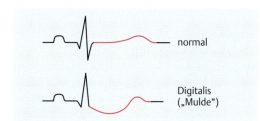

Abb. 16.9 Typische ST-Strecken-Senkung unter Digitalis-Therapie im Vergleich zum Normalbefund.

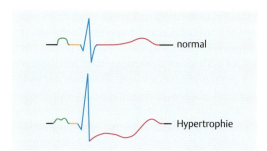

Abb. 16.10 Typische ST-Strecken-Senkung (konvexbogig gesenkter Verlauf) bei Hypertrophie im Vergleich zum Normalbefund.

Erregungsrückbildungsstörungen bei Hypertrophie

Die charakteristischen Befunde von links-, rechts- und biventrikulärer Hypertrophie werden im Detail in *Lektion 18* (S. 57) besprochen. An dieser Stelle soll aber bereits zu einigen charakteristischen Veränderungen der ST-Strecke und T-Welle Stellung genommen werden, die bei Hypertrophie zu beobachten sind.
- Bei der Hypertrophie des linken und/oder rechten Ventrikels findet man ST-Senkungen vom deszendierenden oder auch horizontalen Typ mit Übergang in präterminal negative, abgeflachte T-Wellen **(Abb. 16.10)**.
- Regionale Verteilungen der betroffenen EKG-Ableitungen entsprechen den zugeordneten Ableitungen des betroffenen hypertrophierten Ventrikels: Bei Linkshypertrophie sind ST-T-Veränderungen in den Ableitungen I, aVL, V_5–V_6 zu finden, während bei Rechtshypertrophie die Ableitungen V_1–V_2, eventuell auch III und aVR betroffen sind.

Die Erregungsrückbildungsstörungen bei Hypertrophie zeigen an, dass es bereits zu einer Schädigung des hypertrophierten Ventrikels gekommen ist, also bei Linksherzhypertrophie zur Linksherzschädigung oder bei Rechtsherzhypertrophie zur Rechtsherzschädigung. Die Schädigung des hypertrophierten Ventrikels, an der eine Ischämie infolge der Hypertrophie pathogenetisch beteiligt ist, beginnt subendokardial; daher findet man eine ST-Strecken-Senkung als elektrokardiografisches Korrelat.

Dazu gibt es eine wichtige Differenzialdiagnose: Den so genannten **Halbseiteneffekt von Digitalis**: Wenn ein Patient mit einer Linksherzhypertrophie Digitalis erhält, dann werden die Digitalis-Wirkungen zuerst in der hypertrophierten Muskelmasse wirksam, die digitalisbedingten ST-Senkungen zeigen sich zuerst in den linksventrikulären Ableitungen.

Sie erscheinen regional und täuschen eine Linksherzschädigung vor. Dieses kann zu einer Fehlbeurteilung des Stadiums der Erkrankung führen. Es gibt nur eine Beweisführung, welche beim digitalisierten Patienten mit Hypertrophie elektrokardiografisch eine Linksherzschädigung vom Digitalis-Halbseiteneffekt unterscheiden lässt: Digitalis absetzen und ein Kontroll-EKG schreiben **(Abb. 16.11)**.

Lektion 16 Intraventrikuläre Erregungsrückbildungsstörungen – Veränderungen von ST-Strecke und T-Welle

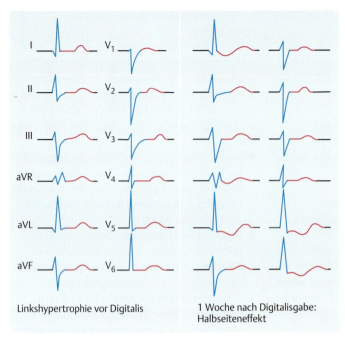

Linkshypertrophie vor Digitalis

1 Woche nach Digitalisgabe: Halbseiteneffekt

Abb. 16.11 Charakteristische elektrokardiografische Befunde unter Digitalis-Therapie: Halbseiteneffekt von Digitalis.

Erregungsrückbildungsstörungen bei Schenkelblock

Es wurde bereits in *Lektion 13* (S. 39) darauf hingewiesen, dass eine pathologische Depolarisation bei Schenkelblockbild zwangsläufig zu einer pathologischen Repolarisation führen muss. Eine ST-Strecken-Senkung ist beim Patienten mit bestehendem Schenkelblockbild ein charakteristischer Befund, diese ST-Strecken-Senkung darf **nicht** als Zeichen einer Ischämie gewertet werden. Bei Patienten mit Schenkelblockbild finden sich folgende charakteristische Befunde der ST-Strecke:

- ST-Strecken-Senkungen vom deszendierenden Typ mit Übergang in präterminal negative, abgeflachte T-Wellen *(Abb. 16.12)*.

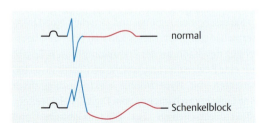

Abb. 16.12 Typische ST-Strecken-Senkung vom deszendierenden Typ bei Schenkelblock im Vergleich zum Normalbefund.

- Auftreten der ST-Strecken-Senkungen in I, aVL und V_5–V_8 bei Linksschenkelblockbild und in den Ableitungen V_1 und V_2 bei Rechtsschenkelblockbild.

Erregungsrückbildungsstörungen bei Präexzitationssyndrom

Die Mechanismen von Präexzitationssyndromen werden in *Lektion 24* (S. 85) vorgestellt. Ein charakteristischer Befund aller Präexzitationssyndrome ist die **vorzeitige** Depolarisation des Kammermyokards, die bei der klassischen Form des *Wolff-Parkinson-White*-Syndroms mit einer typischen Δ-Welle (neben einer Verkürzung der PQ-Zeit) im Oberflächen-Elektrokardiogramm einhergeht. Als Folge der veränderten Depolarisation kommt es auch zu einer veränderten Repolarisation, was sich in charakteristischer Weise als ST-Strecken-Senkung manifestiert. Solche ST-Strecken-Senkungen sind bei Patienten mit Präexzitationssyndromen Ausdruck der elektrophysiologischen Phänomene und **nicht** Zeichen ischämischer Vorgänge. In diesem Zusammenhang sei darauf hingewiesen, dass zur Abklärung von ST-Strecken-Veränderungen bei Präexzitationssyndromen ein Belastungs-EKG nicht sinnvoll ist.

Spezifische Veränderungen der T-Welle

Auch die T-Wellen-Veränderungen können spezifischer Natur sein und Rückschlüsse auf bestimmte pathologische Situationen zulassen. Es finden sich im Elektrokardiogramm folgende typische Veränderungen der T-Welle **(Abb. 16.13)**:

- Hohes, spitzes („zeltförmiges") T bei Hyperkaliämie.
- Überhöhte T-Welle bei ausgeprägtem Vagotonus („vegetatives" T).
- Terminal negative T-Welle nach Myokardinfarkt (Folgestadium) mit regionaler Verteilung entsprechend Infarktbezirk.
- Bei transmuralem Infarkt finden sich zudem Zeichen des abgelaufenen Infarktes am QRS-Komplex (pathologische Q-Zacke, R-Reduktion oder R-Verlust).
- Negative T-Welle nach Perikarditis mit folgenden Charakteristika:
- Alle Formen der T-Negativierung, auch Vorkommen biphasischer T-Wellen, keine Veränderungen des QRS-Komplexes, kein der Gefäßversorgung entsprechendes Verteilungsmuster.
- Negative T-Wellen in V_1, V_2 bei arrhythmogener rechtsventrikulärer Erkrankung (ARVD/C, *Lektion 28, S. 103*).

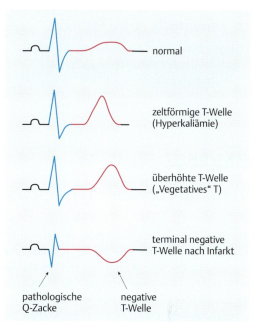

Abb. 16.13 Differenzialdiagnose von Veränderungen der T-Welle mit Darstellung charakteristischer positiver und negativer T-Wellen.

- Klinik, Anamnese und Vor-EKG sind auch hier bei der Deutung der T-Wellen Befunde hilfreich.

> **Merke**
>
> ST-Strecke und T-Welle sind Ausdruck der Erregungsrückbildung in den Kammern. Für die Interpretation des Elektrokardiogramms ist eine qualitative und quantitative Analyse notwendig sowie eine regionale Beschreibung, welche EKG-Ableitungen betroffen sind. ST-Strecken-Hebungen kommen bei transmuraler myokardialer Ischämie und akutem Myokardinfarkt vor, und die ST-Strecke geht typischerweise aus dem absteigenden Schenkel der R-Zacke hervor. ST-Strecken-Hebungen bei Infarkt und Ischämie finden sich in den Ableitungen, die das vom betroffenen Koronargefäß versorgte Myokardareal repräsentieren. Eine ST-Hebung ist auch bei akuter Perikarditis zu beobachten: Hier finden sich ST-Hebungen, die typischerweise aus dem aufsteigenden S des QRS-Komplexes hervorgehen, und die in der Regel ubiquitär zu beobachten, zumindest keinem bestimmten Koronarareal zuzuordnen sind. Dieses Unterscheidungsmerkmal ist zwar typisch, aber nicht absolut zuverlässig. ST-Strecken-Senkungen verlaufen aszendierend, deszendierend, muldenförmig oder horizontal und können vielfältige Ursachen haben (Ischämie, Hypertrophie, Schenkelblock, medikamentös bedingt, unspezifisch). Zur Quantifizierung der ST-Strecken-Abweichung erfolgt die Messung im Vergleich zur Isoelektrischen (Referenzlinie) 80 msek nach dem J-Punkt (Referenzzeitpunkt). Veränderungen der T-Welle sind ebenfalls nur z. T. spezifisch. Häufig ist die T-Welle bei vagotoner Kreislauflage hoch positiv. T-Negativierungen finden sich infolge eines Myokardinfarktes und als Endstadium einer Peri-/Myokarditis sowie bei Kammerhypertrophie. Auch T-Negativierungen können vielfältige, unspezifische Ursachen haben. Bei Veränderungen von ST und T ist stets an Digitalis als mögliche Ursache zu denken. Anders ausgedrückt sind ST-T-Veränderungen beim digitalisierten Patienten häufig nicht sicher zu beurteilen.

Lektion 17 Verlängerung der QT-Zeit, langes QT-Syndrom

▶ *EKG-Beispiele*

(19): Präterminale T-Negativierung s. S. 162
(20): Terminale T-Negativierung s. S. 164
(21): Digitaliseinwirkung s. S. 166

LEKTION 17

Verlängerung der QT-Zeit, langes QT-Syndrom

Die QT-Zeit repräsentiert die gesamte intraventrikuläre Erregungsdauer, die von der Herzfrequenz abhängig ist. Die QT-Zeit wird zunächst als **absolute** QT-Zeit vom frühesten Punkt des QRS-Komplexes bis zum Ende der T-Welle gemessen **(Abb. 17.1)**.

Als Normalwert der QT-Zeit wird ein Intervall bis maximal 550 msek angesehen. Wegen der Abhängigkeit von der Herzfrequenz kann die QT-Dauer darüber hinaus auch in Relation zur Herzfrequenz als **relative** QT-Zeit in % der Norm angegeben werden (Normalwert 80–120 %, Lektion 1). Von den zahlreichen Formeln, die zur Korrektur des Einflusses der Herzfrequenz auf die QT-Zeit (QT-Intervall, c = corrected for heart rate) vorgeschlagen wurden, hat sich nur die *Bazett*-Formel durchgesetzt. Deren Normalwert QTc beträgt für Männer 0,39 sek (± 15 %) und für Frauen 0,44 sek (± 15 %). Es besteht also ein geringfügiger Unterschied zwischen den Geschlechtern.
Bazett-Formel:

$$QT_C = \frac{QT\ (sek)}{\sqrt{RR - Intervall\ (sek)}}$$

Im klinischen Alltag spielt diese Formel allerdings keine Rolle.

Verlängerungen der QT-Zeit führen zum klinischen Bild des „**langen QT-Syndroms**". Sie können angeboren oder erworben sein aber auch sporadisch auftreten. In manchen Fällen bleiben Verlängerungen der QT-Zeit asymptomatisch (QT-Zeit-Verlängerung) in anderen (langes QT-Syndrom) gehen sie mit Schwindel, Präsynkopen, Synkopen oder akutem Kreislaufstillstand einher, der einer sofortigen Reanimation bedarf. Plötzliche Todesfälle durch Torsa-de-de-pointes-Tachykardien oder Kammerflimmern sind bei Patienten mit QT-Zeit-Verlängerungen gefürchtet. Auslösend für die klinische Symptomatik können seelische oder körperliche Belastungen sein; die Anfallsdauer variiert zwischen Sekunden und Minuten.

Angeborene Syndrome mit verlängerter QT-Zeit („congenital long QT-syndrome")

Seit 1957 ist ein nach *Jervell* und *Lange-Nielsen* benanntes Syndrom bekannt, das durch eine abnorme Verlängerung der QT-Zeit, oft verbunden mit tödlichen Synkopen und Innenohrschwerhörigkeit, charakterisiert ist (**„Jervell-Lange-Nielsen-Syndrom"**). Bei dem autosomal-rezessiv vererbten Syndrom sind die heterozygoten Merkmalsträger entweder klinisch unauffällig oder zeigen nur geringfügige Veränderungen der QT-Zeit. *Romano* und *Ward* berichteten 1963 und 1964 über QT-Zeit-Verlängerungen ohne Innenohrschwerhörigkeit (**„Romano-Ward-Syndrom"**). Diese Form des QT-Syndroms wird autosomal-dominant vererbt. Klinisch auffällig werden Patienten mit angeborenem QT-Syndrom vor allem durch synkopale Anfälle, die am häufigsten in

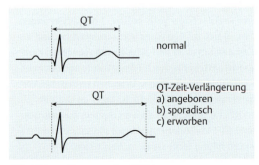

Abb. 17.1 Verlängerung der QT-Zeit.

der frühen Kindheit beginnen, in manchen Fällen ist die Symptomatik weniger deutlich und es werden lediglich Phasen von Schwindel oder Palpitationen beobachtet. Ursache dieser Symptomatik sind in der Regel ventrikuläre Tachykardien, die als **„Torsade-de-pointes-Tachykardien"** („Spitzenumkehr-Tachykardien") bezeichnet werden und eine charakteristische Morphologie haben (s. u.).

Erworbene Syndrome mit verlängerter QT-Zeit („acquired long QT-syndrome")

Neben den seltenen angeborenen QT-Syndromen wird eine Verlängerung der QT-Zeit vor allem als erworbene Form beobachtet. Die Ursache von QT-Zeit-Verlängerungen sind vielfältig und häufig iatrogen. Hier spielen vor allem Antiarrhythmika eine entscheidende Rolle. Die Häufigkeit von Torsade-de-pointes-Tachykardien durch antiarrhythmisch medikamentös bedingte QT-Zeit-Verlängerung wird mit ca. 2–4 % angenommen. Aber auch auf Wirkstoffe, die eine Hypokaliämie induzieren (z. B. Diuretika, Laxanzien, Glycyrrhizin [Lakritzzubereitungen]) und dadurch zu QT-Zeit-Verlängerungen und Torsade-de-pointes-Tachykardien führen können, sind bekannt und müssen als „klassische Vertreter" von medikamentös bedingten QT-Zeit-Verlängerungen angesehen werden. Kardiale und andere nicht kardiale Ursachen von QT-Zeit-Verlängerungen werden eher selten beobachtet. Sie sind im Folgenden zusammengestellt.

Häufigste Ursachen von erworbenen QT-Zeit-Verlängerungen:

Pharmaka
- Antiarrhythmika der Klasse I (Chinidin, Disopyramid, Flecainid)
- Antiarrhythmika der Klasse III (Sotalol, Amiodaron)
- Antidepressiva (tri- und tetrazyklisch)
- Antimikrobielle Substanzen (Erythromycin, Cotrimoxazol)
- Phenothiazine
- Antihistaminika

Erkrankungen des ZNS
- Subarachnoidalblutung
- Ventrikeleinbruch

Kardiale Erkrankungen
- Myokardinfarkt – Akutes Infarktstadium – Verlauf nach transmuralem Infarkt
- Mitralklappenprolaps

- Rhythmusstörungen
  - Ausgeprägte Bradykardie
  - Sinusknoten-Syndrom
  - AV-Blockierungen (II°/III°)

Elektrolytstörungen
- Hypokaliämie
- Hypomagnesiämie
- Hypokalziämie
- Während und nach neurochirurgischer Operation
- Enzephalitis
- Schwere Hypothermie

Fehl- oder Mangelernährung
- Anorexia nervosa
- Chronischer Alkoholabusus

Sporadisches QT-Syndrom

Eine Sonderform des QT-Syndroms, das nicht angeboren ist und ohne Innenohrschwerhörigkeit einhergeht, wird als „sporadisches QT-Syndrom" bezeichnet.

Torsade-de-pointes-Tachykardie bei langem QT-Syndrom

Unabhängig von der Ursache werden als elektrophysiologisches Korrelat der Synkopen bei QT-Zeit-Verlängerung ventrikuläre Tachykardien angesehen, die meistens in Form einer „Torsade-de pointes-Tachykardie" auftreten („Spitzenumkehr-Tachykardien"); auch Kammerflimmern wurde bei Patienten mit angeborenen oder erworbenen QT-Syndromen nachgewiesen. Die Torsade-de-pointes-Tachykardie (TdP), die pathophysiologisch durch frühe Nachdepolarisationen bei einer abnormen Verlängerung der Aktionspotentialdauer hervorgerufen wird, ist durch typische EKG-Kriterien charakterisiert **(Abb. 17.2)**:

- Verlängerung der absoluten QT-Zeit (> 550 msek) vor Beginn der TdP
- Breiter QRS-Komplex (≥ 120 msek)

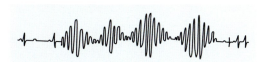

Abb. 17.2 Torsade-de-pointes-Tachykardie („Spitzenumkehr-Tachykardie") bei QT-Zeit-Verlängerung.

- Wechselnde Undulationen der QRS-Komplex-Vektoren um die isoelektrische Linie
- Torsionsbewegungen der R-Zacken um die Grundlinie nach 5–10 Aktionen.

Die Torsade-de-pointes-Tachykardie ist eine lebensgefährliche Rhythmusstörung, die bei Patienten mit QT-Syndromen gleichermaßen bei angeborenen oder erworbenen Formen zu beobachten ist *(Abb. 17.3, Abb. 17.4)*. Sie kann spontan terminieren, aber auch persistieren und in Kammerflimmern degenerieren.

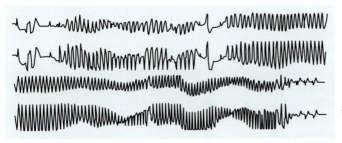

Abb. 17.3 Torsade-de-pointes-Tachykardie bei angeborenem QT-Syndrom („Romano-Ward"-Syndrom).

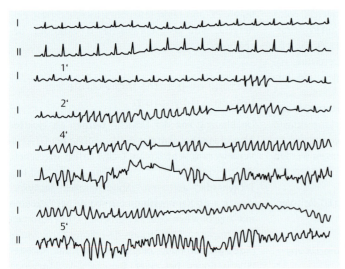

Abb. 17.4 Torsade-de-pointes-Tachykardie bei erworbenem QT-Syndrom (Applikation von Ajmalin).

Merke

Die QT-Zeit repräsentiert die gesamte intraventrikuläre Erregungsdauer; sie ist von der Herzfrequenz anhängig. Messungen der QT-Zeit werden als absolute QT-Zeit, relative QT-Zeit und frequenzkorrigierte QT-Zeit QTc vorgenommen. Normwerte sind:
- Absolute QT-Zeit: maximal 550 msek
- Relative QT-Zeit: 80–120 % der Norm
- Frequenzkorrigierte QT-Zeit QTc:
  - QTc Männer: 0,39 sek (± 15 %)
  - QTc Frauen: 0,44 sek (± 15 %)

Syndrome mit verlängerter QT-Zeit können angeboren oder erworben sein, aber auch sporadisch auftreten; angeborene QT-Syndrome können ohne („Romano-Ward-Syndrom") oder mit Innenohrschwerhörigkeit („Jervell-Lange-Nielsen-Syndrom") einhergehen. Erworbene QT-Syndrome können kardiale oder extrakardiale Ursachen haben und werden vielfach durch Antiarrhythmika hervorgerufen.

Elektrokardiografische Befunde der für QT-Zeit-Verlängerung typischen Torsade-de-pointes-Tachykardie (TdP) sind:
- Verlängerung der QT-Zeit (> 550 msek) vor Beginn der TdP
- Breiter QRS-Komplex (≥ 120 msek)
- Wechselnde Undulationen der QRS-Komplex-Vektoren um die isoelektrische Linie
- Torsionsbewegungen der R-Zacken um die Grundlinie nach 5–10 Aktionen

▶ *EKG-Beispiele*

(22): Langes QT-Syndrom s. S. 168

LEKTION 18

Hypertrophie-Zeichen

Unter chronischer Druck- oder Volumenbelastung kommt es zu einer **Hypertrophie** der Herzmuskulatur. Als Ursachen der **Druckbelastung** sind die arterielle Hypertonie (Druckbelastung im großen Kreislauf) und die chronisch obstruktive Lungenerkrankung, pulmonale Hypertonie (Druckbelastung im kleinen Kreislauf) zu nennen. Demgegenüber sind Hypertrophien durch **Volumenbelastung** eher seltener, als Ursache sind hier vor allem die Insuffizienz von Aorten- oder Mitralklappe sowie arterio-venöse Shuntvitien zu nennen.

Bei einer Hypertrophie des Herzens kommt es zu charakteristischen elektrokardiografischen Veränderungen, die von Art und Ausmaß sowie dem Ort der Hypertrophie abhängen:
- **Charakteristischer Lagetyp** durch Abweichung der elektrischen Herzachse infolge Form- und Lageänderung des hypertrophierten Herzens, und durch hypertrophiebedingte Massenzunahme der Herzmuskulatur.
- **Hohe R-Amplituden** durch Vermehrung der Muskelmasse.
- Erregungsleitungsverzögerung und **Veränderungen der ST-Strecke** durch Zunahme der Wandstärke.

Je nachdem, welche Kammer von der Mehrbelastung betroffen ist, unterscheidet man eine linksventrikuläre Hypertrophie, eine rechtsventrikuläre Hypertrophie und eine biventrikuläre Hypertrophie.

Linksventrikuläre Hypertrophie

Bei der linksventrikulären Hypertrophie kommt es zu einer Drehung der Herzachse nach links, so dass in der Regel ein **Linkstyp** oder **überdrehter Linkstyp** vorliegt *(Abb. 18.1) (Lektionen 5 [S. 14] und 6 [S. 18]).* Durch Zunahme linksventrikulärer Muskelmasse kommt es in den linksgerichteten Ableitungen I, aVL, V_5 und V_6 zu einer **Zunahme der R-Amplituden** *(Abb. 18.1)*.

Demgegenüber kommt es zu einem reziproken Verhalten in den Ableitungen, die vom linken Ventrikel abgewendet sind (tiefe S-Zacken in V_1–V_3, III–aVF) *(Abb. 18.1, Abb. 18.2)*.

Basierend auf diesem Grundprinzip ist für die linksventrikuläre Hypertrophie eine Messgröße erarbeitet worden, die als **Sokolow-Lyon-Index** bezeichnet wird:

Es wird die größte R-Zacke in V_5 oder V_6 ausgemessen und die größte S-Zacke in V_1 oder V_2 bestimmt *(Abb. 18.3)*. Die Summe S = (V_1 oder V_2) + R (V_5 oder V_6) wird als Sokolow-Lyon-Index bezeichnet. Erreicht der Sokolow-Lyon-Index einen Wert ≥ 3,5 mV, so ist dieses als Zeichen für eine linksventrikuläre Hypertrophie anzusehen.

Ein anderer Index, der als Hinweis für eine Hypertrophie angesehen wird, ist der **Lewis-Index**, der aus den Ableitungen der Frontalebene (Extremitäten-Ableitungen) gebildet wird: Bei diesem Index werden die Amplituden von R- und S-Zacken nach folgender Formel addiert bzw. subtrahiert:

$R_I + S_{III} - R_{III} - S_I$

Ist dieser Wert ≥ 1,7 mV, kann eine linksventrikuläre Hypertrophie angenommen werden.

Weitere Zeichen der Linksherzhypertrophie sind eine Verzögerung des oberen Umschlagpunktes in V_6 auf 0,06 sek oder mehr (gemessen vom Beginn des QRS-Komplexes bis zur Spitze von R) und eine nach oben konvexe ST-Senkung, die mit zunehmender Hypertrophie stärker ausgeprägt ist (s. EKG-Beispiel 23, S. 170). Bei schweren Formen der linksventrikulären Hypertrophie kommt es zu zusätzlichen Zeichen der „**Linksschädigung**" in den nach links gerichteten Ableitungen *(Abb. 18.4)*:

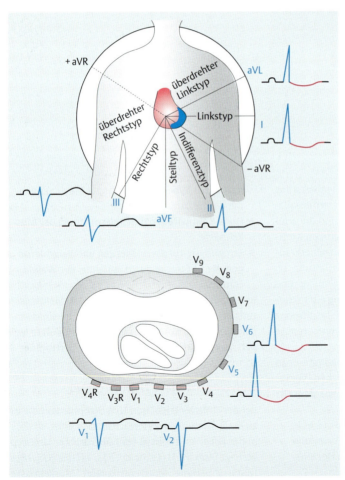

Abb. 18.1 Schematische Darstellung der morphologischen Veränderungen bei linksventrikulärer Hypertrophie in Relation zu Veränderungen der entsprechenden EKG-Ableitungen.

Hypertrophie-Zeichen

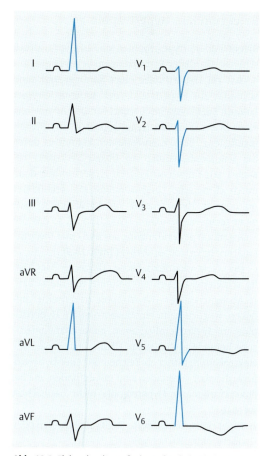

Abb. 18.2 Elektrokardiografische Befunde bei linksventrikulärer Hypertrophie (Spannungskriterien).

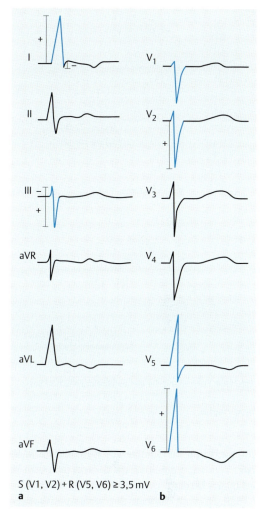

S (V1, V2) + R (V5, V6) ≥ 3,5 mV

a   b

Abb. 18.3 a, b Bestimmung des Sokolow-Lyon-Index **(b)** und des Lewis-Index **(a)** bei linksventrikulärer Hypertrophie.

- ST-Strecken-Senkung (deszendierender Verlauf).
- T-Negativierung (zunächst präterminale T-Welle, dann terminale T-Welle).
- Zunahme der QRS-Dauer.

Rechtsventrikuläre Hypertrophie

Bei der rechtsventrikulären Hypertrophie kommt es zu einer Drehung der Herzachse nach rechts, so dass je nach Hypertrophiestadium ein Steil-, Rechts- oder überdrehter Rechtstyp vorliegt *(Abb. 18.5)*. Durch Zunahme rechtsventrikulärer Muskelmasse kommt es zu einer **Zunahme der R-Amplituden** in den rechtsgerichteten Ableitungen III, aVF, V_1 und V_2 *(Abb. 18.6)*.

Man findet ein reziprokes Verhalten in den Ableitungen, die vom rechten Ventrikel abgewendet sind mit tiefen S-Zacken in V_5 und V_6, I und aVL *(Abb. 18.6)*.

Auch für die rechtsventrikuläre Hypertrophie ist eine Messgröße (Sokolow-Lyon-Index) erarbeitet worden, die folgende Bedingungen erfüllen muss *(Abb. 18.7)*: Für den **Sokolow-Lyon-Index** werden wie bei der linksventrikulären Hypertrophie die Ableitungen V_1 und V_2 bzw. V_5 und V_6 analysiert. Der Sokolow-Lyon-Index spricht für eine Rechtshyper-

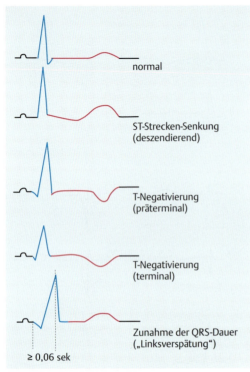

Abb. 18.4 Darstellung der elektrokardiografischen Befunde einer Linksherzschädigung bei linksventrikulärer Hypertrophie.

Biventrikuläre Hypertrophie

Biventrikuläre Hypertrophien sind häufig Ausdruck schwerer kardialer Erkrankungen, bei denen es zunächst zur Hypertrophie einer Kammer und dann sekundär zur Hypertrophie der anderen Kammer kommt. Ein klassisches Beispiel für die Entwicklung einer biventrikulären Hypertrophie ist die Mitralinsuffizienz: Bei diesen Patienten kommt es durch die Volumenbelastung des linken Ventrikels zunächst zur linksventrikulären Hypertrophie, dann durch chronische Lungenstauung mit sekundärer pulmonaler Hypertension zur Entwicklung auch einer rechtsventrikulären Hypertrophie, so dass im Spätstadium der Erkrankung das Bild einer biventrikulären Hypertrophie vorliegt *(Abb. 18.9)*.

Die elektrokardiografische Diagnose ist häufig schwierig, da sich die Befunde von links- bzw. rechtsventrikulärer Hypertrophie gegenseitig aufheben. Folglich kann eine biventrikuläre Hypertrophie im Elektrokardiogramm **ohne** charakteristische Befunde einhergehen. Häufig überwiegen die elektrokardiografischen Zeichen der **Linkshypertrophie**, die aber verbunden sind mit **Befunden, die bei linksventrikulärer Hypertrophie nicht beobachtet werden**:

- Nicht typischer Lagetyp: Steiltyp, Rechtstyp oder überdrehter Rechtstyp.
- Hohe R-Amplituden in den Ableitungen V_1 und V_2.
- R/S-Relation in V_1, V_2 > 1.
- P-dextroatriale.

Überwiegen die elektrokardiografischen Zeichen der **Rechtshypertrophie**, sind folgende Befunde für das **Vorliegen einer zusätzlichen Hypertrophie der linken Kammer** verdächtig:

- Nicht typischer Lagetyp: Linkstyp oder überdrehter Linkstyp.
- Hohe R-Amplituden in V_5 und V_6 bei hohen R-Amplituden in V_1–V_4.
- P-sinistroatriale.

trophie, wenn die Summe der R-Amplitude in V_1 oder V_2 mit der Amplitude der S-Zacke in V_5 oder V_6 ≥ 1,05 mV beträgt.

Bei schweren Formen der rechtsventrikulären Hypertrophie sind in den nach rechts gerichteten Ableitungen V_1 und V_2 folgende **zusätzliche elektrokardiografische Befunde** nachzuweisen *(Abb. 18.8)*:

- ST-Strecken-Senkung (deszendierender Verlauf).
- T-Negativierung (zunächst präterminal, dann terminal).
- Intraventrikuläre Leitungsverzögerung mit Entwicklung einer Rechtsverspätung oder eines Rechtsschenkelblocks (rsR'-Komplex in V_1). Als Rechtsverspätung bezeichnet man dabei eine abnorme Verlängerung des Intervalls vom Beginn des QRS-Komplexes bis zum Beginn der endgültigen Negativitätsbewegung V_1 (0,04 sek, 40 msek oder mehr).

Hypertrophie-Zeichen

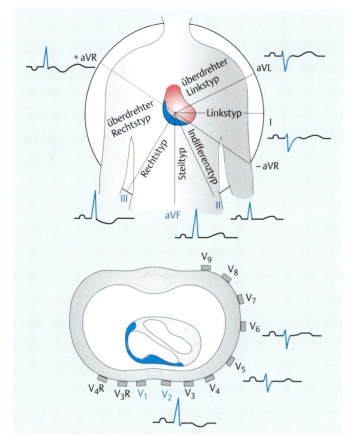

Abb. 18.5 Schematische Darstellung der morphologischen Veränderungen bei rechtsventrikulärer Hypertrophie in Relation zu Veränderungen der entsprechenden EKG-Ableitungen.

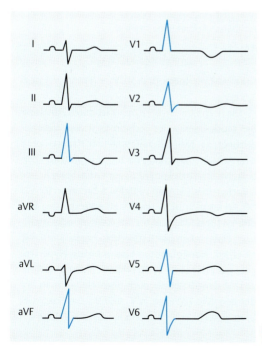

Abb. 18.6 Elektrokardiografische Befunde bei rechtsventrikulärer Hypertrophie.

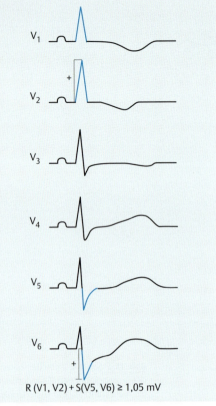

Abb. 18.7 Bestimmung des Sokolow-Lyon-Index bei rechtsventrikulärer Hypertrophie.

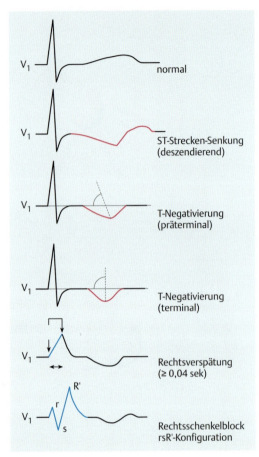

Abb. 18.8 Elektrokardiografische Befunde bei schwerer rechtsventrikulärer Hypertrophie.

Merke

Hypertrophien von linkem und/oder rechtem Ventrikel gehen mit charakteristischen elektrokardiografischen Zeichen einher, die vor allem QRS-Komplex und/oder ST-Strecke betreffen. Bei der Linksherzhypertrophie ist die elektrische Herzachse zunächst normal, bei zunehmender Hypertrophie dreht sie gegen den Uhrzeigersinn nach links. Der QRS-Komplex zeigt hohe Amplituden in den linksventrikulären Ableitungen und tiefe S-Zacken in den rechtspräkordialen Ableitungen. Der obere Umschlagpunkt ist in V_6 auf 0,06 sek oder mehr verzögert (gemessen vom Beginn des QRS-Komplexes bis zur Spitze von R). Die ST-Strecke verändert sich mit zunehmender Hypertrophie, ist abgesenkt mit konvexer Seite nach oben. Oft findet man eine gleichzeitige Vergrößerung des linken Vorhofs mit P-sinistroatriale. Der Sokolow-Lyon-Index (S in V_1, V_2 + R in V_5, V_6) ist ≥ 3,5 mV.

Die Rechtsherzhypertrophie ist durch Zunahme der Muskelmasse des rechten Ventrikels gekennzeichnet, so dass mit zunehmender Hypertrophie eine Achsenabweichung nach rechts auftritt. Elektrokardiografisch kommt es zur Entstehung hoher R-Zacken in V_1, V_2 und zu tiefen S-Zacken in V_5, V_6. Oft findet man in V_1 und V_2 eine Verspätung des oberen Umschlagpunktes auf 0,04 sek oder mehr, bzw. einen inkompletten Rechtsschenkelblock mit einer rsR'-Konfiguration. Eine schwere Hypertrophie geht mit einer ST-Strecken-Senkung und Konvexität der ST-Strecke nach oben einher, man findet negative T-Wellen in V_1 und V_2. Der Sokolow-Lyon-Index (R in V_1, V_2 + S in V_5, V_6) ist ≥ 1,05 mV.

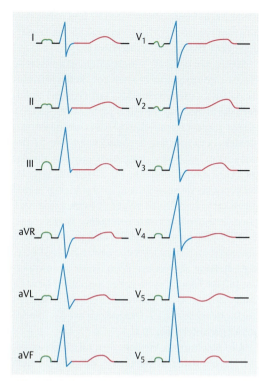

Abb. 18.9 Elektrokardiografische Befunde bei biventrikulärer Hypertrophie.

> ▶ *EKG-Beispiele*
>
> **(23): Linksherzhypertrophie s. S. 170**
> **(24): Rechtsherzhypertrophie s. S. 172**

LEKTION 19

EKG bei Myokardinfarkt: Diagnose und Stadieneinteilung

Die frühe elektrokardiografische Diagnose eines Myokardinfarktes spielt heute eine besondere Rolle, da therapeutische Interventionen durch Lysetherapie oder akute interventionelle Verfahren mit Rekanalisation verschlossener Koronargefäße bei rechtzeitiger Diagnosestellung für den Patienten von großem Nutzen sein können.

Die Nomenklatur des akuten Myokardinfarktes (MI) hat sich in den letzten Jahren unter den neuen Möglichkeiten der Labordiagnostik (herzmuskelspezifische Troponine) verändert. Wir stellen dies in einem Exkurs am Ende dieser Lektion nochmals dar. In dieser Lektion zeigen wir die elektrokardiografischen Phänomene des klassischen akuten transmuralen Myokardinfarktes mit ST-Streckenhebung und Ausbildung pathologischer Q-Zacken. Dieser wird heute den ST-Elevations-Myokardinfarkten (STEMI) zugeordnet. Es gibt weiterhin Infarktformen, die traditionellerweise als nicht transmuraler akuter Myokardinfarkt (intramuraler oder muraler oder Schichtinfarkt) bezeichnet wurden und dadurch charakterisiert sind, dass sich keine pathologischen Q-Zacken herausbilden. Findet sich dabei eine ST-Streckenhebung, so werden auch diese Infarkte den ST-Elevations-Myokardinfarkten (STEMI) zugerechnet. Zeigen Patienten mit den klinischen Zeichen und dem Laborbefund eines akuten Myokardinfarktes dagegen keine ST-Streckenhebung, so gilt die Bezeichnung Non-ST-Strecken-Elevations-Myokardinfarkt (NSTEMI), unabhängig davon, ob pathologische Q-Zacken auftreten oder nicht. Die Begriffspaare „transmuraler Myokardinfarkt" und „intramuraler Myokardinfarkt" sowie „Q-Wellen-Infarkt" und „Non-Q-Infarkt" kommen in dieser neuen

Nomenklatur nicht mehr vor. Die Gründe für diese Nomenklatur waren
- die Möglichkeit der laborchemischen Bestimmung muskelspezifischer Enzyme (Troponine),
- die Erkenntnis, dass die elektrokardiografische Differenzierung von transmuralem und nicht-tansmuralem Infarkt im Einzelfalle mit dem morphologischen Substrat nicht immer übereinstimmte
- neue Erkenntnisse zu prognostischen Implikationen der beiden neuen Myokardinfarktklassen.

Neben der **Diagnose** eines akuten Myokardinfarktes erlaubt das Elektrokardiogramm eine Abschätzung von **Infarktstadium, Infarktgröße** und **Lokalisation des Infarktareals**. Die Beurteilung von Infarktlokalisation und Infarktgröße ist in der Lektion 20 (S. 70) dargestellt. Das 12-Kanal-Elektrokardiogramm ermöglicht ein exaktes Abbild der Ausdehnung des Myokardinfarktes. Die Regeln für Infarktausdehnung und Lokalisation gelten für STEMI und NSTEMI in analoger Weise.

In dieser Lektion sind die elektrokardiografischen Veränderungen beim klassischen transmuralen akuten Myokardinfarkt mit Ausbildung von ST-Strecken-Elevationen und pathologischen Q-Zacken beschrieben. Der weitere Ablauf, der postakut zu einer elektrokardiografischen Stadieneinteilung führt, hängt naturgemäß von der Ausgangssituation ab, stellt sich aber ebenfalls prinzipiell beim STEMI und beim NSTEMI gleich dar. Die Nomenklatur STEMI und NSTEMI ist eine ausgesprochene Nomenklatur der Akutphase.

Elektrokardiografische Befunde bei akutem Myokardinfarkt

Ein Myokardinfarkt verläuft in mehreren Stadien, die in **akutes Stadium** (Initialstadium), **Folgestadium** (Zwischenstadium) und **chronisches Stadium** (Endstadium) gegliedert werden können. Jedes Stadium geht mit charakteristischen elektrokardiografischen Befunden einher:

Initialstadium

Das früheste Stadium, das elektrokardiografisch im Ablauf eines Myokardinfarktes erfasst werden kann, ist im EKG durch ein **„Erstickungs-T"** (Ausdruck einer beträchtlichen subendokardialen Durchblutungsstörung) charakterisiert **(Abb. 19.1)**. Das „Erstickungs-T" ist eine hochpositive, schmale T-Welle, die nur **sehr kurz** nachzuweisen ist und daher eher ausnahmsweise registriert wird und die bei Beseitigung der Ischämie völlig reversibel ist.

Das in der Regel im Initialstadium erste erfasste elektrokardiografische Zeichen des akuten Infarktes ist daher meistens nicht das „Erstickungs-T", sondern die **ST-Hebung**, die mit einer positiven T-Welle, in sehr ausgeprägten Fällen in Form einer monophasischen Deformierung, verbunden ist. Die ST-Hebung ist in den Ableitungen nachzuweisen, die das Infarktareal repräsentieren. Die ST-Hebung geht dabei typischerweise aus dem absteigenden Schenkel der R-Zacke hervor und zeigt fast immer eine nach oben verlaufende konvexe Form **(Abb. 19.2)**.

Die T-Welle ist während des akuten Infarktstadiums nicht immer nachweisbar bzw. von der ST-Strecken-Hebung abgrenzbar. Beim akuten transmuralen Infarkt kommt es zwischen gesundem Gewebe und Infarktareal zu Potentialdifferenzen, und der Vektor der elektrischen Erregung ist auf das Infarktgebiet gerichtet **(Abb. 19.3)**.

Alle Ableitungen, die über dem Infarktgebiet liegen, zeigen daher ST-Hebungen, während die dem Infarktgebiet gegenüberliegenden Ableitungen reziproke ST-Senkungen aufweisen **(Abb. 19.4, Abb. 19.5)**.

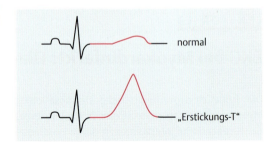

Abb. 19.1 Elektrokardiografische Befunde im akuten Infarktstadium: Erstickungs-T.

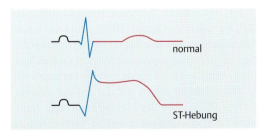

Abb. 19.2 Elektrokardiografische Befunde im akuten Infarktstadium: Hebung der ST-Strecke.

EKG bei Myokardinfarkt: Diagnose und Stadieneinteilung

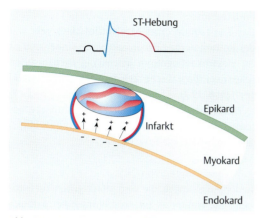

Abb. 19.3 Pathophysiologischer Mechanismus der ST-Hebung im akuten Infarktstadium. Die Pfeile kennzeichnen den Vektor der elektrischen Erregung, der auf das Infarktgebiet gerichtet ist.

Finden sich primär nur Senkungen der ST-Strecke, so entspricht dies bei gegebener Symptomatik und Labordiagnostik einem Non-ST-Streckenelevations-Infarkt, nach traditioneller Nomenklatur einem nicht transmuralen (subendokardialen) Infarkt.

Zwischenstadium und Folgestadium

Das Zwischenstadium eines Myokardinfarktes beginnt, falls keine Intervention mit dem Ergebnis einer frühen Reperfusion durchgeführt wird, nach einigen Tagen und geht dann in das Folgestadium über, das mehrere Wochen andauern kann. Dieses Stadium ist gekennzeichnet durch charakteristische elektrokardiografische Befunde, die in den Ableitungen zu beobachten sind, die dem Infarktareal zugeordnet werden können **(Abb. 19.6)**:

- Schrittweise Rückbildung der ST-Strecken-Hebung.

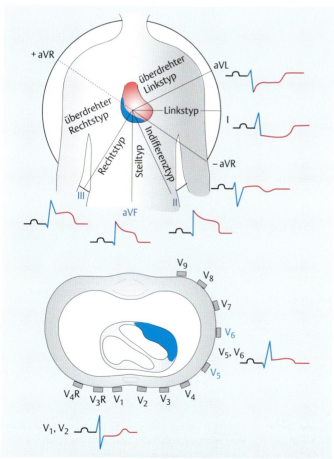

Abb. 19.4 Schematische Darstellung der charakteristischen Befunde bei inferolateralem Myokardinfarkt.

- Zunehmende **T-Negativierung** mit Ausbildung einer zunächst präterminalen T-Negativierung. Diese kann sich zu einer spitz-negativen T-Welle weiterentwickeln, kann aber auch als präterminal negatives T mit vorangehender deszendierender ST-Streckensenkung längerfristig persistieren.
- **R-Verlust** (R-Reduktion).
- **Q-Zacken**-Bildung.

Endstadium

Das Endstadium eines Myokardinfarktes geht mit der Konsolidierung der Infarktnarbe einher und ist im Elektrokardiogramm lebenslang nachzuweisen (elektrokardiografische Zeichen des „alten Infarktes") *(Abb. 19.7)*.

Das Endstadium ist gekennzeichnet durch pathologische Befunde des **QRS-Komplexes** und fakultativ auch der **ST-Strecke** bzw. **T-Welle**.

1. Veränderungen von QRS

In den Ableitungen, die dem Infarktgebiet zuzuordnen sind, kommt es zur Ausbildung einer pathologischen **Q-Zacke**, die breit und tief ist. Diese Q-Zacke wird als infarktbedingt angesehen, wenn sie in den Standard-Ableitungen > 0,03 sek breit ist und die Amplitude wenigstens ¼ bis ⅓ der Amplitude der folgenden R-Zacke aufweist; man spricht dann auch von einem *Pardée*-Q (Infarkt-Q) *(Abb. 19.7)*. Eine *Pardée*-Q wird bei inferioren Infarkten in den Ableitungen II, III und aVF beobachtet *(Lektion 20,*

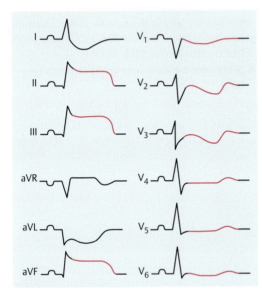

Abb. 19.5 Elektrokardiografische Befunde im akuten Infarktstadium (ST-Strecken-Hebung) bei inferiorem Myokardinfarkt.

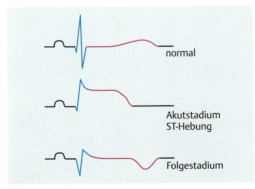

Abb. 19.6 Elektrokardiografische Befunde im Folgestadium eines Infarktes: Ausbildung einer pathologischen Q-Zacke mit R-Reduktion/Verlust und terminal negativer T-Welle.

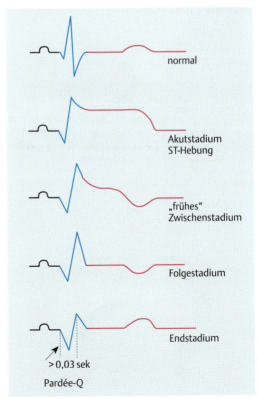

Abb. 19.7 Elektrokardiografische Befunde im Endstadium eines Infarktes: Ausbildung einer pathologischen Q-Zacke mit R-Reduktion und positiver T-Welle.

S. 70). In den meisten Fällen ist in den betroffenen Ableitungen auch die R-Zacke gegenüber dem Status vor Infarkt kleiner. In den Brustwandableitungen ist als Zeichen eines alten Vorderwandinfarktes häufig eine **R-Reduktion** oder ein **R-Verlust** zu beobachten. Dabei ist in den Brustwandableitungen entweder ein QS-Komplex zu sehen (entstanden durch völligen Verlust eines R) *(Abb. 19.8)* oder ein verzögerter R-Zuwachs *(Lektion 15, S. 45)* mit Ausbildung kleiner Q-Zacken in den vorderen und mittleren Brustwandableitungen *(Abb. 19.9)*.

2. Veränderungen der ST-Strecke

Die ST-Strecke ist im Endstadium in der Regel völlig normalisiert und liegt in der isoelektrischen Linie. Persistierende Hebungen der ST-Strecke im Sinne eines „persistierenden Zwischenstadiums" sind abnorm und müssen als Zeichen eines linksventrikulären Aneurysmas gewertet werden *(Abb. 19.10)*.

3. Veränderungen der T-Welle

Während im Folgestadium eines Infarktes eine terminal negative T-Welle zu beobachten ist *(Abb. 19.2)*, ist die T-Welle im Endstadium wieder aufgerichtet und positiv *(Abb. 19.11)*.

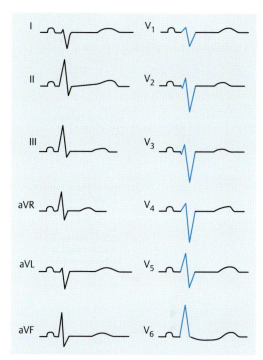

Abb. 19.9 Elektrokardiografische Befunde bei Vorderwandinfarkt im Endstadium: Verzögerter R-Zuwachs und abnormer R/S-Umschlag sowie pathologische Q-Zacken in V_2, V_3 und infarktbedingter Rechtstyp.

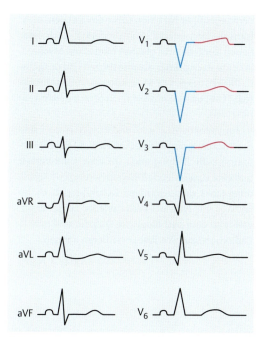

Abb. 19.8 Elektrokardiografische Befunde bei Vorderwandinfarkt: Endstadium (R-Verlust in V_1–V_3).

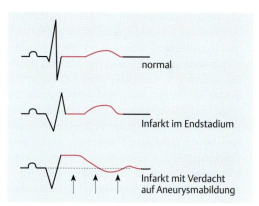

Abb. 19.10 Elektrokardiografische Befunde der ST-Strecke im Endstadium: Normalisierung der ST-Strecke (isoelektrische Linie) bei unkompliziertem Infarkt, persistierende ST-Strecken-Hebung mit Übergang in präterminal negatives T bei Verdacht auf Aneurysmabildung.

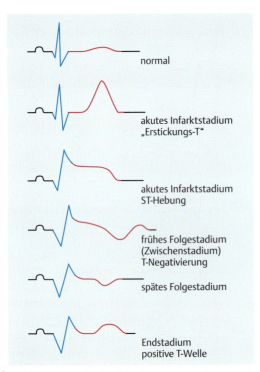

Abb. 19.11 Elektrokardiografische Befunde der T-Welle bei Myokardinfarkt.

Die charakteristischen Befunde des Infarkt-EKGs im chronischen Stadium sind daher:
- Breite und tiefe Q-Zacken in den Infarktableitungen (Pardée-Q).
- R-Reduktion (mit verzögertem R-Zuwachs in den Brustwandableitungen) oder R-Verlust in den Infarktableitungen.
- Isoelektrische ST-Strecke.
- Positive T-Welle.

> **Merke**
>
> Ein Elektrokardiogramm ist das diagnostische Verfahren zur Erkennung eines Myokardinfarktes. Neben qualitativen Befunden zur Diagnosesicherung erlaubt es, Ausdehnung und Alter des Infarktes festzulegen. Charakteristische Befunde des akuten Myokardinfarktes sind pathologische Befunde des QRS-Komplexes, der ST-Strecke und der T-Welle. Die Anhebung der ST-Strecke ist in den zum Infarkt gehörigen Ableitungen neben dem klinischen Bild und abnormen Q-Zacken nach der traditionellen Nomenklatur Zeichen eines transmuralen Infarktes (Q-Welleninfarkt). In den dem Infarkt abgewandten Ableitungen können reziproke ST-Senkungen vorgefunden werden. Senkungen der ST-Strecke und T-Wellen-Inversion in den zum Infarkt gehörigen Ableitungen sprechen demgegenüber für einen subendokardialen, nicht transmuralen Infarkt (Non-Q-Infarkt). Nach einer neuen Nomenklatur gliedert man akute Myokardinfarkte nach primär diagnostischen und prognostischen Aspekten in ST-Streckenelevations-Infarkte (STEMI) und Infarkte ohne ST-Streckenelevation (NSTEMI).
>
> Im Zwischenstadium und Folgestadium sind der Rückgang der ST-Strecken-Hebung zur Isoelektrischen, die Bildung einer Q-Zacke, ein R-Verlust und eine zunehmende T-Negativierung mit Ausbildung eines spitz negativen T charakteristisch. Im Endstadium ist die T-Welle wieder aufgerichtet, während eine pathologische Q-Zacke und eine R-Reduktion bzw. -Verlust persistieren können.

Exkurs: Elektrokardiografische Einteilung akuter Myokardinfarkte

Definition: Akuter Verschluss einer Koronararterie mit nachfolgender Myokardnekrose im entsprechenden Versorgungsgebiet des Koronargefäßes; meistens im Bereich des linken Ventrikels. Bei inferioren Infarkten Beteiligung des rechten Ventrikels bei circa 30 % der Patienten. Bisher war der Myokardinfarkt als Nekrose der gesamten Myokardwand (transmuraler Infarkt) oder nur der subendokardialen Bereiche (nicht transmuraler Infarkt [„non-Q-wave-Infarkt"]) definiert. Neuerdings sind alle Manifestationsformen der akuten ischämischen Herzerkrankung unter dem Begriff „akutes Koronarsyndrom" zusammengefasst. Die jetzige Nomenklatur definiert die „instabile Angina pectoris", den „Non-ST-Strecken-Elevations-Myokardinfarkt" (NSTEMI) und den ST-Strecken-Elevations-Myokardinfarkt (STEMI) mit Troponinerhöhung. Das akute Koronarsyndrom (AKS), das mit einer Häufigkeit von circa 20 % der häufigste Grund zur Alarmierung des Notarztes ist, umfasst also instabile Angina pectoris + NSTEMI + STEMI! Jeder Patient mit Troponin-positiver akuter Angina pectoris ist ein Infarkt-Patient!

Ätiologie:
- Thrombotischer Verschluss einer Koronararterie auf dem Boden einer koronaren Herzkrankheit
- Koronargefäßspasmus
- Koronarembolie
- Koronararteriitis mit/ohne vorbestehende Stenose
- Trauma (Dissektion eines Koronargefäßes)

EKG-Befunde bei NSTEMI: Die Diagnose des NSTEMI wird bei erhöhtem Troponin *ohne* begleitende ST-Strecken-Hebungen gestellt. Im Zusammenhang mit der Definition dieser Infarktform ist es wichtig, dass diese nicht verbindlich an bestimmte EKG-Kriterien gebunden ist. Es können sowohl passagere als auch persistierende ST-Strecken-Veränderungen (bei etwa 33 % der Patienten ST-Strecken-Senkungen) und/oder T-Inversionen (Häufigkeit etwa 50 %) auftreten. EKG-Veränderungen können auch völlig fehlen (Häufigkeit circa 25 %).

EKG-Befunde bei STEMI: Im EKG imponiert der ST-Strecken-Elevations-Myokardinfarkt (STEMI) mit signifikanten ST-Strecken-Hebungen. Das komplett registrierte 12-Kanal-EKG liefert unverzichtbare Dienste. Bei Vorliegen eines typischen STEMI-EKG mit ST-Strecken-Hebungen kann die Diagnose mit einer Spezifität von 91 % wahrscheinlich gemacht werden. Zur Sicherung der STEMI-Diagnose werden ST-Strecken-Hebungen in mindestens 2 der 12 Standardableitungen gefordert. Diese Hebungen sollen – in Relation zur Höhe der R-Zacken – in den Extremitätenableitungen ≥ 0,1 mV (1 mm) und in den Brustwandableitungen ≥ 0,2 mV (2 mm) betragen.

LEKTION 20

EKG bei Myokardinfarkt: Infarktlokalisation

Das Elektrokardiogramm erlaubt bei genauer Betrachtung der 12 Ableitungen eines Oberflächen-Elektrokardiogramms eine genaue Zuordnung und Abgrenzung des Infarktareals. In dieser Lektion werden die elektrokardiografischen Befunde der verschiedenen Infarktlokalisationen im Einzelnen vorgestellt. Die Regeln für Infarktlokalisation und Infarktgrößenbestimmung gelten für alle Infarktformen in prinzipiell gleicher Weise.

Vorderwandinfarkt

Dies ist ein linksventrikulärer Infarkt, der in der Regel durch Verschlüsse des Ramus interventricularis anterior oder eines seiner Äste bedingt ist. Je nach der Lokalisation des Verschlusses (proximal = großer Vorderwandinfarkt, distal = kleiner Vorderwandspitzeninfarkt) kommt es zu verschiedenen elektrokardiografischen Bildern. Die Ausdehnung des Vorderwandinfarktes spiegelt sich in den **Brustwandableitungen** V_1–V_6 wider *(Abb. 20.1)*.

Der R-Verlust und das Auftreten pathologischer Q-Zacken in den Brustwandableitungen geht mit dem Ausmaß der Nekrosezone einher.

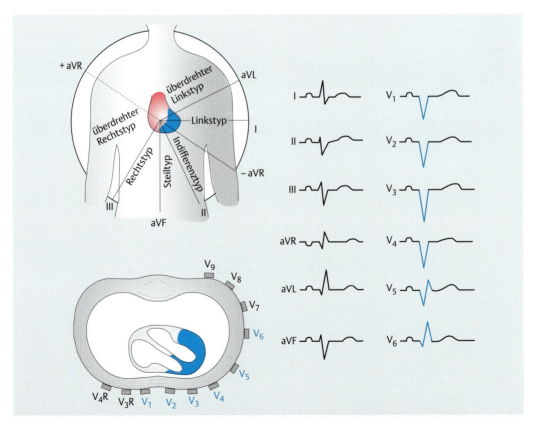

Abb. 20.1 Darstellung der pathologisch veränderten EKG-Ableitungen bei ausgedehntem Vorderwandinfarkt.

Ein umschriebener, distal lokalisierter Vorderwandinfarkt ist der **supraapikale Vorderwandinfarkt**. Direkte elektrokardiografische Veränderungen findet man in V$_1$–V$_3$. Die Extremitätenableitungen zeigen keine Veränderungen *(Abb. 20.2)*. Der **antero-septale Infarkt** ist etwas ausgedehnter und zeigt pathologische Veränderungen (R-Verlust/mangelnder R-Zuwachs, Q-Zacken) in den Ableitungen V$_1$–V$_4$ *(Abb. 20.3)*.

Kommt es zusätzlich zur Beteiligung der Lateralwand (**antero-lateraler** Infarkt), finden sich neben pathologischen EKG-Zeichen in V$_1$–V$_4$ auch elektrokardiografische Veränderungen in den Ableitungen I, aVL, V$_5$ und V$_6$ *(Abb. 20.4)*.

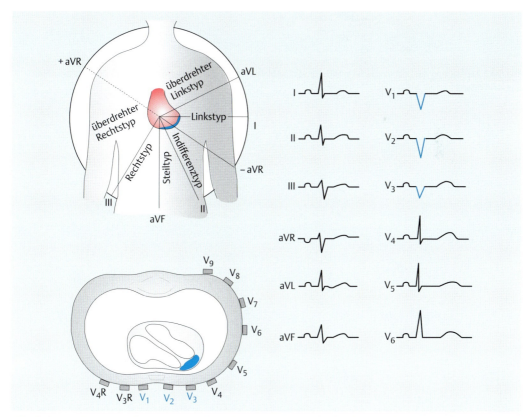

Abb. 20.2 Darstellung der pathologisch veränderten EKG-Ableitungen und elektrokardiografischen Befunde bei supraapikalem Infarkt.

Lektion 20 — EKG bei Myokardinfarkt: Infarktlokalisation

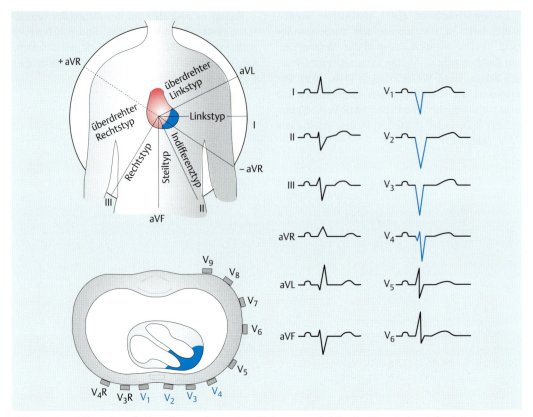

Abb. 20.3 Darstellung der pathologisch veränderten EKG-Ableitungen und elektrokardiografischen Befunde bei anteroseptalem Infarkt.

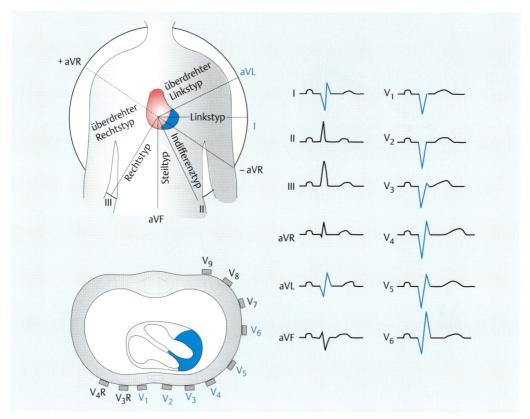

Abb. 20.4 Darstellung der pathologisch veränderten EKG-Ableitungen und elektrokardiografischen Befunde bei anterolateralem Infarkt.

Inferiorer (diaphragmaler) Infarkt

Die Hinterwand des Herzens besteht aus zwei Anteilen: Der diaphragmalen (inferioren) Wand und der posterioren Wand. Beide Anteile der Hinterwand können infarzieren, wesentlich häufiger im Bereich der diaphragmalen (inferioren) Wand als im Bereich der posterioren Wand. Die Bezeichnung **Hinterwandinfarkt**, die allgemein gebräuchlich ist, wird synonym mit dem diaphragmalen (inferioren) Infarkt gebraucht, obwohl diese Bezeichnung streng genommen nicht exakt ist *(Abb. 20.5, vgl. Abb. 2.4)*.

Die elektrokardiografischen Befunde des **inferioren** Infarktes sind in der **Frontalebene** diagnostizierbar, und die direkten Infarktzeichen finden sich in den Ableitungen II, III und aVF, während indirekte EKG-Zeichen in den Ableitungen I, aVL und aVR nachgewiesen werden können. Da bei inferioren

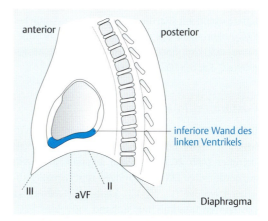

Abb. 20.5 Schematische Darstellung der anatomischen Situation bei inferiorem (diaphragmalem) Infarkt.

Lektion 20 EKG bei Myokardinfarkt: Infarktlokalisation

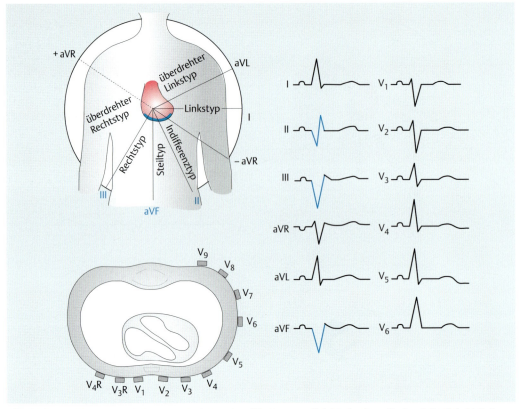

Abb. 20.6 Darstellung der pathologisch veränderten EKG-Ableitungen und elektrokardiografischen Befunde bei inferiorem (diaphragmalem) Infarkt.

Infarkten häufig auch der rechte Ventrikel mitbeteiligt ist, empfiehlt sich die Aufzeichnung zusätzlicher EKG-Ableitungen V_3R und V_4R. Besonders bei inferioren Infarkten finden sich im Endstadium ausgeprägte Q-Zacken (*Pardée*-Q) **(Abb. 20.6)**.

Posteriorer Infarkt

Bei posterioren Infarkten ist die hintere, der Wirbelsäule zugewandte Wand des linken Ventrikels betroffen **(Abb. 20.7)**. Da dieser Region keine direkt zuzuordnenden EKG-Ableitungen routinemäßig abgeleitet werden (V_7, V_8, V_9), können Zeichen eines posterioren Infarktes nur anhand indirekter EKG-Veränderungen **(spiegelbildliche Infarktzeichen)** erkannt werden: Diese Zeichen bestehen in hohen R-Zacken in den Ableitungen V_1 und V_2 (statt Q-Zacken) mit einer R/S-Relation > 1 in V_1. Da der Hauptvektor des QRS-Komplexes bei posterioren Infarkten

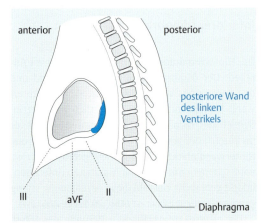

Abb. 20.7 Schematische Darstellung der anatomischen Situation bei posteriorem Infarkt.

nach anterior verschoben ist, findet man eine relativ kleine R-Zacke in V_5 und V_6. Es finden sich ferner als spiegelbildliche Infarktzeichen negative ST-Strecken in V_1, V_2 und positive T-Wellen *(Abb. 20.8)*.

Lateraler Infarkt

Infarkte im Bereich der Lateralwand kommen häufig in Verbindung mit Vorderwandinfarkten vor (antero-lateraler Infarkt), aber Beteiligungen der Lateralwand sind auch bei inferioren (infero-lateraler Infarkt) oder posterioren Infarkten bekannt (postero-lateraler Infarkt). Seltener sind isolierte Lateralinfarkte. Die elektrokardiografischen Veränderungen sind gut fassbar, da der Lateralwand des linken Ventrikels die Ableitungen I, aVL und V_5 und V_6 direkt zugeordnet werden können. Bei Infarkten in diesem Bereich finden sich daher in den Ableitungen I, aVL, V_5, V_6 je nach Infarktstadium ST-Hebungen oder pathologische Befunde des QRS-Komplexes (R-Verlust, R-Reduktion, pathologisches Q) bzw. Auffälligkeiten der T-Welle *(Abb. 20.9)*. Bei antero-lateralen oder infero-lateralen Infarkten kommt es zu einer Summation pathologischer EKG-Veränderungen der lateralen und der anterioren bzw. inferioren Ableitungen. Betreffen die infarkttypischen Veränderungen nur die Ableitungen I und aVL, so liegt ein Infarkt der hohen Seitenwand (hoher Lateralinfarkt) vor.

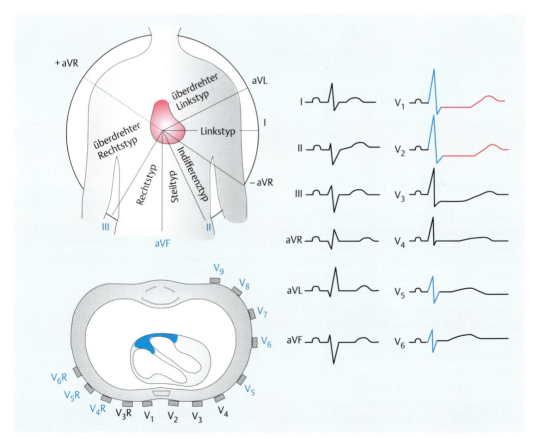

Abb. 20.8 Darstellung der pathologisch veränderten EKG-Ableitungen und elektrokardiografischen Befunde bei posteriorem Infarkt.

Lektion 20 EKG bei Myokardinfarkt: Infarktlokalisation

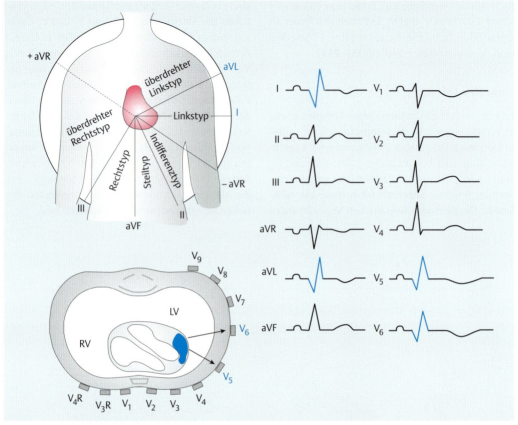

Abb. 20.9 Darstellung der pathologisch veränderten EKG-Ableitungen und elektrokardiografischen Befunde bei lateralem Infarkt.

Rechtsventrikulärer Infarkt

Aufgrund der geringen Muskelmasse des rechten Ventrikels lassen sich isolierte rechtsventrikuläre Infarkte im EKG nur selten nachweisen, rechtsventrikuläre Beteiligungen finden sich dagegen bei inferioren Infarkten häufiger. Die rechtsventrikuläre Infarzierung macht sich insbesondere durch ihre hämodynamischen Auswirkungen bemerkbar. Bei Verdacht eines rechtsventrikulären Infarktes oder der rechtsventrikulären Beteiligung bei inferiorem Infarkt sollten die Ableitungen $V_3R–V_6R$ aufgezeichnet werden, die dann die Verdachtsdiagnose bestätigen oder ausschließen **(Abb. 20.10)**. Neben der exakten Diagnose hat die Erkennung einer rechtsventrikulären Infarzierung, entweder allein oder als Mitbeteiligung anderer Infarkte, auch therapeutische Konsequenzen.

Merke

Es finden sich bei den verschiedenen Infarktlokalisationen in folgenden Ableitungen die charakteristischen pathologischen Befunde:
- Supraapikal: $V_1–V_3$.
- Anteroseptal: $V_1–V_4$.
- Hoch lateral: I, aVL.
- Inferior (diaphragmal): II, III, aVF.
- Posterior (spiegelbildliche Infarktzeichen): V_1, V_2.
- Lateral: I, aVL, V_5, V_6. (Hoher Seitenwandinfarkt: I, aVL.)
- Anterolateral: I, aVL, $V_1–V_6$.
- Inferolateral: I, II, III, aVL, aVF, V_5, V_6.
- Rechtsventrikulär: $V_3R–V_6R$.

EKG bei Myokardinfarkt: Infarktlokalisation

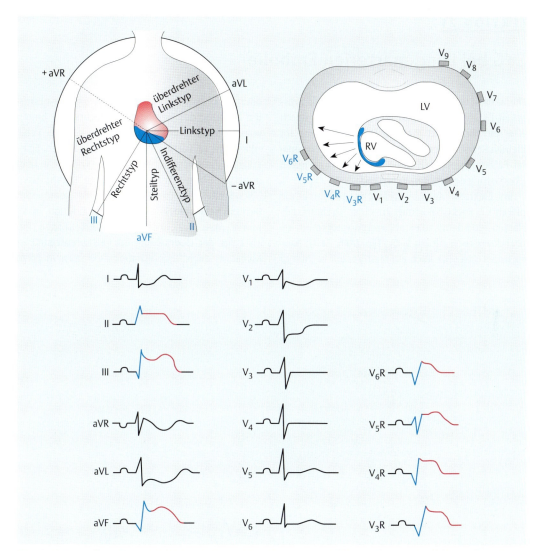

Abb. 20.10 Darstellung der pathologisch veränderten EKG-Ableitungen und elektrokardiografischen Befunde bei rechtsventrikulärem Infarkt.

▶ EKG-Beispiele

(25): Akuter Hinterwandinfarkt s. S. 174
(26): Akuter Vorderwandinfarkt s. S. 176
(27): Akuter Hinterwandinfarkt s. S. 178
(28): Transmuraler Vorderwandinfarkt im Zwischenstadium s. S. 180
(29): Transmuraler Hinterwandinfarkt im Folgestadium s. S. 182
(30): Transmuraler Vorderwandinfarkt im Endstadium s. S. 184

LEKTION 21

EKG bei Lungenarterien-Embolie

Die akute Lungenarterien-Embolie kann mit typischen EKG-Veränderungen einhergehen, die durch eine plötzliche und massive Drucksteigerung im kleinen Kreislauf bedingt sind **(akutes Cor pulmonale)**. Pathophysiologisch kommt es zu einer abrupten Überlastung des rechten Ventrikels.

Im Elektrokardiogramm kommt es durch die plötzliche Rechtsbelastung zu einer Drehung des Herzens und damit zu einer Lagetyp-Änderung: Als charakteristisch gilt ein **S_I-Q_{III}-Typ** *(Abb. 21.1)*; häufig findet sich aber auch ein Steiltyp, ein Rechtstyp oder ein überdrehter Rechtstyp. Neben der abrupten Drehung des Herzens nach rechts und hinten kommt es zu einer Belastung des rechten Ventrikels, die in Form einer intraventrikulären Erregungsausbreitungsstörung sichtbar wird, d. h. man findet im Elektrokardiogramm einen inkompletten (QRS-Breite bis maximal 0,11 sek) oder kompletten **Rechtsschenkelblock** mit rSR′-Konfiguration in V_1 bzw. V_2 *(Abb. 21.2)*. In den gleichen Ableitungen sind als Folge der Überlastung des rechtsventrikulären Myokards auch Repolarisationsstörungen in Form

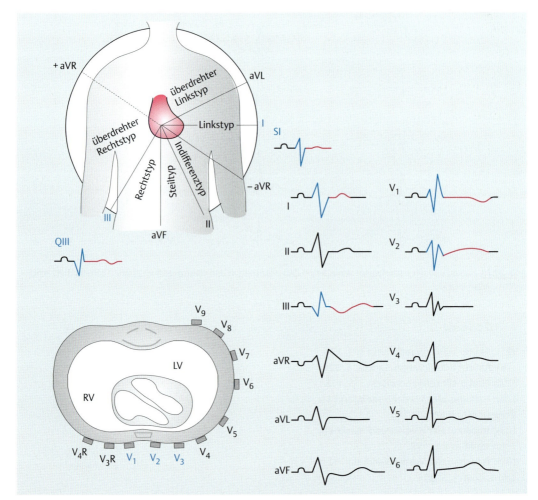

Abb. 21.1 Darstellung der elektrokardiografischen Befunde bei akuter Lungenarterien-Embolie.

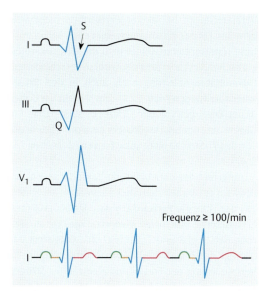

Abb. 21.2 Charakteristische elektrokardiografische Befunde bei akuter Lungenarterien-Embolie.

von ST-Strecken-Senkungen und T-Abflachungen oder Negativierungen zu beobachten.

Bei der akuten Lungenarterien-Embolie findet man ferner eine **Sinustachykardie** und eine Betonung der P-Welle im Sinn eines P-dextroatriale (positive P-Welle in II mit einer P-Amplitude > 0,25 mVolt) *(Lektion 12, S. 37)*.

Neben der Sinustachykardie finden sich bei der akuten Lungenembolie häufig supraventrikuläre und ventrikuläre Rhythmusstörungen (Vorhofflimmern, supraventrikuläre und ventrikuläre Extrasystolen, ventrikuläre Tachykardien).

Typische EKG-Veränderungen sind keineswegs in allen Fällen von akuter Lungenarterien-Embolie nachweisbar. Auch eine massive Lungenembolie kann ohne oder mit lediglich unspezifischen EKG-Veränderungen einhergehen.

> **Merke**
>
> Fasst man die Befunde bei der Lungenarterien-Embolie zusammen, so werden folgende charakteristische elektrokardiografische Befunde vorgefunden:
> - Pathologischer Lagetyp: S_I-Q_{III}-Typ, Rechtstyp, überdrehter Rechtstyp.
> - Rechtsbelastung mit intraventrikulärer Erregungsausbreitungsstörung (rsr' Konfiguration, rSR'-Konfiguration) in V_1, V_2 und rechtspräkordiale Erregungsrückbildungsstörungen.
> - P-dextroatriale.
> - Sinustachykardie (Frequenz ≥ 100/min).

▶ *EKG-Beispiele*

(31): Lungenarterien-Embolie s. S. 186

LEKTION 22

EKG bei entzündlichen Erkrankungen des Herzens: Perikarditis und Myokarditis

Entzündliche Erkrankungen des Herzens, bei denen das EKG diagnostisch und differenzialdiagnostisch wichtig ist, sind die Perikarditis und/oder Myokarditis. Bei einer Endokarditis kann das EKG Folgeschäden am Myokard oder am Erregungsleitungssystem anzeigen.

Die **Perikarditis** kann infektiös bedingt sein oder Folgeerscheinung verschiedenster Ursachen (Bestrahlungsfolge, postoperativ, traumatisch, urämisch, immunologisch, maligne). Die Erkrankung kann akut und chronisch verlaufen. Die **Myokarditis** beruht am häufigsten auf einer erregerbedingten (Viren, Bakterien) oder autoimmun bedingten Entzündung.

Perikarditis

Die **akute** Perikarditis zeigt in circa 60–80 % der Fälle typische elektrokardiografische Veränderungen, die in 3 Stadien ablaufen:

Der wichtigste Befund im **Akutstadium** der Perikarditis ist die **ST-Strecken-Hebung**, die in typischen Fällen aus der aufsteigenden S-Zacke des QRS-Komplexes abgeht und die in der Regel mit einer aufwärts gerichteten Konkavität zu einer positiven T-Welle verläuft. Diese Charakteristika sind morphologisch von der ST-Strecken-Hebung beim Infarkt abzugrenzen, bei der die ST-Strecken-Hebung typischerweise aus der abfallenden R-Zacke des QRS-Komplexes hervorgeht und die ST-Strecke konvexbogig verläuft *(Abb. 22.1)* *(Lektion 19, S. 63)*. Dieses Unterscheidungsmerkmal ist allerdings nicht obligat.

Die Ausbildung einer kleinen J-Welle ist möglich. Der QRS-Komplex selbst ist **nicht** verändert. Da die Veränderungen bei akuter Perikarditis nicht wie beim Infarkt das Versorgungsgebiet einer Koronararterie repräsentieren, findet man die elektrokardiografischen Veränderungen sowohl in verschiedenen **Extremitäten**-Ableitungen als auch in den **Brustwandableitungen** *(Abb. 22.2)*. Die T-Welle ist dabei in der Regel gut von der ST-Strecke abgrenzbar, im Gegensatz zum Infarkt-EKG, bei dem die T-Welle oft von der ST-Strecke nicht abzugrenzen ist *(Lektion 16, S. 47)*.

Aufgrund der entzündlichen Veränderungen am Perikard entwickelt sich durch Exsudation bei einem Teil der Fälle ein **Perikard-Erguss**, der bei größerer Ergussmenge durch eine **Niedervoltage** (Verminderung der P, QRS und T) im EKG charakterisiert ist, bedingt durch veränderte Ableitbedingungen, d. h. Verminderung der Fortleitung elektrischer Ströme durch Flüssigkeit *(Abb. 22.3)*. Die Niederspannung (Niedervoltage) ist dabei definiert als Verminderung der QRS-Komplexe ≤ 5 mm (≤ 0,5 mV) in den Extremitätenableitungen und ≤ 7 mm (≤ 0,7 mV) in den Brustwandableitungen. Sind lediglich die Extremitäten-Ableitungen betroffen, spricht man von **peripherer Niedervoltage**, sind zusätzlich auch die Brustwandableitungen betroffen, spricht man von **totaler Niedervoltage**. Das Auftreten einer Niedervoltage im Verlauf von Stunden oder Tagen ist bei Patienten mit elektrokardiografischen Zeichen einer Perikarditis als alarmierender Befund anzusehen, der dringend abklärungsbedürftig ist, um eine Perikardtamponade zu vermeiden. Hierzu dient in erster Linie die Echokardiografie. Niedervoltage-EKGs werden allerdings auch bei anderen Erkrankungen

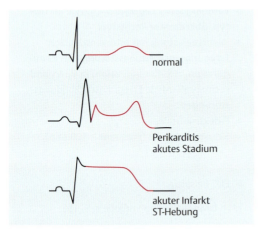

Abb. 22.1 Elektrokardiografische Befunde bei Perikarditis mit ST-Strecken-Hebung aus dem aufsteigenden Schenkel der S-Zacke im Vergleich zum Infarkt-EKG bzw. Normalbefund.

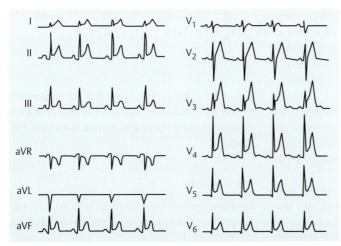

Abb. 22.2 Elektrokardiografische Befunde bei akuter Perikarditis.

EKG bei entzündlichen Erkrankungen des Herzens: Perikarditis und Myokarditis

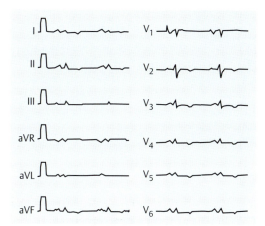

Abb. 22.3 Elektrokardiografische Befunde bei Perikarditis mit Perikarderguss. Ausgeprägtes Niederspannungs-EKG bei großem Perikarderguss.

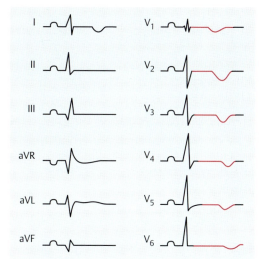

Abb. 22.4 Elektrokardiografische Befunde bei chronischer Perikarditis.

gefunden (fortgeschrittene Herzmuskelschädigung bei Kardiomyopathie, Myokarditis, Amyloidose, Myxödem, Lungenemphysem, Adipositas).

Nach Abklingen der akuten Symptomatik (Stunden bis Tage) kommt es zur Ausbildung elektrokardiografischer Zeichen einer **chronischen Perikarditis**:

Die Hebung der ST-Strecke bildet sich zurück, und im Elektrokardiogramm liegen isoelektrisch verlaufende ST-Strecken vor. Es bilden sich T-Negativierungen von unterschiedlicher Form und Ausmaß bis hin zu einer spitz-negativen **(terminal negativen)** T-Welle aus, deren Tiefe in der Regel nicht sehr ausgeprägt ist *(Abb. 22.4* und *Abb. 22.5)*. Die T-Negativierungen nehmen meistens allmählich ab, und nach Jahren können wieder positive T-Wellen vorliegen. Allerdings können nach Perikarditis auch dauerhaft negative T-Wellen bestehen bleiben. Differenzialdiagnostisch bedeutsam ist der Befund, dass in allen Stadien der Perikarditis ein völlig **unauffälliger QRS-Komplex** vorliegt (im Gegensatz zum Infarkt-EKG, s. Lektion 19, S. 63).

Myokarditis

Im Gegensatz zu den eben vorgestellten charakteristischen elektrokardiografischen Befunden bei akuter und chronischer Perikarditis sind die elektrokardiografischen Veränderungen bei der Myokarditis nicht einheitlich. Es finden sich vielmehr verschiedene Formen von Erregungsrückbildungsstö-

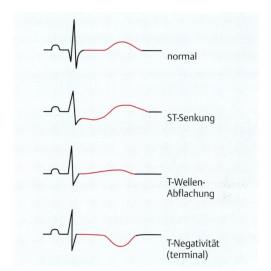

Abb. 22.5 Schematische Darstellung der elektrokardiografischen Befunde von ST-Strecke und T-Welle bei chronischer Perikarditis.

rungen in Form von ST-Strecken-Senkungen, einer Abflachung der T-Welle und einer präterminalen T-Negativität. Im Unterschied zur Perikarditis ist häufig auch der QRS-Komplex in Form unspezifischer Deformierungen und geringgradiger Verbreiterung betroffen. Die Lokalisation dieser elektrokardiografischen Veränderungen lässt sich nicht dem Versorgungsgebiet einer Koronararterie zuordnen, die Veränderungen werden in der Regel in den linkspräkor-

Lektion 22 — EKG bei entzündlichen Erkrankungen des Herzens: Perikarditis und Myokarditis

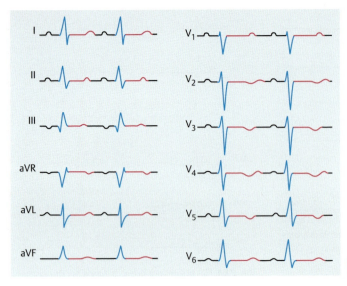

Abb. 22.6 Elektrokardiografische Befunde bei akuter Myokarditis.

dialen Ableitungen V_2–V_6 nachgewiesen **(Abb. 22.6)**. Wesentlich häufiger finden sich neu aufgetretene Herzrhythmusstörungen, sowohl Reizbildungs- (supraventrikuläre und ventrikuläre Extrasystolen) als auch Erregungsleitungsstörungen (besonders AV-Blockierungen) *(Lektionen 10 [S. 31], 24 [S. 85], 26 [S. 96])*. Die pathologischen elektrokardiografischen Befunde halten in der Regel nur relativ kurz an und hinterlassen meistens keine dauerhaften EKG-Veränderungen. Kombinierte Befunde von Perikarditis und Myokarditis sind bekannt (Perimyokarditis).

Merke

Elektrokardiografische Befunde einer akuten und chronischen Perikarditis sind:
- ST-Strecken-Hebung aus aufsteigender S-Zacke (akut).
- Niedervoltage-EKG (peripher oder total) als Zeichen eines zusätzlichen Perikardergusses (akut).
- ST-Strecken-Hebung in Extremitäten- und Brustwandableitungen (akut).
- Isoelektrische ST-Strecke (chronisch).

Elektrokardiografische Befunde einer Myokarditis sind:
- Unspezifische Erregungsrückbildungsstörungen: ST-Strecken-Senkung, Abflachung oder Negativierung der T-Welle.
- Unspezifische Erregungsausbreitungsstörungen.
- Erregungsleitungsstörungen (besonders AV-Blockierungen).
- Erregungsbildungsstörungen (supraventrikuläre und ventrikuläre Rhythmusstörungen).

▶ **EKG-Beispiele**

(32): Akute Perikarditis s. S. 188

LEKTION 23

EKG bei Elektrolytstörungen

Die Erkennung von Elektrolytstörungen aus dem Elektrokardiogramm ist häufig möglich. Insbesondere Abfall oder Anstieg des Serum-Kalium-Spiegels ändern den elektrokardiografischen Befund so typisch, dass aus EKG-Veränderungen neben dem Verdacht der Elektrolytstörung auch Rückschlüsse auf die Höhe des jeweiligen Elektrolyt-Spiegels gezogen werden können. Bei Elektrolytstörungen, insbesondere Hypo- und Hyperkaliämie, kann es zu lebensbedrohlichen Herzrhythmusstörungen kommen.

Hyperkaliämie

Die elektrokardiografischen Veränderungen bei Hyperkaliämie betreffen die PQ-Zeit, die QT-Zeit, die Breite des QRS-Komplexes und die T-Welle *(Abb. 23.1)*. Mit zunehmendem Kalium-Spiegel kommt es zunächst einmal zu einer Betonung der **T-Welle**, die spitz und positiv wird („zeltförmiges" T). In diesem Stadium ist gerade bei jugendlichen Patienten die Abgrenzung gegenüber einem „vagotonen" T kaum möglich *(Lektion 16, S. 47)*. Nach der Veränderung der T-Welle als elektrokardiografisch fassbarem Korrelat einer Hyperkaliämie tritt eine ST-Strecken-Hebung mit Verschwinden einer U-Welle auf. Bei schwerer Hyperkaliämie (6,5–7,0 mmol/l) werden die P-Wellen flach, die PQ-Dauer verlängert sich und die QRS-Breite nimmt zu *(Abb. 23.1)*. Bei weiterer Erhöhung des Kalium-Spiegels kommt es zu einer weiteren Verzögerung der intraventrikulären Erregungsausbreitung und die Repolarisation beginnt bereits zu einem Zeitpunkt, zu dem die Depolarisation der Ventrikel noch nicht abgeschlossen ist. Daher findet man bei solchen Hyperkaliämien eine T-Welle kurz nach bzw. im Anschluss an den QRS-Komplex. Eine Verlängerung der QT-Zeit kann häufig durch eine TU-Verschmelzungswelle vorgetäuscht werden. In jedem Falle begünstigt eine Hyperkaliämie bedrohliche Herzrhythmusstörungen (s. S. 96), insbesondere Leitungsstörungen / Blockierungen. Auch besteht nicht selten eine gleichzeitige Hypokalziämie; dann ist die QT-Zeit verlängert.

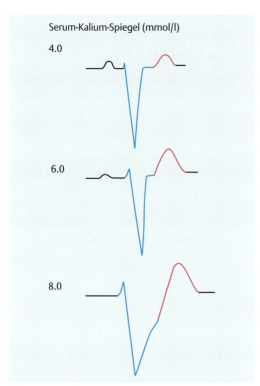

Abb. 23.1 Veränderungen des Elektrokardiogramms bei Hyperkaliämie (Ableitung V_1).

Hypokaliämie

Unter den Elektrolytstörungen wird die Hypokaliämie am häufigsten beobachtet, sie kann besonders bei älteren Patienten, die unter Diuretika-Therapie stehen und unzureichende Trinkmengen zu sich nehmen, schwerwiegende Folgen haben. Auch bei Hypokaliämie finden sich charakteristische elektrokardiografische Befunde, die Rückschlüsse auf die Höhe des Serum-Kalium-Spiegels zulassen *(Abb. 23.2)*.

Zunächst kommt es bei leichten Hypokaliämien zu einer **Abflachung der T-Welle**, eventuell verbunden mit einer **Senkung der ST-Strecke** (deszendierend oder horizontal). Es findet sich vor allem aber eine **U-Welle** *(Abb. 23.2)*. Mit zunehmender Senkung des Kalium-Spiegels kommt es zu einer weiteren Senkung der ST-Strecke, die T-Welle wird abgeflacht und kann bei einer Zunahme der Amplitude der U-Welle mit dieser verschmelzen (T/U-Verschmelzungswel-

Lektion 23 EKG bei Elektrolytstörungen

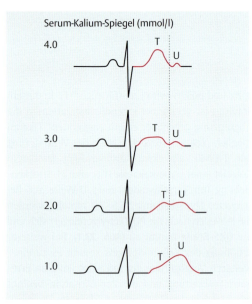

Abb. 23.2 Veränderungen des Elektrokardiogramms bei Hypokaliämie.

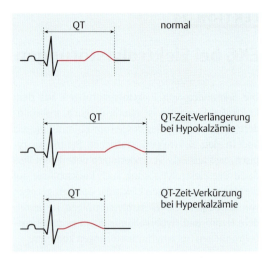

Abb. 23.3 Veränderungen des Elektrokardiogramms bei Hypo- und Hyperkalzämie.

le). Eine Verlängerung der QT-Dauer findet sich in der Regel nicht. Bei ausgeprägter Hypokaliämie kann es zu lebensbedrohlichen Rhythmusstörungen, zu Torsade-de-pointes Tachykardien, kommen.

Hyperkalzämie

Eine Hyperkalzämie (Kalzium-Spiegel > 2,6 mmol/l) wird bei Hyperparathyreoidismus, Tumormetastasen, Plasmozytom, Sarkoidose oder einer Kalziumüberdosierung gefunden. Die elektrokardiografischen Veränderungen sind diskret und spezifische Befunde einer Hyperkalzämie gibt es nicht. Das EKG zeigt lediglich eine **Verkürzung der QT-Zeit** *(Abb. 23.3)*.

Hypokalzämie

Auch für die Hypokalzämie (Kalzium-Spiegel < 2,1 mmol/l), die bei Hypoparathyreoidismus, Tetanie, Urämie, akuter Pankreatitis und Vitamin-D-Mangel auftreten kann, finden sich keine spezifischen elektrokardiografischen Befunde. Bei Hypokalzämie ist lediglich eine **Verlängerung der QT-Zeit** zu beobachten *(Abb. 23.3)*.

Natrium-Stoffwechsel

Elektrokardiografische Veränderungen sind bei Hypernatriämie und Hyponatriämie **nicht** bekannt.

Magnesium-Stoffwechsel

Elektrokardiografische Veränderungen sind bei Hypermagnesiämie **nicht** bekannt. Nur bei ausgeprägter Hypomagnesiämie treten EKG-Veränderungen auf. Diese sind dann den Veränderungen bei Hypokaliämie ähnlich. Die QT-Zeit kann verlängert sein.

> **Merke**
>
> Elektrokardiografische Zeichen der **Hyperkaliämie** sind:
> - Spitz positive T-Welle („zeltförmiges" T).
> - Verlängerung der PQ-Zeit.
> - Intraventrikuläre Ausbreitungsstörung mit Verbreiterung und Deformierung des QRS-Komplexes.
>
> Elektrokardiografische Befunde der **Hypokaliämie** sind:
> - Senkung der ST-Strecke (deszendierend horizontal).
> - Abflachung der T-Welle (leichte Hypokaliämie).
> - Betonung der U-Welle. Evtl. T/U-Verschmelzungswelle
>
> Elektrokardiografische Zeichen der **Hyperkalzämie** sind:
> - Verkürzung der QT-Zeit (ein nicht immer verlässliches Zeichen).
>
> Elektrokardiografische Zeichen der **Hypokalzämie** sind:
> - Verlängerung der QT-Zeit.

▶ *EKG-Beispiele*

(33): Hyperkaliämie s. S. 190

LEKTION 24

Supraventrikuläre Extrasystolen, supraventrikuläre Tachykardien

Supraventrikuläre Rhythmusstörungen kommen als
- supraventrikuläre Extrasystolen
- supraventrikuläre Tachykardien
- Vorhofflimmern und Vorhofflattern *(Lektion 25, S. 91)* vor.

Formen **supraventrikulärer Tachykardien** sind
- AV-Knoten-Reentry-Tachykardien
- Tachykardien bei akzessorischen Leitungsbahnen
- ektop atriale Tachykardien
- AV-junktionale Tachykardien bei Frequenzdissoziation durch akzelerierten junktionalen Rhythmus.

system auf die Kammern übergeleitet, so dass der QRS-Komplex in Form und Breite unauffällig ist **(Abb. 24.1)**.

Eine Veränderung des QRS-Komplexes wird nur dann beobachtet, wenn der Impuls aberrant auf die Kammern übergeleitet wird. Eine kompensatorische Pause (postextrasystolische Pause) wird in der Regel nicht beobachtet. Die Morphologie der vorzeitig einfallenden P-Welle ist vom Ursprung der Extrasystole abhängig (z. B. linksatrialer Ursprung: negative P-Welle in I und aVL, rechtsatrialer Ursprung: positive P-Welle in I) **(Abb. 24.2)**.

Supraventrikuläre Extrasystolen

Extrasystolen sind Extraschläge, die in einen vorliegenden Grundrhythmus vorzeitig einfallen und diesen stören. Supraventrikuläre Extrasystolen sind meistens durch eine vorzeitig einfallende P-Welle gekennzeichnet, die häufig deformiert ist. Da der Ursprung oberhalb des AV-Knotens liegt, wird die Erregung über das spezifische Erregungsleitungs-

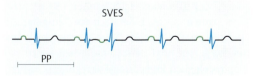

Abb. 24.1 Elektrokardiografische Charakteristika einer supraventrikulären Extrasystole (SVES).

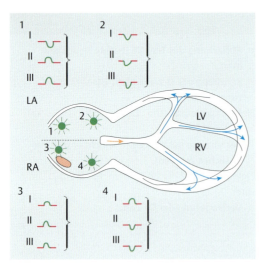

Abb. 24.2 Differenzialdiagnose der P-Welle: Morphologie und Ursprungsort.

Elektrokardiografische Charakteristika supraventrikulärer Extrasystolen:
- Vorzeitiger Einfall der P-Welle.
- Leichte Deformierung der P-Welle.
- Keine kompensatorische (postextrasystolische) Pause.
- Unauffälliger QRS-Komplex (normale Form und Breite).

Supraventrikuläre Tachykardien

Supraventrikuläre Tachykardien sind im Erwachsenenalter am häufigsten durch **AV-Knoten-(Reentry-)Tachykardien** und **Tachykardien bei akzessorischen Leitungsbahnen** bedingt. Tachykardien, deren Ursprünge in der Vorhofmuskulatur liegen, bezeichnet man als **ektope Vorhof- oder ektop atriale Tachykardien**.

AV-Knoten-Tachykardien und Tachykardien bei akzessorischen Leitungsbahnen

Sowohl bei AV-Knoten-Tachykardien (AV-Reentry-Tachykardien) als auch bei Tachykardien aufgrund akzessorischer Leitungsbahnen liegen zwei Leitungswege vor, und den Tachykardien liegen pathophysiologisch kreisförmige Erregungen zugrunde („Reentry") *(Abb. 24.3)*. Voraussetzung für eine kreisförmige Erregung ist die unidirektionale Blockierung einer der beiden Leitungswege (Bahn 1) (I) und die retrograde Invasion der Erregung von Seiten der alternativen Bahn (Bahn 2) (II). Dadurch, dass während dieser Leitungsverzögerung und der Laufzeit der Erregung durch Bahn 2, jetzt Bahn 1 wieder erregbar ist, kann die Erregung, die von Bahn 2 kommt, retrograd Bahn 1 penetrieren (III) und läuft dann anterograd wieder in Bahn 2, so dass eine kreisförmige Erregung vorliegt, die sich selbst unterhält *(Abb. 24.3)*.

Bei **AV-Knoten-(Reentry-)Tachykardien** liegen zwei Leitungswege im AV-Knoten selbst oder im Bereich der paranodalen Region vor: Man findet langsam leitende Fasern, die die Erregung anterograd leiten („slow pathway") und schnell leitende Fasern, die die Erregung retrograd leiten („fast pathway") *(Abb. 24.4)*. Die eben geschilderte Situation einer kreisförmigen Erregung durch Reentry ist somit wieder gegeben.

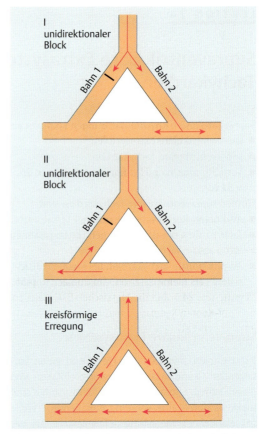

Abb. 24.3 Pathophysiologie supraventrikulärer Tachykardien: Kreisförmige Erregung („Reentry").

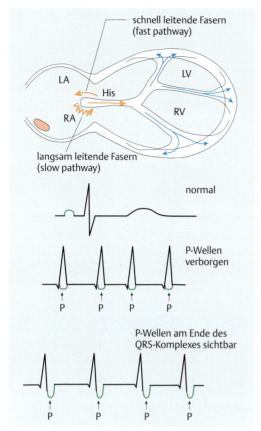

Abb. 24.4 Schematische Darstellung von Mechanismus und Lokalisation der P-Welle bei AV-Knoten-Tachykardie (s. Text).

Abb. 24.5 Elektrokardiografische Befunde bei AV-Knoten-Tachykardie.

Bei der klassischen AV-Knoten-Tachykardie liegt eine Tachykardie mit schmalem QRS-Komplex vor (Breite < 120 msek); da die Erregung von Vorhof (retrograd) und Kammer (anterograd) fast simultan erfolgt, sind P-Wellen während der Tachykardie entweder nicht zu sehen (da sie im QRS-Komplex verborgen sind), oder sie sind am Ende des QRS-Komplexes als kleine „S-Zacke" auszumachen *(Abb. 24.4)*. In Abb. 24.5 sind die klassischen EKG-Zeichen einer AV-Knoten Reentry-Tachykardie im 12-Kanal-Oberflächen-EKG sichtbar.

Tachykardien bei **akzessorischen Leitungsbahnen** wurden erstmals von *Wolff, Parkinson* und *White* beschrieben. Im 12-Kanal-Oberflächen-EKG findet man auffällige Befunde, da eine Präexzitation der Kammern im Sinusrhythmus vorliegt, die zu charakteristischen EKG-Veränderungen führt. Das klassische Präexzitationssyndrom ist das **WPW-Syndrom**, das nach den Entdeckern *Wolff, Parkinson* und *White* so benannt wurde. Bei diesem Präexzitationssyndrom liegt eine zusätzliche atrioventrikuläre Muskelverbindung vor, die den Impuls, der im Sinusknoten gebildet wird, auf die Kammern überleitet *(Abb. 24.6)*. Da der Impuls über die akzessorische Leitungsbahn die Kammer eher erreicht als der Impuls, der über das AV-Knoten-His-Bündel-System geleitet wird („Präexzitation"), kommt es zur **vorzeitigen Depolarisation** der Kammern, die sich im Elektrokardiogramm neben einer Verkürzung der PQ-Zeit (< 0,12 sek) in einem trägen Anstieg des QRS-Komplexes manifestiert *(Abb. 24.6)*. Der träge Anstieg, der auch zu einer leichten Verbreiterung des QRS-Komplexes führt, wird als **Delta-Welle** bezeichnet. Durch die frühzeitige und abnorme Depolarisation kommt es auch zur frühzeitigen und abnormen Repolarisation der Kammer, so dass die elektrokardiografischen Befunde bei **Präexzitationssyndrom** durch verkürzte PQ-Zeit, Delta-Welle, geringgradige Verbreiterung

Lektion 24 Supraventrikuläre Extrasystolen, supraventrikuläre Tachykardien

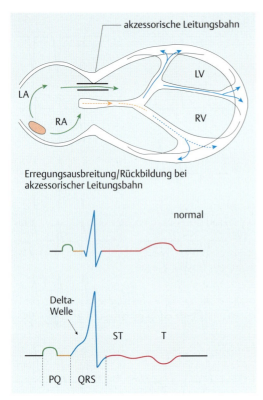

Abb. 24.6 Schematische Darstellung und elektrokardiografische Befunde bei Präexzitation vom Typ des WPW-Syndroms im Vergleich zum Normalbefund (WPW = Wolff, Parkinson, White).

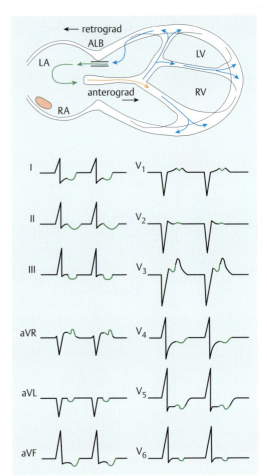

Abb. 24.7 Schematische Darstellung und elektrokardiografische Befunde einer orthodromen Tachykardie bei Vorliegen einer akzessorischen Leitungsbahn. RP-Intervall < PR-Intervall als Zeichen einer schnell leitenden akzessorischen Leitungsbahn.

des QRS-Komplexes und Störungen der Repolarisation mit ST-Strecken-Senkung charakterisiert sind.

Durch das Vorliegen einer akzessorischen atrioventrikulären Leitungsbahn ist das Zustandekommen einer kreisförmigen Erregung möglich, die bei diesen Patienten als „Circus-movement"-Tachykardie bezeichnet wird. Der Weg der Erregungswelle während der Tachykardie kann dabei anterograd (vom Vorhof auf die Kammer) über das AV-Knoten-His-Bündel-System laufen und retrograd über die akzessorische Leitungsbahn; man spricht dann von einer **orthodromen Tachykardie** *(Abb. 24.7)*. Diese orthodrome Tachykardie ist durch **schmale QRS-Komplexe** gekennzeichnet (QRS-Dauer < 120 msek) und durch P-Wellen, die nach dem QRS-Komplex zu beobachten sind *(Abb. 24.7)*. Die Erregung kann aber auch anders herum laufen, d. h. anterograd über die akzessorische Bahn auf die Kammern und retrograd über das His-Bündel- und AV-Knoten-System auf die Vorhöfe zurück.

Diese Form wird als **antidrome Tachykardie** bezeichnet *(Abb. 24.8)*. Antidrome Tachykardien sind durch **breite QRS-Komplexe** (> 120 msek) gekennzeichnet und durch P-Wellen, die ebenfalls nach dem QRS-Komplex zu sehen sind *(Abb. 24.8)*. Nach dem Verhalten von RP- und PR-Intervallen lassen sich die Leitungseigenschaften einer akzessorischen Bahn beurteilen: RP < PR ≙ schnell leitende Bahn, RP > PR ≙ langsam leitende Bahn.

Ektop atriale Tachykardien

Ektop atriale Tachykardien sind im Erwachsenenalter relativ selten. Sie können durch Digitalismedikation bedingt sein und sind dann zumeist mit ei-

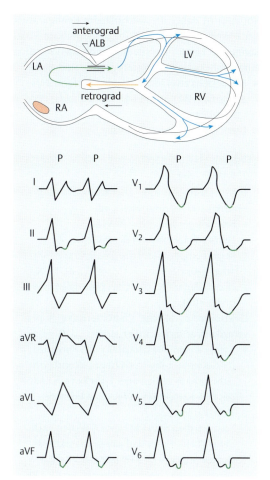

Abb. 24.8 Schematische Darstellung und elektrokardiografische Befunde einer antidromen Tachykardie bei Vorliegen einer akzessorischen Leitungsbahn.

im linken und/oder rechten Vorhof lokalisiert, ihre Frequenz liegt über derjenigen des Sinusknotens, so dass das abnorme ektope Zentrum „Schrittmacher" der Herzaktion ist. Da die Erregung im Vorhof gebildet wird und über eine frühzeitige Vorhofdepolarisation auf die Kammern über das spezifische Erregungsleitungssystem geleitet wird, findet sich bei ektop atrialen Tachykardien eine frühzeitige und abnorm konfigurierte P-Welle, die **vor** dem QRS-Komplex liegt. Die PQ-Zeit ist in den meisten Fällen abnorm kurz. Form und Konfiguration der P-Welle ergeben sich aus dem Ort der abnormen Impulsbildung *(Abb. 24.2)*:

- Linksatrialer Fokus = negative P-Wellen in I und aVL *(Abb. 24.10)*.
- Ektoper Fokus im kaudalen Vorhof = negative P-Wellen in II, III und aVF.

Häufig sind die P-Wellen negativ, da viele atriale Tachykardien aus kaudalen Abschnitten der Vorhöfe ihren Ursprung nehmen. Bei ektop atrialen Tachykardien folgt der normale Anschluss an das spezifische Erregungsleitungssystem, die QRS-Komplexe sind also regulär, normal breit und **nicht** schenkelblockartig deformiert. Die PQ-Dauer kann unter Umständen etwas kürzer als normal sein, je nachdem, wo der ektope Fokus lokalisiert ist, näher oder weiter vom AV-Knoten entfernt, und je nachdem, wie sich die Erregungsausbreitung in den Vorhöfen gestaltet.

Tachykardien, deren Ursprünge in der Vorhofmuskulatur liegen, sind häufig mit einer **partiellen Überleitungsblockade** im AV-Knoten kombiniert („PAT mit Block") *(Abb. 24.9)*. Für die differenzialdiagnostische Abgrenzung der ektop atrialen Tachykardie (Vorhoffrequenz < 250/min) gegenüber dem Vorhofflattern (Frequenz der Flatterwellen > 250/min) ist neben der Frequenz bedeutsam, dass bei atrialen Tachykardien eine **isoelektrische** Linie zwischen den P-Wellen vorhanden ist, während bei Vorhofflattern die Grundlinie des Elektrokardiogramms stets in „Bewegung", d. h. „sägezahnartig" verändert ist *(Abb. 25.3)*.

ner partiellen Überleitungsblockade im AV-Knoten kombiniert („PAT = Paroxysmale Atriale Tachykardie mit Block") *(Abb. 24.9)*. Die permanent ektopen atrialen Tachykardien werden vor allem bei Säuglingen, Kindern und Jugendlichen beobachtet. Pathophysiologisch liegt den ektop atrialen Tachykardien in der Regel eine abnorme Automatie zugrunde, kreisförmige Erregungen als Ursache der Tachykardien sind seltener vorhanden. Die ektopen Herde sind

Eine Sonderform stellt die **multifokale atriale Tachykardie** dar:

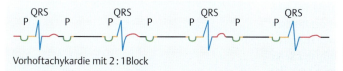

Vorhoftachykardie mit 2:1 Block

Abb. 24.9 Elektrokardiografische Befunde bei ektop atrialer Tachykardie mit 2:1-Blockierung.

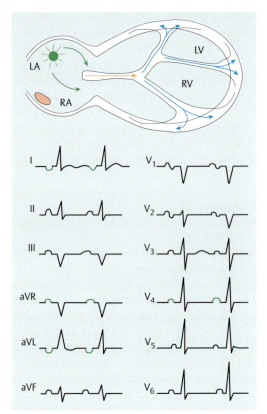

Abb. 24.10 Schematische Darstellung und elektrokardiografische Befunde bei ektoper links-atrialer Tachykardie (negative P-Wellen in I und aVL).

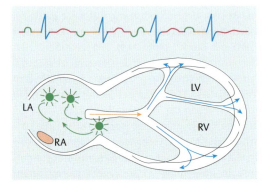

Abb. 24.11 Schematische Darstellung der pathophysiologischen Vorgänge und elektrokardiografischen Befunde bei multifokaler atrialer Tachykardie.

Bei dieser Form liegen mehrere ektope Fokusse vor, die zu verschiedenen elektrokardiografischen Bildern führen *(Abb. 24.11)*. Typisch für die Diagnose einer multifokalen atrialen Tachykardie (in der Regel verbunden mit einer deutlichen Schädigung des/der Vorhöfe) ist daher die **wechselhafte Konfiguration** der P-Wellen, die nach dem Ort des jeweiligen Fokus konfiguriert ist. Hauptkriterien für die Identifikation einer multifokalen Vorhoftachykardie sind somit:

- Mindestens zwei unterschiedlich geformte abnorme P-Wellen mit unterschiedlichen PP-Intervallen.
- Unterschiedliche AV-Intervalle.

> **Merke**
>
> Elektrokardiografische Charakteristika supraventrikulärer Extrasystolen sind:
> - Frühzeitiger Einfall der P-Welle.
> - Leichte Deformierung der P-Welle.
> - Keine kompensatorische (postextrasystolische) Pause.
> - Unauffälliger QRS-Komplex (normale Form und Breite).
>
> Elektrokardiografische Charakteristika supraventrikulärer Tachykardien sind:
> - Tachykardien mit schmalem QRS-Komplex (QRS-Komplex-Breite < 120 msek) und nicht sichtbaren P-Wellen oder P-Wellen am Ende des QRS-Komplexes (AV-Knoten-Reentry-Tachykardien).
> - Tachykardien mit sichtbaren P-Wellen nach dem QRS-Komplex und einem charakteristischen Intervall RP < PR (schnell leitende akzessorische Leitungsbahnen) oder RP > PR (langsam leitende akzessorische Leitungsbahnen).
>
> Elektrokardiografische Charakteristika ektop atrialer Tachykardien sind:
> - Tachykardien mit schmalem QRS-Komplex (< 120 msek).
> - Abnorm konfigurierte P-Wellen, die vor dem QRS-Komplex lokalisiert sind.
>
> ▶ *EKG-Beispiele*
>
> (34): Supraventrikuläre Extrasystolie s. S. 192
> (35): AV-Knoten-Tachykardie s. S. 194
> (36): WPW-Syndroms s. S. 196
> (37): Ektope atriale Tachykardie s. S. 198

LEKTION 25

Vorhofflimmern und Vorhofflattern

Im Oberflächen-Elektrokardiogramm lassen sich neben den in Lektion 24 (S. 85) besprochenen Tachykardien zwei weitere typische und relativ häufige Rhythmusstörungen erkennen, deren Ursprung im Bereich der Vorhöfe liegt. Es handelt sich um **Vorhofflimmern** (neben Extrasystolen die häufigste Rhythmusstörung im Erwachsenenalter überhaupt) und **Vorhofflattern**.

Vorhofflimmern

Beim **Vorhofflimmern** laufen die Erregungen über die Vorhöfe völlig unkoordiniert ab und eine geordnete Vorhofwelle ist im Oberflächen-EKG nicht mehr zu erkennen *(Abb. 25.1)*. Man sieht in der Regel vollkommen unregelmäßige Vorhofflimmerwellen. Wenn man die mittlere Frequenz dieser Flimmerwellen überhaupt ausmessen kann, so liegt sie über 300/min. **Flimmerwellen** haben eine ständig wechselnde Größe, Gestalt und Frequenz, sie können naturgemäß nicht in irgendeiner regelmäßigen Form auf die Kammer übergeleitet werden, sondern es erfolgt eine unkoordiniert und unregelmäßige Überleitung auf die Kammern, die zu einer **absoluten Arrhythmie der Kammern** führt *(Abb. 25.2)*. Als Faustregel für die Feststellung einer absoluten Arrhythmie der Kammern gilt, dass man in einem EKG-Streifen einen identischen RR-Abstand höchstens zweimal findet, was zufällig vorkommen kann, im Grunde aber die RR-Abstände alle völlig unterschiedlich sind.

Die **EKG-Kriterien für Vorhofflimmern** sind:
- Flimmerwellen, am besten erkennbar in Abl. V_1 und II
- Absolute Arrhythmie der Kammern.

Eine seltene Ausnahme von der Forderung der absolut unregelmäßigen Kammeraktionen (QRS-Komplexe) bildet die Kombination von Vorhofflimmern und totalem AV-Block mit regelmäßigem Kammerersatzrhythmus, der seinen Erregungsbildungsort entweder in der AV-junktionalen Region (sekundäres Automatiezentrum) oder in den Kammern selbst (tertiäres Automatiezentrum) haben kann.

Bei der absoluten Arrhythmie kann man naturgemäß keine feste **Kammerfrequenz** angeben. Man beschreibt entweder ein Frequenzspektrum (Vorhofflimmern mit einer Kammerfrequenz zwischen … und …/min) oder eine mittlere Kammerfrequenz als

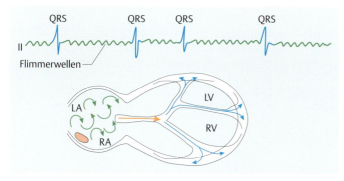

Abb. 25.1 Schematische Darstellung der pathophysiologischen Vorgänge bei Vorhofflimmern: chaotische Erregungsbildung bzw. Erregungsleitung in den Vorhöfen mit wechselnder Überleitung auf die Kammern („Absolute Arrhythmie").

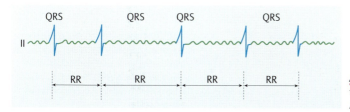

Abb. 25.2 Elektrokardiografische Befunde bei Vorhofflimmern („Absolute Arrhythmie").

Durchschnittswert (Vorhofflimmern mit einer mittleren Kammerfrequenz von etwa …/ min). Hierbei kann man besonders lange RR-Intervalle hervorheben (… mit maximalem RR-Intervall von … msek). Bei Patienten mit Vorhofflimmern empfiehlt sich die Aufzeichnung eines EKG-Streifens über circa 30 cm (oder länger), um bessere Informationen über die tatsächliche mittlere Kammerfrequenz zu erhalten. Für die Überleitung von Vorhofflimmern auf die Kammern und damit für die resultierende Kammerfrequenz sind die Leitungseigenschaften im AV-Knoten entscheidend.

Vorhofflattern

Beim **Vorhofflattern** findet man eine kreisende Erregung im Bereich der Vorhöfe, d. h. man findet einen fortlaufenden Wechsel von Erregungsausbreitung und Erregungsrückbildung *(Abb. 25.3)*.

Elektrokardiografisch drückt sich das Vorhofflattern in den **Flatterwellen** aus, die wegen ihrer besonderen Form auch als „Sägezahnmuster" bezeichnet werden. Die mittlere Frequenz der Flatterwellen liegt typischerweise bei etwa 300/min (230–430/min). Am deutlichsten stellen sich die Flatterwellen in den diaphragmalen Ableitungen II, III und aVF dar. Typisch (und für die Differenzierung gegenüber der ektopen Vorhoftachykardie ist wichtig (*Lektion 24, S. 85*) , dass zwischen den einzelnen Flatterwellen keine isoelektrische Linie zu erkennen ist *(Abb. 25.4)*. Beim Vorhofflattern werden zwei Typen unterschieden: Beim **Vorhofflattern Typ I** sind die Flatterwellen in den Ableitungen II, III und aVF überwiegend negativ, die Flatterfrequenz beträgt etwa 230–350/min. Dies ist der meist anzutreffende, gewöhnliche Typ. Therapeutisch ist die Terminierung durch Überstimulation möglich. Demgegenüber finden sich beim **Vorhofflattern Typ II** überwiegend positive Flatterwellen in den Ableitungen II, III und aVF, die Frequenz der Flatterwellen beträgt etwa 340–430/min, und die Terminierung durch Überstimulation gelingt nur in wenigen Fällen *(Abb. 25.5)*. Ob die Morphologie der Flatterwellen negativ oder positiv

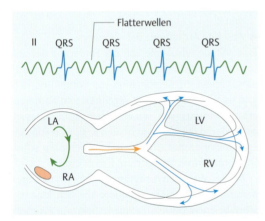

Abb. 25.3 Schematische Darstellung der pathophysiologischen Vorgänge bei Vorhofflattern: Typische Flatterwellen mit „sägezahnähnlichem Bild" im Elektrokardiogramm.

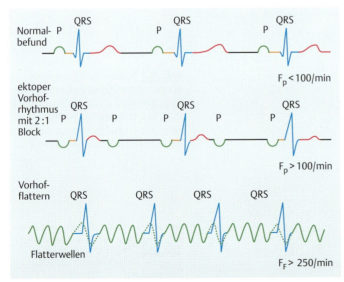

Abb. 25.4 Gegenüberstellung der elektrokardiografischen Befunde bei ektopem Vorhofrhythmus und Vorhofflattern im Vergleich zum Normalbefund. F_p = Frequenz der P-Wellen, F_F = Frequenz der Flatterwellen.

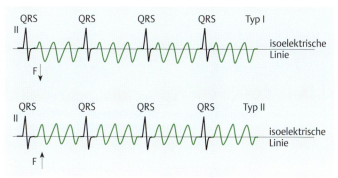

Abb. 25.5 Gegenüberstellung der elektrokardiografischen Befunde bei Vorhofflattern, Typ I und Typ II, F = Flatterwellen.

ist, hängt von der Erregungsausbreitung in den Vorhöfen ab: Negativen Flatterwellen liegt eine kaudokraniale Erregungswelle, positiven Flatterwellen eine kranio-kaudale Erregungswelle zugrunde.

Wird jede Vorhofflatterwelle auf die Kammern übergeleitet und liegt somit eine 1:1-Überleitung bei Vorhofflattern vor, dann resultiert Kammerflattern mit Kammerfrequenzen von etwa 300/min oder darüber und somit eine fatale Situation. In der Regel wirkt sich die physiologische Eigenschaft des AV-Knotens bei Vorhofflattern so aus, dass durch die Verzögerung der Erregungsleitung nicht jede Vorhoferregung auf die Kammern übertragen wird. In den meisten Fällen ist Vorhofflattern also mit einem **partiellen AV-Überleitungsblock** verbunden. Je nach Überleitungsmodus spricht man von einem Vorhofflattern mit 2:1-, 3:1- usw. Überleitung. Dieser Überleitungsmodus kann über längere Zeit konstant sein (dann schlagen auch die Kammern regelmäßig, nur mit entsprechend niedriger Frequenz) **(Abb. 25.6)**. Der Überleitungsmodus kann aber auch ständig wechseln, dann sind die Kammern unregelmäßig, aber nicht absolut arrhythmisch wie beim Vorhofflimmern, denn der Überleitungsmodus erfolgt gesetzmäßig **(Abb. 25.7)** und eine regelmäßige Grundrhythmik bleibt erkennbar.

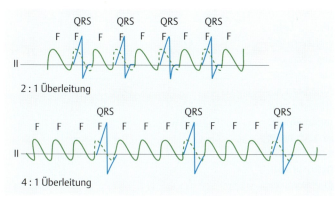

Abb. 25.6 Elektrokardiografische Befunde bei Patienten mit Vorhofflattern und 2:1- bzw. 4:1-Überleitung. F = Flatterwellen („Sägezahnmuster").

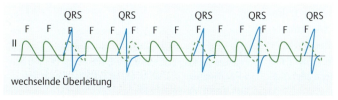

Abb. 25.7 Elektrokardiografische Befunde bei Patienten mit Vorhofflattern und wechselnder Überleitung. F = Flatterwellen.

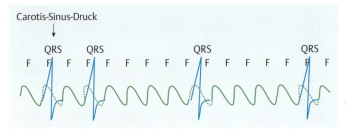

Abb. 25.8 Beeinflussung der Überleitung von Vorhofflatterwellen auf die Kammer durch Karotisdruck. F = Flatterwellen.

Zwei praktische Erfahrungsregeln

1. Die Diagnose eines Vorhofflatterns mit regelmäßiger 2:1-Überleitung ist häufig schwierig, weil praktisch jede zweite Flatterwelle von einem QRS-Komplex überdeckt ist. Hier ist ein Karotisdruck-Versuch (Vagusstimulation!) günstig, da hierdurch eine abrupte Bremsung der AV-Überleitung erreicht und somit das „Sägezahnmuster" des Elektrokardiogramms deutlich wird **(Abb. 25.8)**.
2. Die Flatterfrequenz von 300/min und die 2:1-Blockierung der AV-Überleitung sind bei dem am häufigsten vorkommenden Typ I so typisch, dass bei jeder Tachykardie mit einer Frequenz von etwa 150/min, bei der schmale QRS-Komplexe vorliegen, an Vorhofflattern gedacht werden muss.

Leitungsaberranz bei Vorhofflimmern und Vorhofflattern

Die **Konfiguration des QRS-Komplexes** ist beim Vorhofflimmern und auch beim Vorhofflattern im Grunde **normal**, weil die Vorhoferregung zwar abnorm ist, aber ein normaler Anschluss an das Erregungsleitungssystem erhalten ist, die Kammern also auf normalem Weg erregt werden. Hiervon gibt es eine wichtige Ausnahme: Die **Leitungsaberranz**, die meistens beim Vorhofflimmern, aber auch beim Vorhofflattern zu beobachten ist. Aberrant heißt, dass trotz supraventrikulären Erregungsursprungs mit ganz überwiegend schlanken Kammerkomplexen einzelne QRS-Komplexe verbreitert und abnorm konfiguriert sind. Dieses kommt zustande, weil Teile des Erregungsleitungssystems bei Eintreffen des elektrischen Impulses noch refraktär oder teilrefraktär sind, die Erregungsleitung auf das Kammermyokard einen von der Norm etwas aberrierenden Verlauf nimmt und dieser abnorme Weg nicht nur etwas anders **(QRS-Deformation)**, sondern auch länger ist **(QRS-Verbreiterung)**.

Elektrokardiografische Kriterien einer Aberranz

- Die aberrant geleiteten QRS-Komplexe sind den Grundschlägen ähnlich, nur etwas breiter und etwas anders konfiguriert.
- Die aberrant geleiteten QRS-Komplexe ähneln häufig einem Schenkelblock, meistens einem Rechtsschenkelblockbild. Sie sind im Unterschied zu ventrikulären Extrasystolen (mit denen sie häufig verwechselt werden) triphasisch und bilden einen Rsr'-Komplex (die ventrikuläre Extrasystole ist in der Regel biphasisch und noch breiter) **(Abb. 25.9)**.

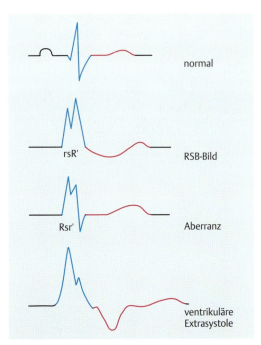

Abb. 25.9 Gegenüberstellung der elektrokardiografischen Befunde bei Rechtsschenkelblock, aberranter Leitung bei Vorhofflimmern und ventrikulärer Extrasystolie im Vergleich zum Normalbefund.

Typische Kennzeichen der Aberranz bei Vorhofflimmern und Vorhofflattern sind somit
- Ein kurzes RR-Intervall folgt einem vorangegangenen, besonders langen RR-Intervall.
- Verbreitertes, triphasisches Schenkelblockbild, häufig rechtsschenkelblockähnlicher QRS-Komplex *(Abb. 25.10)*, zumeist aber doch vom RSB-Bild unterscheidbar *(Abb. 25.9)*.

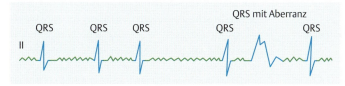

Abb. 25.10 Elektrokardiografische Befunde beim Vorhofflimmern: Regelrechte QRS-Komplexe bei Vorhofflimmern und ein deformierter QRS-Komplex bei aberranter Leitung.

Merke

Die häufigsten Rhythmusstörungen im Erwachsenenalter sind Vorhofflimmern und Vorhofflattern. Beim **Vorhofflimmern** findet keine organisierte Vorhofkontraktion statt, und das Schlagvolumen des Herzens nimmt dadurch ab. Vorhofflimmern ist charakterisiert durch fehlende P-Wellen und absolut unregelmäßige Kammererregungen („Absolute Arrhythmie"). Zwischen den QRS-Komplexen sind Flimmerwellen zu erkennen, am besten in den Ableitungen II und V_1.

Vorhofflattern ist durch kreisförmige Erregungen im Vorhof charakterisiert und kommt in zwei Typen vor: Beim Typ I des Vorhofflatterns (klassischer Typ) sind die Flatterwellen in den Ableitungen II, III und aVF negativ, beim Typ II des Vorhofflatterns (ungewöhnlicher Typ) sind sie in diesen Ableitungen positiv. Die Frequenz der Flatterwellen beträgt beim Typ I 220–350/min, beim Typ II 340–430/min. Die AV-Überleitung ist gewöhnlich 2:1, 3:1, 4:1. Elektrokardiografisch ist das Vorhofflattern durch regelmäßige „sägezahnartige" Flatterwellen charakterisiert, die am besten in den Ableitungen II, III und aVF nachzuweisen sind.

▶ *EKG-Beispiele*

(38): Vorhofflimmern s. S. 200
(39): Leitungsaberranz bei Vorhofflimmern s. S. 202
(40): Vorhofflattern s. S. 204

LEKTION 26

Ventrikuläre Rhythmusstörungen

Bei den ventrikulären Rhythmusstörungen unterscheidet man
- ventrikuläre Extrasystolen
- ventrikuläre Tachykardie (nicht anhaltende und anhaltende Form)
- Kammerflattern
- Kammerflimmern

Alle ventrikulären Rhythmusstörungen sind durch charakteristische elektrokardiografische Befunde geprägt.

Ventrikuläre Extrasystolen

Ventrikuläre Extrasystolen können in jedem Teil der Kammermuskulatur entstehen und breiten sich auf abnormalen Wegen im Ventrikelmyokard aus. Elektrokardiografisch sind ventrikuläre Extrasystolen charakterisiert durch **vorzeitigen Einfall eines QRS-Komplexes**, der verbreitet (> 110 msek) und schenkelblockartig deformiert ist sowie fehlende P-Wellen. Bei einer **linksventrikulär** entstandenen Extrasystole wird der linke Ventrikel vorzeitig vor dem rechten Ventrikel erregt, und es liegt elektrokardiografisch das Bild eines **Rechtsschenkelblocks** vor *(Abb. 26.1)*.

Bei der **rechtsventrikulären** Extrasystole wird der rechte Ventrikel vor dem linken Ventrikel erregt, so dass die Extrasystole das Bild eines **Linksschenkelblocks** zeigt *(Abb. 26.2)*. Ein charakteristischer Befund der ventrikulären Extrasystolie ist die **kompensatorische Pause**: Im Gegensatz zur supraventrikulären Extrasystole ist der Sinusknotenimpuls durch die ventrikuläre Extrasystole **nicht** gestört, ein Sinusimpuls trifft deshalb auf eine Kammer, die durch die Extrasystole noch absolut refraktär ist und erst durch den nächsten Sinusknotenimpuls wieder erregt werden kann. So entsteht bei der ventrikulären Extrasystolie eine kompensatorische Pause, wobei die RR-Abstände vor und nach der Extrasystole den RR-Abständen von zwei normalen Ausschlägen entsprechen *(Abb. 26.1, Abb. 26.2)*.

Nach der **Morphologie** unterscheidet man **monomorphe** (monotope) Extrasystolen, wenn die Extrasystolen eine jeweils identische Form (gleiche QRS-Konfiguration) haben, da sie aus nur einem Ursprungsort im Ventrikel kommen *(Abb. 26.3)* und **polymorphe** (polytope) Extrasystolen, wenn unterschiedliche Formen der Extrasystolen (verschiedene QRS-Komplex-Morphologien) vorkommen, da mehrere Ursprungsorte vorliegen *(Abb. 26.3)*. Nach dem **zeitlichen Auftreten** spricht man von einem **Bigeminus**, wenn jeder normale QRS-Komplex von einer Extrasystole gefolgt wird, und von einem **Trigeminus**, wenn auf einen normalen QRS-Komplex zwei konsekutive Extrasystolen folgen *(Abb. 26.4)*.

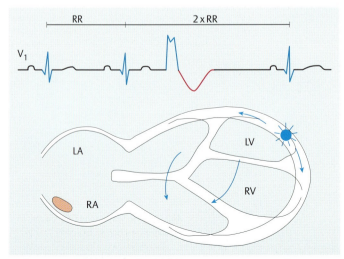

Abb. 26.1 Darstellung des Mechanismus und des elektrokardiografischen Bildes einer linksventrikulären Extrasystole.

Ventrikuläre Rhythmusstörungen

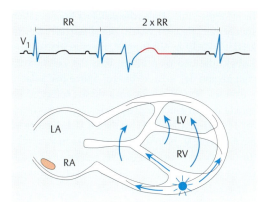

Abb. 26.2 Darstellung des Mechanismus und des elektrokardiografischen Bildes einer rechtsventrikulären Extrasystole.

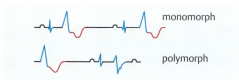

Abb. 26.3 Charakterisierung des elektrokardiografischen Befundes bei mono- und polymorphen ventrikulären Extrasystolen

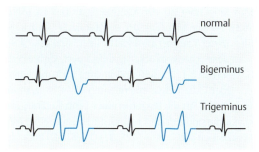

Abb. 26.4 Charakterisierung des elektrokardiografischen Befundes bei Bigeminus und Trigeminus im Vergleich zum Normal-EKG.

Ventrikuläre Tachykardie

Ventrikuläre Tachykardien entstehen im Bereich des rechten und/oder linken Ventrikels und werden durch kreisförmige Erregungen („Reentry") oder abnorme Automatie hervorgerufen. Sie werden nach der Dauer in **nicht anhaltende Tachykardien** (Dauer < 30 Sekunden) oder **anhaltende Tachykardien** (Dauer ≥ 30 Sekunden) eingeteilt. Ventrikulären Tachykardien liegt immer ein ektopes Reizbildungszentrum im Myokard zugrunde, und es besteht eine Dissoziation von Vorhof und Kammer, wobei der Vorhofrhyth-

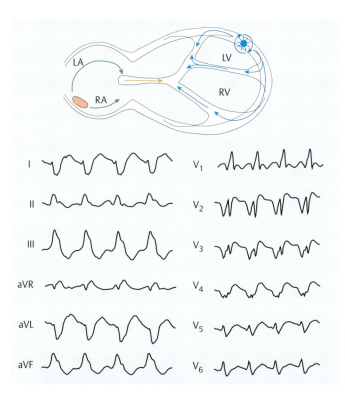

Abb. 26.5 Schematische Darstellung des Mechanismus bei ventrikulärer Tachykardie. Elektrokardiografische Befunde bei ventrikulärer Tachykardie.

mus langsamer als der Kammerrhythmus ist *(Abb. 26.5)*. Da der Ursprungsort ventrikulärer Tachykardien in der Kammermuskulatur liegt, sind die QRS-Komplexe schenkelblockartig deformiert, verbreitert (QRS-Breite ≥ 120 msek) und in circa 50 % mit einer im Oberflächen-EKG erkennbaren AV-Dissoziation verbunden. Für die Diagnose einer ventrikulären Tachykardie sind zunächst einmal die Befunde einer **AV-Dissoziation** *(Lektionen 10 [S. 31], 11 [S. 34])* bedeutsam, dann aber einige charakteristische Befunde, die in den Ableitungen V_1 und V_6 zu erheben sind:

Bei einer Tachykardie mit **breitem QRS-Komplex** (≥ 120 msek) und einer **Rechtsschenkelblock-Konfiguration** spricht eine mono- oder biphasische Deformierung des QRS-Komplexes in V_1 für das Vorliegen einer ventrikulären Tachykardie, während triphasische QRS-Komplexe eher für einen supraventrikulären Ursprung sprechen. In der Ableitung V_6 findet man bei ventrikulären Tachykardien häufig eine R/S-Relation < 1, während eine R/S-Relation > 1 für einen supraventrikulären Ursprung spricht *(Abb. 26.6)*. Bei einer Tachykardie mit **Linksschenkelblock-Konfiguration** spricht eine „Kerbe" („Notch") im abfallenden Schenkel der S-Zacke in Ableitung V_1 für eine ventrikuläre Tachykardie und man findet, dass das Zeitintervall vom Beginn der R-Zacke bis zur Spitze der S-Zacke > 0,06 sek beträgt. Findet man diese „Kerbe" nicht, spricht das für einen supraventrikulären Ursprungsort der Tachykardie. Auch bei diesen Tachykardien ist die Ableitung V_6 hilfreich: Eine Q-Zacke in V_6 spricht für ventrikuläre Tachykardie, bei Fehlen einer Q-Zacke ist eher ein supraventrikulärer Ursprungsort der Tachykardie anzunehmen *(Abb. 26.7)*.

Kammerflattern

Beim Kammerflattern liegt eine Kammerfrequenz von > 250 Schlägen/min vor, der QRS-Komplex ist schenkelblockartig verbreitert (≥ 120 msek) und deformiert. Kammerflattern ist eine lebensbedrohliche Rhythmusstörung, die häufig in Kammerflimmern degeneriert *(Abb. 26.8)*.

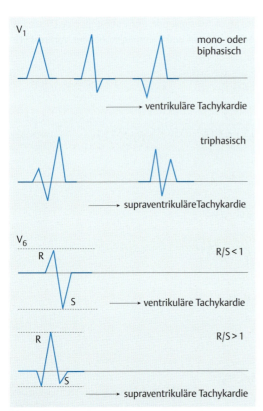

Abb. 26.6 Differenzialdiagnose von Tachykardien mit breitem QRS-Komplex und Rechtsschenkelblock-Bild.

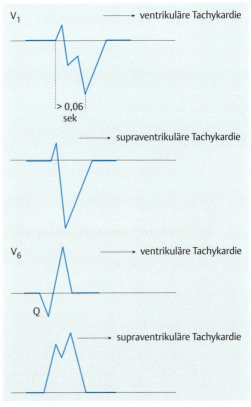

Abb. 26.7 Differenzialdiagnose von Tachykardien mit breitem QRS-Komplex und Linksschenkelblock-Bild.

Ventrikuläre Rhythmusstörungen

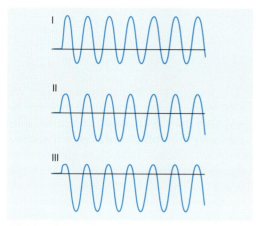

Abb. 26.8 Elektrokardiografischer Befund bei Kammerflattern.

Kammerflimmern

Kammerflimmern ist die „chaotische" Erregung des Herzens, bei der regelrechte Impulse **nicht** mehr auszumachen sind. Man findet bei Kammerflimmern irreguläre Undulationen der elektrokardiografischen Signale und abgrenzbare Kammerkomplexe sind **nicht mehr erkennbar** *(Abb. 26.9)*. Kammerflimmern ist eine lebensbedrohliche Rhythmusstörung, die sofortige Reanimationsmaßnahmen erfordert.

▶ *EKG-Beispiele*

(41): Ventrikulärer Extrasystolie s. S. 206
(42): Kammertachykardie s. S. 208

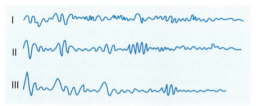

Abb. 26.9 Elektrokardiografischer Befund bei Kammerflimmern.

Merke

Elektrokardiografische Charakteristika **ventrikulärer Extrasystolen**:
- Vorzeitiger Einfall eines verbreiterten QRS-Komplexes (QRS-Komplex-Breite ≥ 120 msek).
- Kompensatorische (postextrasystolische) Pause.
- Rechtsventrikulärer Ursprung der Extrasystole: Linksschenkelblockartiger QRS-Komplex.
- Linksventrikulärer Ursprung der Extrasystole: Rechtsschenkelblockartiger QRS-Komplex.
- Monomorphe (monotope) Extrasystolen: eine Morphologie (= ein Ursprungsort).
- Polymorphe (polytope) Extrasystolen mehrerer Morphologien (= mehrere Ursprungsorte).

Elektrokardiografische Charakteristika **ventrikulärer Tachykardien**:
- Tachykardien mit breitem QRS-Komplex (QRS-Komplex-Breite ≥ 120 msek).
- Zeichen der AV-Dissoziation.
- Rechtsschenkelblockartige Konfiguration: Mono-/biphasische Konfiguration des QRS-Komplexes in V_1; R/S-Relation < 1 in V_6.
- Oder linksschenkelblockartige Konfiguration mit typischer Knotung im absteigenden S-Schenkel in V_1, Q in V_6.

Elektrokardiografische Charakteristika von **Kammerflattern**:
- Kammerfrequenz > 250/min.
- Schenkelblockartige Verbreiterung des QRS-Komplexes (QRS-Komplex-Breite ≥ 120 msek).

Elektrokardiografische Charakteristika von **Kammerflimmern**:
- Nicht mehr identifizierbare Struktur des Elektrokardiogramms.
- Chaotische Undulationen elektrografischer Signale.

LEKTION 27

Brugada-Syndrom

Das Brugada-Syndrom charakterisiert herzgesunde Patienten, die einen plötzlichen Herztod überlebt haben oder hinsichtlich eines plötzlichen Todes gefährdet sind und typische elektrokardiografische Befunde zeigen. Je nach vorliegenden EKG-Veränderungen wird zwischen einem „manifesten" und einem „verborgenen" Brugada-Syndrom differenziert. Das Risiko eines plötzlichen Todes scheint in beiden Gruppen („manifestes" bzw. „verborgenes" Brugada-Syndrom) hoch zu sein.

Nach heutigem Wissen wird das Brugada-Syndrom als primär „elektrische" Erkrankung durch Mutationen des Gens SCN5A hervorgerufen. Bisher wurden mehrere Mutationen von SCN5A beschrieben.

Erkennungsmerkmale des **„manifesten" Brugada-Syndroms** im 12-Kanal-EKG *(Abb. 27.1)*:
- Inkompletter oder kompletter Rechtsschenkelblock (QRS-Breite ≥ 110 msek)
- Persistierende ST-Strecken-Hebungen in V_1–V_3

Nach neueren Untersuchungen sind die elektrokardiografischen Befunde des Brugada-Syndroms (RSB, ST-Strecken-Hebungen in V_1–V_3) nur bei einem Teil des Patienten persistierend, und bei anderen Patienten nicht oder nur vorübergehend sichtbar *(Abb. 27.2)*.

Ein **„verborgenes" Brugada-Syndrom** muss vermutet werden, wenn herzgesunde Patienten lebensgefährliche ventrikuläre Tachyarrhythmien hatten oder einen plötzlichen Herztod überlebten. Bei solchen Patienten sollte ein Brugada-Syndrom ausgeschlossen oder bestätigt werden. Die Demaskierung der typischen EKG-Veränderungen des Brugada-Syndroms ist durch Natrium-Kanal-Blockade möglich: Nach Injektion von Ajmalin (1 mg/kg, i. v.) oder Procainamid (10 mg/kg, i. v.) bzw. Flecainid (2 mg/kg, i. v.) beobachtet man bei Patienten mit „verborgenem" Brugada-Syndrom das Auftreten eines Rechtsschenkelblocks und/oder ST-Strecken-Hebungen (> 1 mm) in V_1–V_3 *(Abb. 27.3)*. Bei Patienten, die Kammerflimmern hatten und/oder einen plötzlichen Herztod überlebten, bei denen aber kein Brugada-Syndrom vorliegt, werden durch Ajmalin, Procainamid oder Flecainid keine EKG-Veränderungen beobachtet. Bei Patienten mit „manifestem" Brugada-Syndrom führt die Applikation von Ajmalin, Procainamid oder Flecainid zu einer Verstärkung der ST-Strecken-Hebung. Dieses Kriterium wird als zusätzlicher Befund zur Diagnosesicherung herangezogen. Je nach Form der ST-Strecken-Hebung werden im EKG 3 Typen des Brugada-Syndroms unterschieden *(Abb. 27.1 und Abb. 27.2)*.

> **Merke**
>
> Das Brugada-Syndrom ist ein seit 1992 bekanntes Syndrom, das durch die Trias „Herzgesund" – typische EKG-Veränderungen – plötzlicher Tod" charakterisiert ist. Je nach vorliegenden EKG-Befunden unterscheidet man ein „manifestes" und ein „verborgenes" Brugada-Syndrom. Das Risiko eines plötzlichen Todes ist bei beiden Formen des Brugada-Syndroms hoch.
> Elektrokardiografische Befunde des „manifesten" Brugada-Syndroms:
> - Inkompletter oder kompletter Rechtsschenkelblock (QRS-Breite ≥ 110 msek)
> - Persistierende ST-Strecken-Hebungen in V_1–V_3
>
> Das „verborgene" Brugada-Syndrom muss bei herzgesunden Patienten mit ventrikulären Tachyarrhythmien und/oder überlebtem plötzlichen Tod und unauffälligem 12-Kanal-EKG-Befund vermutet werden. Eine Demaskierung typischer EKG-Veränderungen (Bestätigung der Diagnose) ist durch Injektion eines Klasse-I-Antiarrhythmikums möglich.
> - Ajmalin (1 mg/kg) i. v.
> - Procainamid (10 mg/kg) i. v.
> - Flecainid (2 mg/kg) i. v.
>
> Bei „manifestem" Brugada-Syndrom führt die Applikation eines Klasse-I-Antiarrhythmikums zu einer Verstärkung der ST-Strecken-Hebung.

Brugada-Syndrom

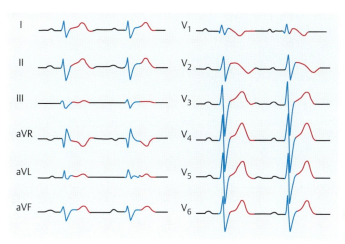

Abb. 27.1 Manifeste Form des Brugada-Syndroms: Rechtsschenkelblock-Morphologie in V_1, ST-Hebungen V_1–V_3.

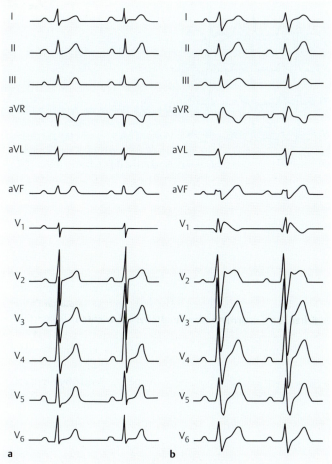

Abb. 27.2 Intermittierende Form des Brugada-Syndroms: Unauffälliges EKG nach Kammerflimmern **(a)**; 1 Woche später Zeichen des Brugada-Syndroms (RSB, ST-Hebungen V_1–V_3 **[b]**).

Lektion 27 Brugada-Syndrom

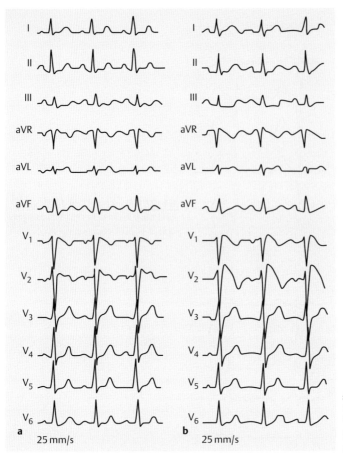

Abb. 27.3 Einfluss von Ajmalin zur Demaskierung eines Brugada-Syndroms. Verdacht des Syndroms **(a)** und eindeutige ST-Hebung bei RSB nach 1 mg/kg Ajmalin i. v. **(b)**.

▶ **EKG-Beispiele**

(43): Brugada-Syndrom s. S. 210

LEKTION 28

Arrhythmogene rechtsventrikuläre Dysplasie/Kardiomyopathie (ARVD/C)

Die **arrhythmogene rechtsventrikuläre Dysplasie/Kardiomyopathie** (**ARVD/C**, früher: arrhythmogene rechtsventrikuläre Erkrankung) ist primär eine Erkrankung des rechten Ventrikels, bei der es zu einer progressiven Degeneration des rechtsventrikulären Myokards mit konsekutivem Ersatz des Myokardgewebes durch Fett und/oder Bindegewebe kommt. Typischerweise tritt die Erkrankung bei jüngeren, scheinbar herzgesunden Patienten (Verhältnis Männer:Frauen 6:1) auf. Sie manifestiert sich häufig durch belastungsinduzierte (= 20–50 %), selbstterminierende oder anhaltende ventrikuläre Tachykardien, deren klinisches Korrelat Palpitationen, Herzrasen oder Synkopen sind, und die in der Regel hämodynamisch gut toleriert werden. Allerdings sind bei Patienten mit ARVD/C als Erstmanifestation auch plötzliche Todesfälle bekannt und gefürchtet. Neben Herzrhythmusstörungen aus dem rechten Ventrikel sind bei dieser Erkrankung auch globale oder regionale Kontraktilitätsstörungen des rechten Ventrikels zu beobachten.

Die Ätiologie des Krankheitsbildes ist bisher nicht völlig geklärt. Vermutet wird ein autosomal dominanter Erbgang mit familiärer Verbreitung, bedingt durch Gen-Mutationen auf den Chromosomen 1, 2, 3 und 14; diskutiert wird auch eine rezessive Variante der Erkrankung mit Beteiligung des Chromosoms 17.

Befunde im 12-Kanal-Ruhe-EKG

Im **Oberflächen-EKG** finden sich typischerweise in den rechtspräkordialen Ableitungen V_1–V_3 Repolarisationsstörungen mit schulterförmig angehobener ST-Strecke und T-Negativierungen, deren Ausmaß mit den morphologischen Veränderungen des rechten Ventrikels zu korrelieren scheinen **(Abb. 28.1)**. Terminal negative T-Wellen in den rechtspräkordialen Ableitungen V_2–V_3 **(Abb. 28.1)** sind zwar sehr häufig, können jedoch differenzialdiagnostisch auch andere Ursachen haben *(Lektion 16, S. 47)*. Häufig nachweisbar, jedoch ebenfalls unspezifisch, sind regionale Rechtsverspätungszeichen (QRS-Dauer > 0,11 sek) in den Ableitungen V_1–V_3. Charakteristisch, wenn auch nur selten nachweisbar, ist dagegen das „Epsilon-Potential" in den Ableitungen V_1–V_3, das als Spätpotential Ausdruck lokal *verzögerter* Erregungsleitung ist. Dieses **Epsilon-Potential** ist im aufsteigenden Schenkel der S-Zacke des QRS-Komplexes in den Ableitungen V_1–V_3 zu erkennen **(Abb. 28.2)**. Es ist scheinbar nur bei Patienten mit ARVD/C und deutlich nachweisbarer rechtsventrikulärer Kontraktionsstörung nachzuweisen.

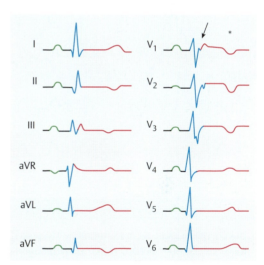

Abb. 28.1 EKG bei arrhythmogener rechtsventrikulärer Dysplasie/Kardiomyopathie. Epsilon-Zeichen ↓ und T-Negativierung (*) in V_1–V_3.

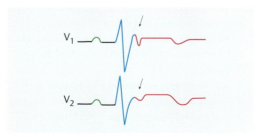

Abb. 28.2 Epsilon-Zeichen in V_1–V_2.

Befunde im Tachykardie-EKG

Die Morphologie von nicht anhaltenden (Dauer < 30 sek) oder anhaltenden (Dauer ≥ 30 sek) **ventrikulären Tachykardien** zeigt bei Vorliegen einer ARVD/C ein klassisches Muster: Neben einer monomorphen linksschenkelblockartigen Konfiguration (QRS-Dauer ≥ 0,12 sek) der Tachykardie, wird die Achse des QRS-Komplexes vom Ort des Tachykardieursprungsortes bestimmt. Die Prädilektionsstellen liegen im rechtsventrikulären Ausflusstrakt (rechtstypische oder steiltypische elektrische Achse), der Spitze des RV (überdrehte linkstypische Achse) sowie im inferioren Anteil des rechtsventrikulären Einflusstraktes = subtrikuspidal (überdrehte linkstypische Achse, **Abb. 28.3**). Die drei Prädilektionsstellen bilden das „Dreieck der Dysplasie" („triangle of dysplasia"). Der Nachweis mehrerer Kammertachykardie-Morphologien entspricht meist ausgeprägteren rechtsventrikulären Kontraktionsstörungen (fortgeschrittenes Erkrankungsstadium).

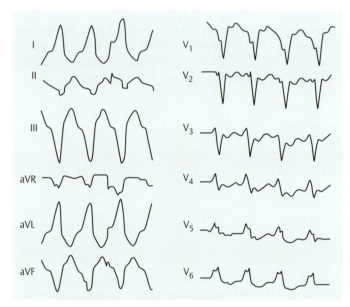

Abb. 28.3 Monomorphe ventrikuläre Tachykardie aus dem subtrikuspidalen Bereich des RV. Morphologie: LSB und überdrehter Linkstyp.

Merke

Die arrhythmogene rechtsventrikuläre Dysplasie/Kardiomyopathie (ARVD/C, früher arrhythmogene rechtsventrikuläre Erkrankung) wird vor allem bei jungen, sonst herzgesunden Patienten beobachtet (Verhältnis Männer : Frauen = 6 : 1). Sie kann Ursache rezidivierender, belastungsinduzierter monomorpher ventrikulärer Tachykardien, aber auch Ursache eines plötzlichen Todes sein.

Hinweise einer ARVD/C im 12-Kanal-Ruhe-EKG:
- Repolarisationsstörungen in den Abteilungen V_1–V_3
- Schulterförmig angehobene ST-Strecke V_1–V_3
- T-Negativierungen V_2–V_3
- Rechtsverspätungszeichen (QRS-Dauer > 0,11 sek)
- „Epsilon-Potential" V_1–V_3

Hinweise einer ARVD/C im Tachykardie-EKG:
- Monomorphe ventrikuläre Tachykardie mit linksschenkelblockartiger Konfiguration und breitem QRS-Komplex (QRS-Dauer ≥ 0,12 sek)
- Ursprung RV-Ausflusstrakt: rechtstypische oder steiltypische elektrische Achse
- Ursprung RV-Spitze: Überdrehte linkstypische Achse
- Ursprung RV inferior (subtrikuspidal): überdrehte linkstypische Achse

Im Alltag des nicht speziell kardiologisch spezialisierten Internisten finden sich solche Elektrokardiogramme extrem selten.

LEKTION 29

Schrittmacher-EKG

Die Implantation eines Herzschrittmachers ist heute ein fester Bestandteil therapeutischer Interventionen bei bradykarden Rhythmusstörungen, und die Beurteilung des Elektrokardiogramms ist für die Abschätzung einer regelrechten oder pathologischen Funktion von Schrittmachersystemen notwendig. Die Funktionsweise eines Herzschrittmachers wird üblicherweise durch die Folge von drei Buchstabenkürzel charakterisiert. Dabei steht der

- erste Buchstabe für den Stimulationsort
- zweite Buchstabe für den Detektionsort
- dritte Buchstabe für die Reaktionsweise.

Einkammerschrittmacher

Bei der Implantation eines Einkammerschrittmachers wird in der Regel eine Schrittmacherelektrode in der Spitze des rechten Ventrikels plaziert: **VVI-Schrittmacher** *(Abb. 29.1)*: [V] Stimulation im Ventrikel, [V] Wahrnehmung im Ventrikel, [I] Inhibierung bei Eigenrhythmus. Die Schrittmacherelektrode, die über einen Zugang von der Vena subclavia bzw. von einer anderen Vene im rechten Ventrikel lokalisiert wird, ist mit der Schrittmacherbatterie verbunden. Durch die elektrische Stimulation des Herzens nach Schrittmacherimplantation ändert sich das EKG grundsätzlich: Die Hauptveränderung ist am QRS-Komplex sichtbar, der schenkelblockartig deformiert ist. Man findet als Zeichen des Schrittmacherimpulses ein scharfes elektrisches Potential (**„Schrittmacher-Spike"**), an das sich die künstlich induzierte Erregungsausbreitung in den Kammern anschließt *(Abb. 29.1)*. Bei der in der Regel erfolgten rechtsventrikulären Stimulation findet man eine **linksschenkelblockartige Deformierung** des QRS-Komplexes. Die heute implantierten Einkammerschrittmacher üben ihre Funktion als **Bedarfsschrittmacher** aus, so dass das Elektrokardiogramm neben Schrittmacherimpulsen auch völlig normale Befunde zeigen kann.

Bei Patienten mit erhaltener Überleitung (AV-Knoten-His-Bündel-System) ist auch die Möglichkeit der Implantation eines vorhofgesteuerten Schrittmachers gegeben **(AAI-Schrittmacher)**, bei dem eine Schrittmacherelektrode im rechten Vorhof plaziert wird *(Abb. 29.2)*: [A] Stimulation im Vorhof,

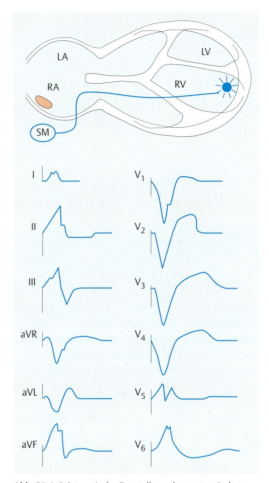

Abb. 29.1 Schematische Darstellung der anatomischen Befunde und der elektrokardiografischen Befunde bei Einkammerstimulation im Ventrikel (VVI-Stimulation).

[A] Wahrnehmung im Vorhof, [I] Inhibierung bei Eigenrhythmus. Im Elektrokardiogramm sieht man bei diesen Schrittmacherträgern, dass ein Schrittmacherimpuls im Vorhof (künstliche atriale Stimulation) abgegeben wird, der dann über das spezifische Reizleitungssystem auf die Kammern übergeleitet wird; aufgrund dieser Stimulation sind normal konfigurierte und normal breite QRS-Komplexe zu sehen *(Abb. 29.2)*.

Ein **Defekt** im Schrittmachersystem kann an der Elektrode, an der Batterie und am Übergang des

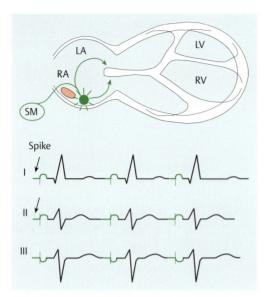

Abb. 29.2 Schematische Darstellung der anatomischen und elektrokardiografischen Befunde bei Einkammerstimulation im Vorhof (AAI-Stimulation).

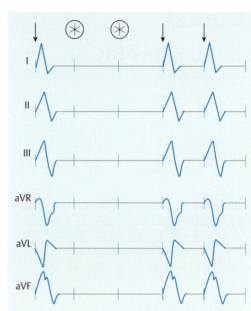

Abb. 29.3 Elektrokardiografische Befunde bei effektiver (↓) und nicht effektiver (⊗) Stimulation im VVI-Modus.

Schrittmacherimpulses zum Myokard liegen. Am häufigsten werden Schrittmacherdefekte durch Störungen der **Impulsbildung**, der **Impulsüberleitung** und durch **Batterieerschöpfung** hervorgerufen. Störungen der **Impulsbildung** können durch die Elektrode bedingt sein (z. B. bei Kabelbruch) oder durch einen totalen Ausfall des Schrittmacheraggregates. Im Elektrokardiogramm werden beim Kabelbruch der Schrittmacherelektrode und totalem Ausfall des Schrittmacheraggregates **keine** Schrittmacherimpulse beobachtet, es liegt dann der natürliche Rhythmus des Herzens vor. Störungen der **Impulsleitung** können durch die Elektrode selbst bedingt sein oder dadurch, dass Schrittmacherimpulse nicht zu einer Kammerantwort führen, man spricht dann von einem **Exitblock**. Ursachen eines Exitblocks sind Dislokationen der Schrittmacherelektrode oder Erhöhungen der Reizschwelle, die initial durch Ödembildung, später durch Fibrosierungsvorgänge bedingt sind. Bei Störungen im Bereich der Schrittmacherelektrode (flottierende Schrittmacherelektrode) finden sich im Elektrokardiogramm permanent oder intermittierend effektive und nicht effektive Schrittmacherimpulse *(Abb. 29.3)*.

Beim Exitblock werden nur Schrittmacherimpulse ohne Kammerantwort nachweisbar *(Abb. 29.4)*. Störungen des Schrittmachersystems durch **Bat-** **terieerschöpfung** machen sich in der Regel durch einen Frequenzabfall der tatsächlichen gegenüber der programmierten Stimulationsfrequenz bemerkbar. Neben den genannten Störungen können beim Schrittmachersystem Fehlfunktionen durch gesteigerte („oversensing") oder verminderte („undersensing") Wahrnehmung von Signalen auftreten. Beim **„oversensing"** werden vom Schrittmachersystem elektrodenferne Potentiale (z. B. Muskelpotentiale) wahrgenommen und als Eigenaktionen fehlgedeutet. Der Schrittmacher wird durch diese Fehlinterpretation inhibiert und gibt keinen Stimulationsimpuls ab *(Abb. 29.5)*. Beim **„undersensing"** werden vom Schrittmacher fehlerhafte Impulse abgegeben, bedingt durch Nichtwahrnehmung von Eigenaktionen *(Abb. 29.6)*.

Zweikammerschrittmacher

Bei Patienten mit intaktem Sinusknoten, aber einer Störung der AV-Überleitung, versucht man eine möglichst „physiologische" Stimulation durch eine atrio-ventrikuläre sequentielle Stimulation (**„AV-sequentielle Stimulation"**) zu erreichen. Bei der Zweikammer-Stimulation (**DDD-Schrittmacher**) wird in der Regel eine Elektrode im rechten Vorhof (rechtes Herzohr) plaziert und eine zweite Elektrode wird in

Schrittmacher-EKG

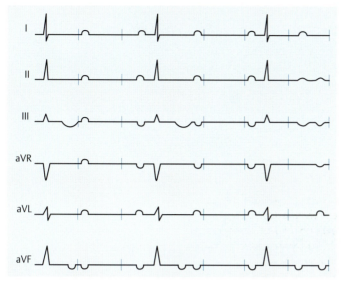

Abb. 29.4 Elektrokardiografische Befunde eines Exitblocks bei Einkammerstimulation im VVI-Modus bei AV-Block II° (2:1-Block).

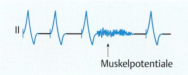

Abb. 29.5 Inhibierung eines Einkammerschrittmachers durch fehlerhafte Wahrnehmung von elektrodenfernen Potentialen (z. B. Muskelpotentiale) („oversensing").

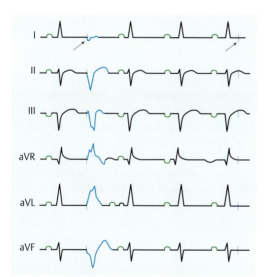

Abb. 29.6 Fehlerhafte Impulsabgabe eines Einkammerschrittmachers durch Nichterkennung von Eigenaktionen („undersensing").

der Spitze des rechten Ventrikels positioniert **(Abb. 29.7)**. Jede Elektrode nimmt die elektrische Aktivität wahr (im Vorhof bzw. in der Kammer) und kann Schrittmacherimpulse abgeben. Andere Konzepte haben versucht, eine AV-sequentielle Stimulation mit nur einer Elektrode zu erreichen, die die Möglichkeit einer Wahrnehmung von Vorhofsignalen hat **(VDD-Stimulation)**, und somit vorhofgesteuert eine AV-sequentielle Stimulation erlaubt **(Abb. 29.8)**.

Das normale Elektrokardiogramm eines Zweikammerschrittmachers zeigt in der Regel einen Schrittmacher-Spike (Impulsabgabe) im Vorhof, der zur Vorhofdepolarisation führt, und einen Schrittmacher-Spike in der Kammer (Impulsabgabe), der zur Kammerdepolarisation führt, **(Abb. 29.7)**. Die Überleitungszeit („AV-Intervall") entspricht der PQ-Zeit und kann bei diesen Schrittmachern programmiert werden. Liegen bei einem Patienten spontane Vorhof-Aktionen vor, so wird kein Schrittmacherimpuls im Vorhof abgegeben, sondern nur eine ventrikuläre Impulsabgabe nach einem festgelegten AV-Intervall.

Fehlfunktionen können bei Zweikammerschrittmachern ebenso wie bei Einkammer-Schrittmachern vorkommen und hier sind besonders Dislokationen, Störungen der Wahrnehmung atrialer bzw. ventrikulärer Impulse und Exitblocks der Vorhof- und/oder Kammerelektrode zu nennen. Während die mangelnde Wahrnehmung von ventrikulären Signalen mit fehlerhafter Impulsabgabe bereits vorge-

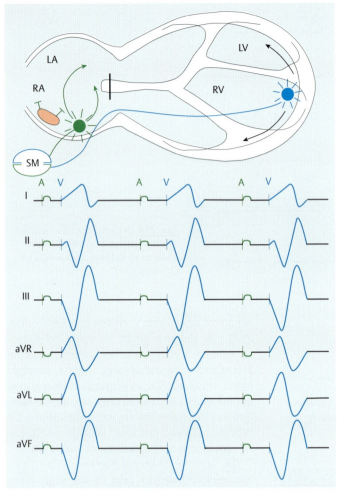

Abb. 29.7 Schematische Darstellung der anatomischen Befunde bei Zweikammer-Stimulation (DDD-Stimulation) und der elektrokardiografischen Befunde bei Zweikammer-Stimulation (DDD-Stimulation). Stimulation von Vorhof und Kammer.

stellt wurde *(Abb. 29.6)*, ist bei Zweikammerschrittmachern auch ein „atriales undersensing" möglich: Spontane P-Wellen werden nicht wahrgenommen, und es erfolgen fehlerhafte Impulse über die atriale Elektrode *(Abb. 29.9)*.

Eine weitere relativ häufige Fehlfunktion bei AV-sequentiellen Schrittmachersystemen (meistens bedingt durch fehlerhafte Programmierungen) ist das Auftreten von **Schrittmachertachykardien** („pacemaker tachycardia"). Nach einer ventrikulären Extrasystole, die retrograd über den AV-Knoten zum Vorhof geleitet wird, kommt es zur Wahrnehmung dieser retrograd geleiteten Vorhofaktion, die ihrerseits wiederum eine ventrikuläre Stimulation induziert. Diese Kammerstimulation wird wiederum retrograd zum Vorhof geleitet, so dass sich die Tachykardie selbst unterhält *(Abb. 29.10)*.

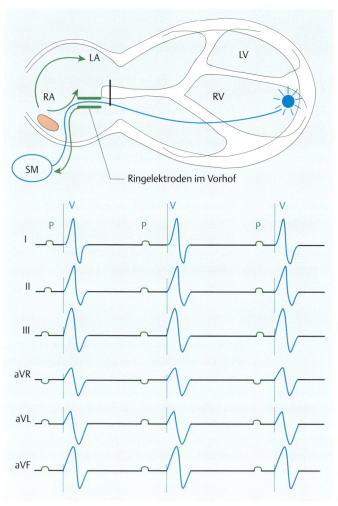

Abb. 29.8 Schematische Darstellung der anatomischen Befunde bei AV-sequentieller Stimulation durch VDD-Schrittmacher. Implantation einer rechtsventrikulären Elektrode, die aber durch atriale Ringelektroden Signale aus dem Vorhof wahrnehmen kann und so eine AV-sequentielle Stimulation ermöglicht. Elektrokardiografische Befunde bei AV-sequentieller Stimulation durch VDD-Schrittmacher. Spontane P-Wellen, regelrechte Erkennung der Vorhofaktion und AV-sequentielle Stimulation mit rechtsventrikulärer Impulsabgabe.

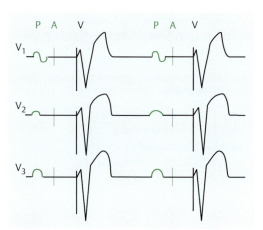

Abb. 29.9 Fehlerhafte Impulsabgabe durch Nichtwahrnehmung spontaner Vorhof-Depolarisationen („atriales undersensing").

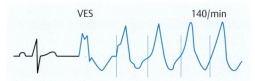

Abb. 29.10 Induktion einer Schrittmachertachykardie bei Zweikammer-Stimulation (Tachykardiefrequenz 140/min).

> **Merke**
>
> **Elektrokardiografische Charakteristika bei Einkammerschrittmacher-Systemen:**
> - Bei Lokalisation der Schrittmacherelektrode im Vorhof (AAI-Stimulation) oder im Ventrikel (VVI-Stimulation) findet man kleine „Schrittmacher-Spikes", gefolgt von einer Depolarisation in Vorhof (AAI) oder Kammer (VVI).
> - AAI-Stimulation: Vorhof-Spike, regelrechte Vorhofaktion, regelrechter (unauffälliger) QRS-Komplex.
> - VVI-Stimulation: Kammer-Spike, linksschenkelblockartige Deformierung des QRS-Komplexes (QRS-Komplex-Breite ≥ 120 msek).
> - Störungen der Schrittmacherfunktion gehen im EKG mit permanenten oder intermittierenden nicht effektiven Schrittmacherstimulationen oder fehlender Inhibierung durch Eigenaktionen einher.
>
> **Elektrokardiografische Charakteristika bei Zweikammerschrittmacher-Systemen:**
> - Lokalisation von Schrittmacherelektroden in Vorhof und Ventrikel (DDD-Stimulation).
> - Schrittmacher-Spikes im Vorhof und im Ventrikel mit linksschenkelblockartiger Deformierung der QRS-Komplexe (QRS-Komplex-Breite ≥ 120 msek).
> - Störungen der Schrittmacherfunktion gehen im EKG mit permanenten oder intermittierenden nicht effektiven Schrittmacherstimulationen im Vorhof und/oder Ventrikel oder fehlender Inhibierung durch Eigenaktionen einher.

Dreikammerschrittmacher

Seit einigen Jahren hat in die klinische Kardiologie ein neues „elektrisches" Stimulationskonzept Einzug gehalten, das für Patienten mit anderweitig nicht beeinflussbarer Herzinsuffizienz in Betracht kommt: Die kardiale Resynchronisationstherapie (CRT) durch Implantation von Dreikammerschrittmacher oder Dreikammerdefibrillatoren. Indikationen für eine CRT-Therapie ist ein Schweregrad der Herzinsuffizienz NYHA III-IV und eine Linksschenkelblockkonfiguration des QRS-Komplexes mit einer Breite von > 0,12 sek. Die CRT-Implantation ist mit den heute zur Verfügung stehenden Systemen in > 90% der Fälle möglich. Die Erwartungen an die CRT-Therapie sind nicht nur eine Verbesserung der Prognose, sondern auch eine gesteigerte Belastbarkeit und eine bessere Lebensqualität.

Bei dieser Therapieform wird neben der Implantation von Elektroden im rechten Vorhof und im rechten Ventrikel eine dritte Elektrode über den Sinus coronarius (CS) implantiert, die die laterale Wand des linken Ventrikels stimulieren soll. Bei der Implantation dieser CS-Elektrode wird die Anatomie des Sinus coronarius angiografisch dargestellt und es wird die Zielvene für die CRT-Implantation ausgesucht, die die bestmögliche Stimulation des linken Ventrikels erlaubt. Oft ist es notwendig, mehrere Seitenäste des CS zu sondieren und den hämodynamischen Benefit während der Implantation auszutesten. Die CRT-Therapie ist mittlerweile weltweit etabliert und Tausende von diesen Systemen sind mit guten Erfolgsraten eingebaut worden.

Es gibt keine „direkten" EKG-Zeichen einer Dreikammerstimulation. Der Erfolg des Verfahrens lässt sich, neben klinischen und hämodynamischen Befunden, an einer Verschmälerung des QRS-Komplexes ablesen.

> ▶ *EKG-Beispiele*
>
> **(44):** VVI-Schrittmacher s. S. 212
> **(45):** AAI-Schrittmacher s. S. 214
> **(46):** DDD-Schrittmacher s. S. 216
> **(47):** VDD-Schrittmacher s. S. 218

LEKTION 30

Monitor-EKG

Im Rahmen der Notfallmedizin und der Intensivmedizin wird regelmäßig ein Elektrokardiogramm kontinuierlich abgeleitet. Es dient der permanenten Überwachung von Herzfrequenz und Herzrhythmus. Die Ableitung erfolgt über Klebeelektroden, die zumeist am Thorax befestigt werden. Das EKG wird auf einem Monitorschirm dargestellt. Zu jedem Zeitpunkt kann das EKG mittels eines an den Monitor angeschlossenen Einkanalschreibers registriert werden. Der Monitor kann auch mit einem Langzeitspeicher verbunden sein, der die EKG-Aufzeichnung bis zu 24 Stunden speichert. Die Monitore verfügen häufig über Alarmsysteme. Bei Überschreiten bestimmter vorwählbarer Grenzbereiche (maximale oder minimale Herzfrequenz) oder auch bei Auftreten komplexer Arrhythmien wird ein optischer und akustischer Alarm ausgelöst. Wahlweise kann im Alarmfall auch ein EKG-Streifen automatisch ausgeschrieben werden.

Die Elektroden werden so angebracht, dass sie
- die Vorhoferregung („P-Welle") und Kammererregung („QRS-Komplex" und „ST-T") gut abbilden,
- die Soforttherapie der Notfallmedizin und die Pflege- und Behandlungsmaßnahmen der Intensivmedizin möglichst wenig stören.

Eine Ableitung, die diesen Ansprüchen genügt, entspricht häufig keiner der definierten Ableitungen des 12-Kanal-Standardprogramms *(Lektion 2, S. 4)*. Daher steht für das Monitor-EKG die qualitative und nicht so sehr die quantitative Analyse im Vordergrund. Aussagen über Vorhofleitungsstörungen, abnorme Q-Zacken, R-Überhöhung oder R-Reduktion, ST-Strecken-Hebung oder -Senkung, positive oder negative T-Wellen sind mit größter Zurückhaltung zu treffen.

Die Bedeutung des Monitor-EKGs liegt in der Erkennung und Überwachung von
- Herzrhythmusstörungen,
- Herzfrequenz,
- ausgeprägten Erregungsausbreitungsstörungen der Kammern.

Die **Herzfrequenz** wird kontinuierlich erfasst und auf dem Monitor digital angezeigt. Unter- oder Überschreitungen einer bestimmten Herzfrequenz können einen Alarm auslösen (Grenzwertalarmierung).

Als **bradykarde Herzrhythmusstörungen** *(Lektionen 9–11, S. 27 ff.)* können in der Regel ausreichend sicher erkannt werden:
- Sinusbradykardie,
- bradykardes Vorhofflimmern (Vorhofflimmern mit langsamer Überleitung auf die Kammern),
- Ausfall einer Sinusknotenerregung der Vorhöfe (wenn zuvor eine eindeutige P-Welle abgrenzbar war). Mögliche Ursachen hierfür sind ein totaler sinu-atrialer Block (SA-Block III°) oder ein Sinusknotenarrest,
- atrio-ventrikulärer Leitungsblock Grad II und Grad III (totaler AV-Block mit ventrikulärem Ersatzrhythmus),
- Bradykardie bei Schrittmacherfehlfunktion *(Lektion 29, S. 105)*,
- Asystolie.

Als **tachykarde Herzrhythmusstörungen** *(Lektionen 24–25, S. 85 ff.)* können in der Regel ausreichend sicher erkannt werden:
- Sinustachykardie,
- tachykardes Vorhofflimmern (Vorhofflimmern mit rascher Überleitung auf die Kammern),
- Tachykardie mit schmalem Kammerkomplex (supraventrikuläre Tachykardie),
- Tachykardie mit breitem Kammerkomplex (ventrikuläre Tachykardie oder supraventrikuläre Tachykardie mit schenkelblockartiger Leitungsaberranz; im Einkanalmonitor-EKG in der Regel nicht sicher zu unterscheiden),
- Kammertachykardien von Typ Torsades de pointes *(Lektion 17, S. 54)*,
- Kammerflimmern.

Extrasystolen sind sicher erkennbar als
- Extrasystolen mit schmalem QRS-Komplex (supraventrikuläre Extrasystolen),
- Extrasystolen mit verbreitertem Kammerkomplex (ventrikuläre Extrasystolen oder supraventrikuläre Extrasystolen mit schenkelblockartiger Leitungsaberranz; im Einkanalmonitor-EKG in der Regel nicht sicher zu unterscheiden),
- gepaart oder salvenförmig auftretende Extrasystolen,

- sehr frühzeitige Extrasystolen (kurz nach dem vorangegangenen QRS-Komplex, noch in dessen zugehörige T-Welle einfallende Extrasystolen).

Einige charakteristische Beispiele zeigt die **Abb. 30.1a–g**.

Erregungsausbreitungsstörungen der Kammern können in Form einer Verbreiterung und Deformierung des QRS-Komplexes dann erkannt werden, wenn sie genügend stark ausgeprägt sind oder neu auftreten. Mit aller Vorsicht können auch hierbei unterschieden werden:
- Breite, träge, plumpe QRS-Komplexe, bedingt durch schwere Myokardschädigung, metabolische Störungen, Medikamente,
- M-förmig deformierte Kammerkomplexe (rSR'-Konfiguration des Schenkelblockbildes, *Lektion 13, S. 39*).

Im Zweifelsfall sollte man mit der Feininterpretation sehr vorsichtig sein, um Fehldeutungen und daraus resultierende Fehlhandlungen zu vermeiden. Jede Auffälligkeit im Monitor-EKG sollte vielmehr Anlass geben, baldmöglichst ein 12-Kanal-Standard-EKG abzuleiten.

> **Merke**
>
> Die Einkanalmonitor-EKG-Ableitung entspricht in der Regel nicht einer der 12 definierten Ableitungen des Standard-EKG-Programms; sie wird vielmehr nach den Bedürfnissen von Behandlung und Pflege (möglichst wenig störend) und guter Differenzierung von Vorhof- und Kammererregung (gut abgebildete P-Welle und QRS-Komplex) angelegt.
>
> Das Monitor-EKG dient der kontinuierlichen Überwachung und Erkennung von Herzfrequenz, bradykarden und tachykarden Herzrhythmusstörungen (im Extremfall Asystolie oder Kammerflimmern), von Extrasystolen, von plötzlich auftretenden Verbreiterungen des QRS-Komplexes (Schenkelblockbild). Es zählt zu den Routinemaßnahmen der Notfall- und Intensivmedizin.
>
> Jede Auffälligkeit im Monitor-EKG sollte Anlass zur Ableitung eines kompletten 12-Kanal-Standard-EKGs geben.

▶ *EKG-Beispiele*

(48): Monitor-EKG s. S. 220

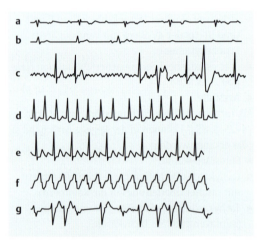

Abb. 30.1 Beispiele für die Darstellung von Herzrhythmusstörungen im Monitor-EKG.
a Totaler AV-Block,
b Plötzlich auftretende ventrikuläre Asystolie,
c Bradykardes Vorhofflimmern,
d Tachykardes Vorhofflimmern,
e Vorhofflattern mit 2:1-Überleitung,
f Ventrikuläre Tachykardie,
g Komplexe ventrikuläre Extrasystolie.

LEKTION 31

EKG bei Situs inversus cordis

Als „Situs inversus" bezeichnet man die Umkehrung der Lage von Organen, die im Körper spiegelbildlich zum Normalen angelegt sind. Von einem Situs inversus cordis oder einer Dextrokardie spricht man bei einer Verlagerung des Herzens zur rechten Thoraxseite hin, bedingt durch embryonale Fehlentwicklung. Die Dextrokardie ist als Bestandteil eines Situs inversus totalis meist ohne pathologische Bedeutung. Sie kann aber auch als Folge einer Rechtsdrehung des Herzens im Rahmen einer Entwicklungsstörung mit Herzmissbildungen kombiniert sein. Der Situs inversus cordis kann Bestandteil des Kartagener-Syndroms sein, das durch das gleichzeitige Vorkommen von Bronchiektasen, Polyposis nasi oder chronischer Sinusitis (bzw. Hypoplasie oder Aplasie des Sinus frontalis) und Situs inversus gekennzeichnet ist. Die Dextrokardie darf nicht mit der Dextroposition („Dextropositio cordis") verwechselt werden, bei der es zu einer Verlagerung des Herzens nach rechts als Folge einer Verdrängung oder Verziehung des Mediastinums durch extrakardiale Erkrankungen kommt.

Ein Situs inversus cordis ist oft ein nicht vermuteter Zufallsbefund und führt zu charakteristischen elektrokardiografischen Befunden, die durch die Lage des Herzens im Thorax bedingt sind und die sowohl Extremitäten- als auch Brustwandableitungen betreffen *(Abb. 31.1, Abb. 31.2)*. Oft werden die Elektrokardiogramme zunächst als verpolt missinterpretiert.

EKG-Befunde in den Extremitätenableitungen

Bei Situs inversus cordis zeigt der Hauptvektor des Herzens von links nach rechts unten. Die Extremitäten-Ableitungen II, III und aVR scheinen vertauscht zu sein: Es findet sich ein negativer QRS-Komplex in I und aVL mit tiefen S-Zacken, während die QRS-Komplexe in III und aVR positiv sind. Die P-Welle ist in der Ableitung I und aVL ebenfalls negativ, in den Ableitungen II, III und aVF jedoch positiv. Die T-Welle ist in I und aVL negativ *(Abb. 31.3)*. Die Zeitintervalle von P, PQ, QRS und QT sind unauffällig.

EKG-Befunde in den Brustwandableitungen

In den Brustwandableitungen findet man nicht die typische zunehmende Steigerung der R-Amplitude von V_1–V_6, sondern die Größe der QRS-Komplexe wird nach links hin abnehmend sehr klein. Statt dessen nehmen die QRS-Komplexe (spiegelbildlich zu V_3–V_6) in den Ableitungen V_3R–V_6R kontinuierlich an Höhe zu *(Abb. 31.3)*. Auffällig (und wegweisend) ist bei Dextrokardie eine hohe R-Amplitude des QRS-Komplexes in V_1.

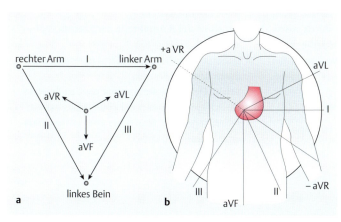

Abb. 31.1 Projektion der Extremitätenableitungen auf die Frontalebene des Körpers bei „Situs inversus cordis" (Dextrokardie).

Lektion 31 EKG bei Situs inversus cordis

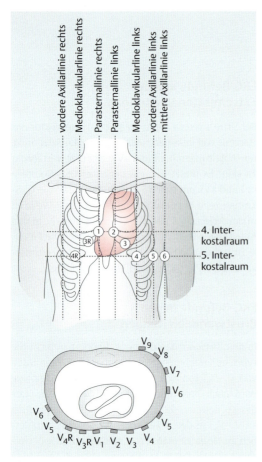

Abb. 31.2 Projektion der Brustwandableitungen bei „Situs inversus cordis" (Dextrokardie).

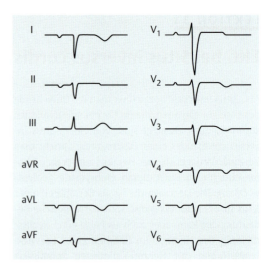

Abb. 31.3 Elektrokardiografische Befunde bei Situs inversus cordis. Auffällige elektrische Achse und hohe R-Amplitude in V_1 bei zunehmender Abnahme der R-Amplituden nach links lateral.

Merke

Als Situs inversus cordis (Dextrokardie) bezeichnet man die spiegelbildliche Position des Herzens im Thorax, als Dextroposition die Verlagerung des Herzens nach rechts als Folge einer Verdrängung oder Verziehung des Mediastinums durch extrakardiale Erkrankungen. Die Dextrokardie kann Bestandteil eines Kartagener-Syndroms sein. Bei der Dextrokardie finden sich folgende charakteristische Befunde im EKG:
- Normale Zeitintervalle von P, PQ, QRS und QT.
- P-Welle in I und aVL negativ.
- Hohe R-Amplituden in III und aVR.
- Negative QRS-Komplexe mit tiefen S-Zacken in I und aVL.
- Abnahme der R-Amplitude nach links lateral.
- Hohe R-Amplitude in V_1.
- Zunahme der R-Amplitude nach rechts (V_3R–V_6R).
- Sicherung der Diagnose „Situs inversus cordis" durch Röntgen-Thorax.
- Solche Elektrokardiogramme werden Ihnen in einer allgemein internistischen Praxis extrem selten begegnen. Man muss aber wissen, dass es so etwas gibt.

▶ *EKG-Beispiele*

(49): Situs inversus s. S. 222

LEKTION 32

Befundung des Elektrokardiogramms

Nachdem in den vorangegangenen 31 Lektionen eine systematische Besprechung der EKG-Analyse und der häufigsten elektrokardiografischen Befunde erfolgte, soll abschließend eine Systematik zur exakten Befundung eines 12-Kanal-Oberflächen-EKGs vorgestellt und empfohlen werden.

Die Beurteilung eines Elektrokardiogramms erfolgt am besten in 5 Schritten. Wenn man jeden Schritt sorgfältig vornimmt, erhält man zunächst die relevanten Befunde des EKGs.

Die Befundung beruht im Wesentlichen darauf, dass man die einzelnen Abschnitte des zu befundenden EKGs mit dem normalen Ablauf **(Abb. 32.1)** vergleicht und eventuelle Normalabweichungen erkennt und beschreibt. Eine sorgfältige Beurteilung und exakte Analyse ist unbedingt notwendig, um dann zu einer korrekten Deutung des Elektrokardiogramms zu kommen **(Abb. 32.1)**. So genannte „Blickdiagnosen" mögen dem Erfahrenen gelingen, gehen aber bei Beginnern fast immer schief. Analyse und Deutung der erhobenen Befunde führen zu Verständnis und Vorstellung dessen, was am Herzen vorgeht und was sich in bestimmten Veränderungen der EKG-Kurve zeigt und ausdrückt. Die Deutung führt dann schließlich zur Umsetzung in therapeutische Überlegungen.

Die 5 Schritte der elektrokardiografischen Befundung sind:
- Rhythmus und Frequenz einschließlich Verhalten von P-Wellen und PQ-Zeit.
- Lagetyp.
- Verhalten der Q-Zacken.
- Verhalten der R/S-Zacken.
- Verhalten von ST-Strecke und T-Welle.

Die Beurteilung von Rhythmus und Frequenz setzt die Analyse der Erregungsausbreitung in den Vorhöfen sowie der Überleitung auf die Kammern voraus und schließt damit die Analyse von P-Welle und

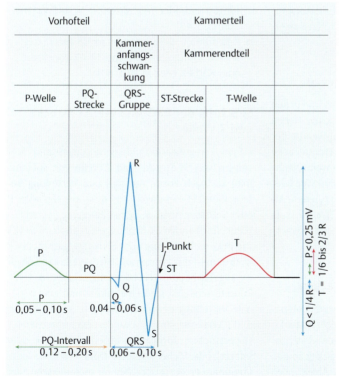

Abb. 32.1 Normalwerte für das Elektrokardiogramm.

PQ-Zeit ein. Der Lagetyp des Herzens repräsentiert die elektrische Herzachse in der Frontalebene und ist aus dem QRS-Hauptvektor der Extremitätenableitungen beurteilbar. Die Q-Zacken und die Verhaltensweisen von R- bzw. S-Zacken charakterisieren die Erregungsausbreitung in den Kammern und die ST-Strecke bzw. T-Welle repräsentieren letztendlich die Erregungsrückbildung. Alle unsere EKG-Befundungen in den kommenden Teilen dieses Buches folgen diesem Schema.

1. Schritt der EKG-Analyse: Rhythmus und Frequenz

Um den Rhythmus im Oberflächenelektrokardiogramm zu erkennen, muss man die P-Wellen identifizieren und das Verhältnis von P-Wellen und QRS-Komplex analysieren. Dabei soll man in diesem ersten Schritt auch gleich die P-Wellen-Form und P-Wellen-Morphologie genau beurteilen, d. h. auch eventuelle Vorhofleitungsstörungen erkennen *(Lektion 12, S. 37)* oder aber aufgrund abnormer P-Wellen-Konfigurationen (z. B. negative P-Welle in I, aVL) den Verdacht abnormer atrialer Impulsbildung erheben. Auf Veränderungen im Sinne eines P-dextro- oder P-sinistroatriale ist zu achten *(Lektion 12, S. 37)*. Die Vermessung des PQ-Intervalls ist notwendig, um eventuelle AV-Überleitungsstörungen zu erkennen *(Lektion 10, S. 31)*.

2. Schritt der EKG-Analyse: Lagetyp

Erkennung und Beurteilung des Lagetyps sind in den *Lektionen 5* (S. 14) und *6* (S. 18) besprochen. Neben der Festlegung des Lagetyps als Hauptvektor der elektrischen Achse des Herzens in der Frontalebene ist zu prüfen, ob der erfasste Lagetyp wahrscheinlich pathologisch ist (z. B. überdrehter Linkstyp oder überdrehter Rechtstyp) und ob der Lagetyp dem Alter eines Patienten angemessen ist oder nicht (z. B. sicher pathologischer Rechtslagetyp beim Erwachsenen, nicht jedoch beim Kind).

3. Schritt der EKG-Analyse: Q-Zacken

In jedem Elektrokardiogramm ist zu prüfen, ob pathologische Q-Zacken vorliegen oder nicht. Pathologisch sind Q-Zacken in den Ableitungen V_1–V_4 sowie abnorm tiefe und/oder breite Q-Zacken in den Extremitätenableitungen bzw. in den Ableitungen V_5 und V_6. Pathologische Q-Zacken sind meistens elektrokardiografische Zeichen einer Myokardnekrose oder Infarktnarbe nach transmuralem Infarkt („Q-Welleninfarkt") *(Lektion 19, S. 63)*. Seltenere Ursachen pathologischer Q-Zacken sind eine Kammerhypertrophie, eine Rechtsherzbelastung beim S_I-Q_{III}-Typ bei akuter Lungenarterien-Embolie *(Lektion 21, S. 78)* oder eine entzündlich bedingte Narbe.

4. Schritt der EKG-Analyse: R- und S-Zacken

Neben der Suche nach pathologischen Q-Zacken kommt der Analyse der R- und S-Zacken große Bedeutung zu *(Lektion 15, S. 45)*. Es muss geklärt werden, ob sich die R/S-Relation regelrecht verhält und ob Deformierungen von R- und/oder S-Zacken vorliegen. Die wichtigsten und häufigsten Veränderungen, auf die man achten muss, sind:

- R überhöht, S vertieft bei Kammerhypertrophie *(Lektion 18, S. 57)*.
- R/S verbreitert, verplumpt, deformiert bei intraventrikulären Erregungsausbreitungsstörungen wie Schenkelblock oder schwer geschädigtem Myokard *(Lektion 13, S. 39)*.
- Gestörte R-Progression in den Brustwandableitungen und/oder S-Persistenz in V_5 und V_6 *(Lektion 15, S. 45)*.
- R-Reduktion, R-Verlust oder im QS versenktes R nach Infarkt (Zeichen einer Myokardnekrose oder Narbe) *(Lektion 19, S. 63)*.

5. Schritt der EKG-Analyse: ST-Strecke und T-Welle

Liegen Erregungsrückbildungsstörungen mit Störungen von ST-Strecke und T-Welle vor, so muss man sie nach Form, Ausmaß und Verteilung beschreiben (ST-Hebungen aus dem absteigenden R oder aufsteigenden S, aszendierende, deszendierende, horizontale ST-Senkungen, *Lektion 16 S. 47*). Die maximale Hebung oder Senkung wird 80 msek nach dem J-Punkt gemessen. Die T-Welle kann negativ, abgeflacht oder überhöht sein *(Lektion 16, S. 47)*. Zu unterscheiden sind eine diffuse und eine regionale Verteilung der Veränderungen von ST-Strecke und T-Welle. Regionale Veränderungen sprechen für Hypertrophie, Koronarinsuffizienz (Ischämie oder Infarkt) oder Schenkelblock. Diffus verteilte oder ubiquitäre Prozesse sprechen für metabolische oder medikamentöse Einflüsse, Perikarditis oder Krankheitsprozesse, die das gesamte Myokard erfassen.

> **Merke**
>
> Die Befundung des Elektrokardiogramms erfordert eine systematische Analyse aller aufgezeichneten EKG-Ableitungen.
> - Nur eine sorgfältige Befundung eines EKGs führt zur richtigen Deutung der Befunde und der adäquaten Umsetzung in therapeutische Überlegungen.
>
> - Die 5 Schritte zur richtigen EKG-Befundung sind die Analyse von
>   - Rhythmus und Frequenz, einschließlich P-Wellen und PQ-Zeit
>   - Lagetyp (elektrische Herzachse)
>   - Q-Zacken
>   - R/S-Zacken
>   - ST-Strecke und T-Welle

LEKTION 33

Richtige technische EKG-Auswertung

Das 12-Kanal-Oberflächen-EKG muß technisch richtig aufgezeichnet werden. Nur so ist eine exakte EKG-Auswertung möglich. Unzureichende und/oder fehlerhafte EKG-Registrierungen führen zu fehlerhaften und/oder falschen EKG-Aufzeichnungen. Deshalb sollen die wichtigsten „Essentials" der EKG-Registrierungen vorgestellt und diskutiert werden:

Papiergeschwindigkeit

Im deutschsprachigen Raum ist die Aufzeichnung eines Elektrokardiogramms mit einer Papiergeschwindigkeit von 50 mm/sek üblich, während in den angloamerikanischen Ländern oft eine Schreibgeschwindigkeit von 25 mm/sek bevorzugt wird. Es hat sich eindeutig als vorteilhaft erwiesen, EKGs mit 50 mm/s zu schreiben, da bei dieser Schreibgeschwindigkeit Morphologien von „Zacken und Wellen" und Leitungszeiten besser und exakter gemessen werden können als bei einer langsameren Schreibgeschwindigkeit. Es sei bereits in diesem Zusammenhang darauf hingewiesen, dass EKG-Leitungszeiten besonders gut in der Ableitung II bestimmt werden können.

Besonders problematisch (und daher oft mit Fehlern verbunden) ist der Wechsel der Schreibgeschwindigkeit von 50 mm/sek auf 25 mm/sek während eines EKG-Ausschriebs: ein solcher Wechsel der Schreibgeschwindigkeit sollte immer unterbleiben! Während das an 50 mm/sek Schreibgeschwindigkeit gewöhnte Auge EKG-Veränderungen häufig sehr sicher sofort erkennt, bereitet das bei einer Schreibgeschwindigkeit von 25 mm/sek mitunter Schwierigkeiten und führt zu EKG-Fehlinterpretationen. Die verwendete Schreibgeschwindigkeit sollte auf jeder EKG-Aufzeichnung vermerkt werden. Die Leserichtung eines EKGs ist von links nach rechts.

EKG-Papier

Das EKG sollte immer 12 Ableitungen beinhalten: 6 Extremitäten- (I, II, III, aVR, aVL und aVF) und 6 Brustwandableitungen (V_1-V_6). Es wird auf Millimeterpapier geschrieben. Bei einer Schreibgeschwindigkeit von 50 mm/sek entspricht 1 mm (= 1 kleines Kästchen) 0,02 sek (20 msek) **(Abb. 33.1)**. Es ist deshalb auch ohne EKG-Lineal möglich, Zeitintervalle genau zu erfassen und zu bestimmen. Bei einer Tachykardie mit breitem QRS-Komplex von z.B. 0,16 sek entspricht die Breite des QRS-Komplexes 8 kleinen Kästchen. Die Diagnose ist sofort, einfach und ohne Probleme möglich.

Lektion 33 Richtige technische EKG-Auswertung

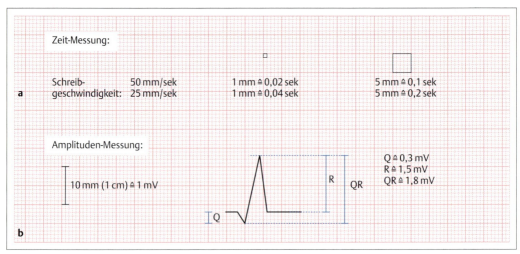

Abb. 33.1 Bestimmung von Zeiten und Amplituden auf dem EKG-Papier.
a Jedes größere Quadrat des EKG-Papiers ist 5 mm lang. Die Bestimmung der entsprechenden Zeit ist abhängig von der Schreibgeschwindigkeit
b Bei der Bestimmung der Amplitude ist zu beachten, dass 1 cm (2 größere Quadrate) 1 mV entsprechen (1 mm ≙ 0,1 mV).

Eichung

Jedes EKG muß eine Eichzacke haben **(Abb. 33.2)**! Nur so ist es möglich, z.B. Hypertrophiezeichen, Veränderungen von Vorhöfen und/oder ST-Strecken-Senkungen quantitativ zu beurteilen. Üblich ist die Eichung von 1 mV = 10 mm. Bei sehr hohen EKG-Ausschlägen kann man im Einzelfall auf 1 mV = 5 mm umschalten. Das sollte aber Ausnahmen vorbehalten sein! Problematisch ist die automatische Umschaltung der Eichzackenhöhe bei einigen EKG-Geräten: Während bei diesen Geräten z.B. die Eichung der Extremitäten-EKG-Ableitungen mit 1 mV = 10 mm erfolgt, schaltet das Gerät bei den Brustwandableitungen auf 1 mV = 5 mm um, wenn hohe EKG-Zacken vorliegen. Das kann zu Fehldiagnosen (Hypertrophiezeichen) führen und sollte in keinem Fall erfolgen!

Filter

Frequenzfilter werden in der Elektrokardiografie genutzt, um EKG-Kurven zu glätten und „schöne Kurvenbilder" zu erhalten. Ein 50 Hz-Filter unterdrückt z.B. Wechselstromartefakte, ein 35 Hz-Filter wird z.B. zur Unterdrückung von Muskelzittern verwendet. Ähnlich wie inadäquate Registriergeschwindigkeiten oder nicht adäquate Eichungen können auch EKG-Filter eine richtige Interpretation unmöglich machen: Die Anwendung von Filtern kann dazu führen, dass wichtige EKG-Befunde „weggefiltert" werden und nicht mehr sichtbar sind, das gilt besonders für kleine Zacken oder EKG-Ausschläge. Filter sollten in jedem Fall vermieden werden! Sollte dennoch ein Einsatz von Filtern erfolgen, muss das bei der EKG-Registrierung (und natürlich der EKG-Befundung) vermerkt werden!

Besonderheiten heutiger EKG-Geräte

Seit der ersten Vorstellung von EKG-Geräten durch Willem Einthoven hat eine enorme technische Weiterentwicklung stattgefunden. Heutige EKG-Geräte sind nicht nur kleiner und kompakter, sondern erlauben flexible Einsatzorte, sind oft tragbar, verfügen über digitale Techniken und oft über automatische EKG-Befunde. Die ausgedruckten EKGs heutiger Geräte geben also das Messergebnis nicht direkt

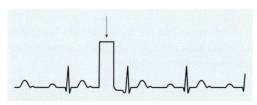

Abb. 33.2 Darstellung einer Eichzacke (↓) im EKG (1 cm ≙ 1 mV).

Richtige technische EKG-Auswertung

(analog) wieder, sondern sind Ergebnisse eines Rechenprozesses. Es ist deshalb unabdingbar, dass die EKG-Geräte regelmäßig durch den Kundendienst bezüglich einer konstanten Papiergeschwindigkeit und exakter Eichzacken überprüft werden.

Wenngleich heutige EKG-Geräte mitunter sehr präzise EKG-Auswertungen anbieten, muß jedes EKG individuell befundet werden! Oft übersehen automatische Analysen Abweichungen in der Abfolge von Zacken und Kurvenverläufen und führen bei unkritischer Anwendung zu fehlerhaften EKG-Befunden.

EKG-Lineale

Auch wenn viele Informationen aus dem Oberflächen-EKG ohne Hilfsmittel ausgemessen und beurteilt werden können, ist ein EKG-Lineal ein oft unverzichtbares Hilfsmittel, besonders für den in der EKG-Auswertung weniger Erfahrenen.

Auf einem EKG-Lineal finden sich viele Informationen, von denen besonders drei Skalen von Bedeutung sind **(Abb. 33.3a)**:
- die erste Skala ermöglicht die Bestimmung der Herzfrequenz (bei Schreibgeschwindigkeiten von 50 mm/sek und 25 mm/sek) **(Abb. 33.3b)**
- die zweite Skala ermöglicht es, Zeitintervalle in Sekunden zu messen (ebenfalls bei Schreibgeschwindigkeiten von 50 mm/sek und 25 mm/sek) **(Abb. 33.3c)**
- die dritte Skala erlaubt die Messung von Amplituden in mV (z.B. für Hypertrophiezeichen) Bei der letzten Skala entspricht 1 cm genau 1 mV **(Abb. 33.3d)**

Zirkel

Ein Zirkel gehört in die Kitteltasche jedes Arztes, der EKGs befundet. Oft ist mit dem Auge nicht zu entscheiden, ob einzelne Abstände im EKG gleich lang sind. Die Unterscheidung von regelmäßigen oder unregelmäßigen Abständen ist jedoch ein wichtiges Kriterium für Rhythmusstörungen. Auch Intervalle zur Tachykardiedifferenzierung (z.B. PR-Intervalle, RP-Intervalle) lassen sich mit dem Zirkel problemlos festlegen. Der Zirkel kann neben der Verwendung zur Messung von Leitungszeiten auch zur Messung der Höhe von Zacken und Wellen verwendet werden. Mit Hilfe des Millimeterpapiers werden z.B. Hypertrophiezeichen (1 mV = 1 cm) exakt vermessen. Es ist selbstverständlich, dass die Spitze des Zirkels auf die zu messende Größe (Leitungszeiten, Amplitudenhöhe) aufgesetzt werden muß.

> **Merke**
>
> Elektrokardiogramme werden in Deutschland fast immer mit einer Papiergeschwindigkeit von 50 mm/sek auf Millimeterpapier aufgezeichnet. Bei dieser Schreibgeschwindigkeit entsprechen einem kleinen EKG-Kästchen 0,02 sek (20 msek). Jedes EKG muß eine Eichzacke haben. 1 mV entspricht 10 mm. EKG-Lineal und Zirkel sind wichtige Hilfsmittel bei der EKG-Auswertung.

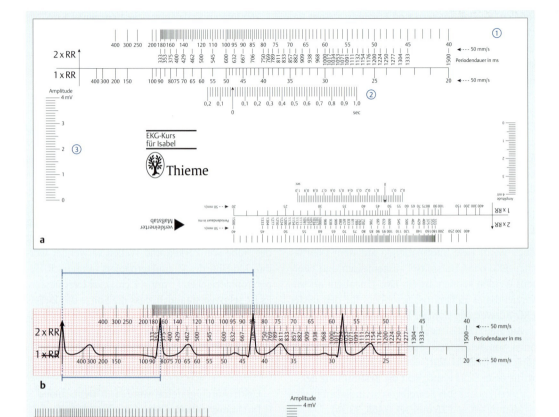

Abb. 33.3 EKG-Lineal.
a EKG-Lineal mit drei Skalen im Überblick: ① Skala zur Bestimmung der Herzfrequenz (s. Teilabbildung b) ② Skala zur Bestimmung von Zeitintervallen in Sekunden (s. Teilabbildung c) ③ Skala zur Bestimmung von Amplituden (s. Teilabbildung d).
b Zur Bestimmung der Herzfrequenz (HF) legt man die Pfeilspitze der dargestellten Skala an eine R-Zacke an und misst dann den Abstand zur nächsten (1xRR, untere Teilskala) bzw. übernächsten R-Zacke (2xRR, obere Teilskala). Im vorliegenden Fall beträgt die HF 85/min. Beachte: diese Skala eignet sich nur für EKGs mit einer Schreibgeschwindigkeit von 50 mm/sek!
c Um bei einem EKG Zeitintervalle in Sekunden zu messen, legt man die Pfeilspitze der entsprechenden Skala an den Beginn des zu messenden Abschnitts. In diesem Fall beträgt z.B. die Dauer der PQ-Strecke 0,14 Sekunden.
d Zur Bestimmung einer Amplitude wird die entsprechende Skala vertikal an den zu messenden EKG-Abschnitt gelegt. Im dargestellten Fall wurde die QR-Gesamtamplitude mit 1,3 mV ausgemessen.

LEKTION 34

Typische Fehlermöglichkeiten und EKG-Artefakte

Voraussetzung für eine korrekte EKG-Ableitung und Interpretation sind regelrecht abgeleitete, artefaktfreie EKG-Registrierungen. Zur Sicherheit sind die Extremitäten-EKG-Ableitungen farbkodiert und müssen am rechten Unterarm (rot), am linken Unterarm (gelb), am linken Unterschenkel (grün) und am rechten Unterschenkel (schwarz) angelegt werden. Wenn man bedenkt, dass rot am rechten Unterarm beginnt, ist die Abfolge nach dem „Ampelprinzip" (rot-gelb-grün) leicht zu merken und dürfte nicht zu Verwechselungen (Verpolungen) führen. Neben der richtigen Anlage der Extremitäten-EKG-Elektroden ist auch das richtige Anlegen der Brustwand-EKG-Elektroden von entscheidender Bedeutung, besonders zur Lokalisationsdiagnostik von ST-Strecken-Hebungsinfarkten. Hier sind die Ableitungspunkte, die an anderer Stelle beschrieben sind (s. S. 4), zu beachten (s. S. 70). Zur optimalen EKG-Qualität ist ein enger Kontakt von Haut und EKG-Elektrode zwingend erforderlich, da eine mangelnde Leitungsfähigkeit zwischen Haut und Elektrode die Qualität des aufgezeichneten EKGs mitunter erheblich beeinträchtigen kann. Es gibt einige Fehlermöglichkeiten bei der EKG-Aufzeichnung und zusätzlich EKG-Artefakte, die eine korrekte EKG-Interpretation erschweren oder sogar unmöglich machen. Fehldiagnosen können die Folge sein!

Wechselstromüberlagerungen

Schlecht abgeschirmte elektrische Geräte erzeugen elektromagnetische Wellen, die im Oberflächen-EKG an regelmäßigen 50-Hz-Schwingungen zu erkennen sind (EKG-Beispiel 51, S. 226). Die elektromagnetischen Wellen werden vom EKG-Gerät empfangen und führen in den meisten Fällen zu einem feinzackigen gleichförmigen Rauschen der Grundlinie (EKG-Beispiel 51, S. 226). Zur Vermeidung solcher „Wechselstrom-Störquellen" sollten EKGs in Räumen abgeleitet werden, in denen elektrische Geräte gut abgeschirmt sind. Darüber hinaus haben alle EKG-Geräte 50-Hz-Filter, die man in diesen Fällen einstellen sollte. Oft sind Wechselstromüberlagerungen durch schlecht sitzende EKG-Elektroden bedingt, so dass alle EKG-Elektroden auf guten Sitz und alle Kabelkontakte überprüft werden sollten.

Muskelpotentiale

EKGs können auch durch Muskelpotentiale gestört sein, die Anlaß zu Fehlinterpretationen bieten. Muskelpotentiale sind vorhanden, wenn Patienten bei der EKG-Aufzeichnung Angst haben, frieren oder zittern. Auch bei Patienten mit neurologischen Erkrankungen (z.B. Morbus Parkinson) kommt es zu EKG-Veränderungen durch abnorme Muskelpotentiale. Durch Kontraktionen der Skelettmuskulatur kommt es zu hochfrequenten und extrem spitzen elektrischen Potentialen, die das EKG-Bild prägen (EKG-Beispiel 52, S. 228). Das „normale" EKG wird von diesen Artefakten überlagert und auch größte Spannungsänderungen im Herzen, z.B. die QRS-Komplexe, sind kaum oder nur mit Mühe erkennbar. Kleinere Signale, wie P-Wellen, kleine Q-Zacken und/oder ST-Strecken-Veränderungen können nicht mehr ausgemacht und analysiert werden. Muskelpotentiale lassen sich vielfach vermeiden, wenn sich der Patient in entspannter Rückenlage befindet und eine angenehme Raumtemperatur vorliegt. Technisch lassen sich Muskelpotentiale vielfach durch Filter (Lektion 33, S. 117) reduzieren oder völlig ausschalten. Krankheitsbedingtes Zittern oder Tremor eines Patienten können demgegenüber oft nur schwierig unterdrückt werden, da die Grunderkrankung dieses nicht zulässt. Eine halbwegs „vernünftige" EKG-Aufzeichnung ist bei solchen Patienten möglich, wenn die Extremitäten-EKG-Ableitungen rumpfnah platziert werden.

Bewegungsartefakte

Nach Anlegen der EKG-Elektroden muß man etwa 10 Sekunden warten, bis sich die Grundlinie justiert hat. Ändert sich jedoch die relative Lage der Elektroden, z.B. durch Änderungen der Körperlage, schwankt die Grundlinie. Auch schnelle Atembewegungen führen zu einer Änderung der Körperlage mit Änderungen der Grundlinie. Läßt man den Patienten aufstehen, gestikulieren oder während der EKG-Aufzeichnung sprechen, entstehen mitunter starke Ausschläge in der EKG-Aufzeichnung. Zur Vermeidung dieser Artefakte sollte ein Patient während der EKG-Registrierung möglichst bewegungslos auf der Untersuchungsliege liegen. Während der Aufzeichnung sollte keine Unterhaltung geführt werden.

> *EKG-Beispiele*

(50): Vertauschte EKG-Ableitungen s. S. 224
(51): Wechselstrom-Überlagerung s. S. 226
(52): Muskelartefakte s. S. 228

Merke

Artefakte sind Störsignale, die vielfältige Ursachen haben. Sie überlagern die elektrischen Signale aus dem Herzen und können zu fehlerhaften EKG-Interpretationen führen. Wechselstromüberlagerungen, Muskelpotentiale oder Bewegungsartefakte sind häufige Ursachen solcher Störsignale. Durch richtige Verhaltensweisen und technische Beeinflussungen (Filter) lassen sich Störsignale fast immer vermeiden und/oder unterdrücken.

EKG-Beispiele 3

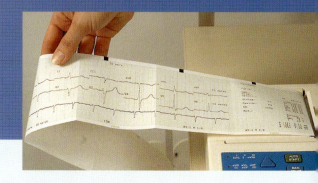

Einführung **124**
EKG-Beispiele **126**

Einführung

In diesem Abschnitt zeigen wir Ihnen typische EKG-Beispiele zu den Lektionen. Sie können diesen Teil auch als kleinen EKG-Atlas lesen. Die meisten Elektrokardiogramme sind wirklichkeitsgetreu 1:1 abgebildet. Aus drucktechnischen Gründen sind in manchen Beispielen nur drei Kammerkomplexe aufgezeichnet. Bitte benutzen Sie in diesem Fall zum Messen der Herzfrequenz ein EKG-Lineal, welches die Frequenz aus zwei RR-Abständen bestimmen lässt, oder aber berechnen Sie die Herzfrequenz aus dem RR-Abstand.

Bitte beachten Sie, dass einzelne EKG-Streifen aus drucktechnischen Gründen um 50 % verkleinert werden mussten. In diesem Fall verwenden Sie bitte ein EKG-Lineal, welches die Ausmessung der Zeitintervalle für eine Papiervorschubgeschwindigkeit von 25 mm/sek erlaubt.

Unsere Befundungen der EKG-Beispiele finden Sie jeweils am Fuß der Abbildung. Die Befunde folgen strikt einer systematischen EKG-Befundung entsprechend den von uns vorgeschlagenen fünf Schritten:
1. Rhythmus, Frequenz, P-Welle, PQ-Zeit;
2. Lagetyp;
3. Q-Zacken;
4. RS-Zacken;
5. ST-Strecke, T-Welle.

Die Deutung ergibt sich aus dem pathologischen Hauptbefund des jeweiligen EKG-Beispiels. Bemerkungen zur Begründung des Befundes, eventuelle weitere Besonderheiten, Nebenbefunde, zum Teil auch klinische Hinweise, folgen als Kommentar.

EKG-Beispiel 1: Normaler Sinusrhythmus .... S. 126 ▶ Lektion 8
EKG-Beispiel 2: Respiratorische Arrhythmie .... S. 128
EKG-Beispiel 3: Sinustachykardie .... S. 130
EKG-Beispiel 4: Sinusbradyarrhythmie .... S. 132

EKG-Beispiel 5: AV-Block I° .... S. 134 ▶ Lektion 10
EKG-Beispiel 6: AV-Block II°: Typ II .... S. 136
EKG-Beispiel 7: AV-Block III°: Totaler AV-Block .... S. 138

EKG-Beispiel 8: AV-junktionaler Ersatzrhythmus .... S. 140 ▶ Lektion 11

EKG-Beispiel 9: P-sinistroatriale .... S. 142 ▶ Lektion 12
EKG-Beispiel 10: P-biatriale .... S. 144

EKG-Beispiel 11: Inkompletter Rechtsschenkelblock .... S. 146 ▶ Lektion 13
EKG-Beispiel 12: Kompletter Rechtsschenkelblock .... S. 148
EKG-Beispiel 13: Kompletter Linksschenkelblock .... S. 150
EKG-Beispiel 14: Myokardiale Schädigung .... S. 152

EKG-Beispiel 15: Linksanteriorer Hemiblock .... S. 154 ▶ Lektion 14
EKG-Beispiel 16: Bifaszikulärer Block .... S. 156

EKG-Beispiel 17: Gestörte R-Progression .... S. 158 ▶ Lektion 15
EKG-Beispiel 18: S-Persistenz .... S. 160

EKG-Beispiel 19: Präterminale T-Negativierung	S. 162	▶ Lektion 16
EKG-Beispiel 20: Terminale T-Negativierung	S. 164	
EKG-Beispiel 21: Digitaliseinwirkung	S. 166	
EKG-Beispiel 22: Langes QT-Syndrom	S. 168	▶ Lektion 17
EKG-Beispiel 23: Linksherzhypertrophie	S. 170	▶ Lektion 18
EKG-Beispiel 24: Rechtsherzhypertrophie	S. 172	
EKG-Beispiel 25: Akuter Hinterwandinfarkt (inferiorer STEMI)	S. 174	▶ Lektion 19
EKG-Beispiel 26: Akuter Vorderwandinfarkt (anteriorer STEMI)	S. 176	
EKG-Beispiel 27: Akuter Hinterwandinfarkt (inferiorer STEMI)	S. 178	▶ Lektion 20
EKG-Beispiel 28: Transmuraler Vorderwandinfarkt im Zwischenstadium	S. 180	
EKG-Beispiel 29: Transmuraler Hinterwandinfarkt im Folgestadium	S. 182	
EKG-Beispiel 30: Transmuraler Vorderwandinfarkt im Endstadium	S. 184	
EKG-Beispiel 31: Lungenarterien-Embolie	S. 186	▶ Lektion 21
EKG-Beispiel 32: Akute Perikarditis	S. 188	▶ Lektion 22
EKG-Beispiel 33: Hyperkaliämie	S. 190	▶ Lektion 23
EKG-Beispiel 34: Supraventrikuläre Extrasystolie	S. 192	▶ Lektion 24
EKG-Beispiel 35: AV-Knoten-(Reentry)-Tachykardie	S. 194	
EKG-Beispiel 36: WPW-Syndrom	S. 196	
EKG-Beispiel 37: Ektop atriale Tachykardie mit Block	S. 198	
EKG-Beispiel 38: Vorhofflimmern	S. 200	▶ Lektion 25
EKG-Beispiel 39: Leitungsaberranz bei Vorhofflimmern	S. 202	
EKG-Beispiel 40: Vorhofflattern	S. 204	
EKG-Beispiel 41: Ventrikuläre Extrasystolie	S. 206	▶ Lektion 26
EKG-Beispiel 42: Kammertachykardie	S. 208	
EKG-Beispiel 43: Brugada-Syndrom	S. 210	▶ Lektion 27
EKG-Beispiel 44: VVI-Schrittmacher	S. 212	▶ Lektion 29
EKG-Beispiel 45: AAI-Schrittmacher	S. 214	
EKG-Beispiel 46: DDD-Schrittmacher	S. 216	
EKG-Beispiel 47: VDD-Schrittmacher	S. 218	
EKG-Beispiel 48: Monitor-EKG	S. 220	▶ Lektion 30
EKG-Beispiel 49: Situs inversus cordis	S. 222	▶ Lektion 31
EKG-Beispiel 50: Vertauschte EKG-Ableitungen	S. 224	▶ Lektion 34
EKG-Beispiel 51: Wechselstrom-Überlagerung	S. 226	
EKG-Beispiel 52: Muskelartefakte	S. 228	

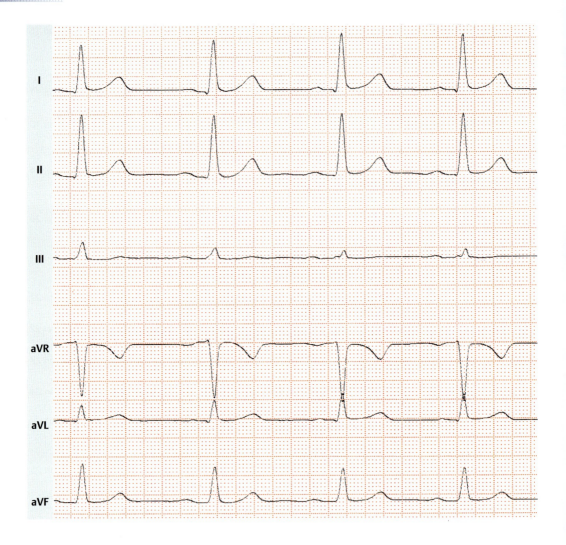

▶ *Lektion 8*

EKG-Beispiel 1: Normaler Sinusrhythmus
- Regelrechter Sinusrhythmus, Frequenz 91/min, regelrechtes Verhalten der P-Wellen, PQ-Zeit 0,16 sek
- Indifferenztyp
- Regelrechte Q-Zacken
- Regelrechter Verlauf der R- und S-Zacken
- Normales Verhalten der ST-Strecken und T-Wellen.

Deutung: Normales EKG.

Normaler Sinusrhythmus

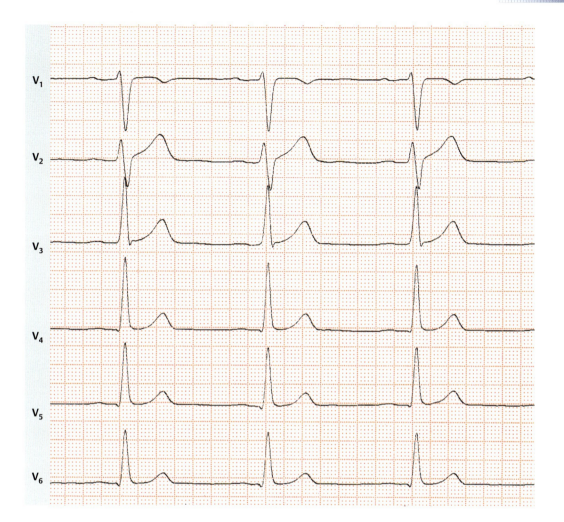

127

EKG-Beispiel 2

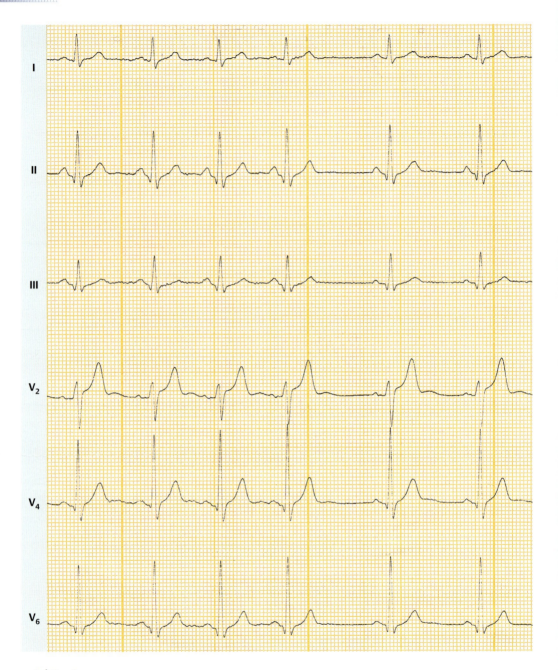

▶ *Lektion 8*

EKG-Beispiel 2: Respiratorische Arrhythmie
(Papiervorschub 25 mm/sek. Wiedergabe der Ableitungen fortlaufend über beide Seiten).
- Sinusrhythmus, Frequenz 78/min, PQ-Zeit 0,16 sek, P-Welle 0,10 QRS-Breite 0,11 sek
- Steiltyp
- Kleine Q-Zacken in den Ableitungen II, III, unauffällige ST-Strecken
- Typisches Beispiel einer respiratorischen Arrhythmie mit Steigerung der Herzfrequenz während Inspiration und Verlangsamung der Herzfrequenz bei Exspiration.

Respiratorische Arrhythmie

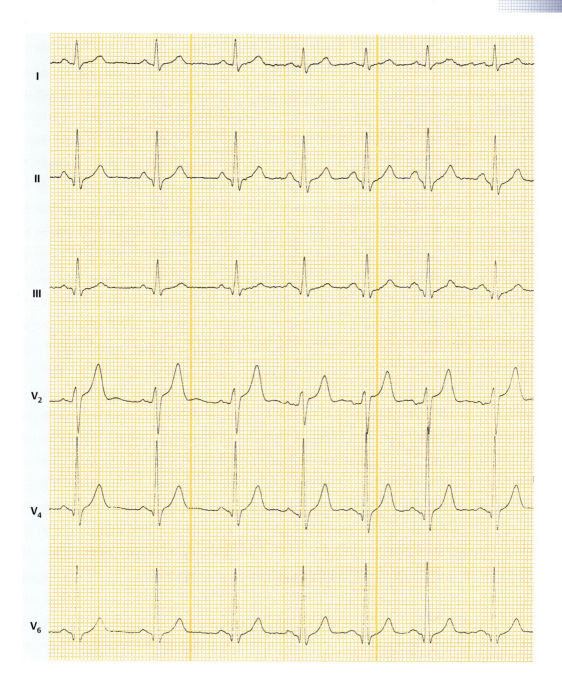

Deutung: Respiratorische Arrhythmie.
Kommentar: Der Nachweis einer respiratorischen Arrhythmie ist durch genaue Beobachtung des Atemzyklus möglich. Entscheidend ist der Nachweis von P-Wellen vor jedem QRS-Komplex und die Abhängigkeit der Herzfrequenz von In- bzw. Exspiration.

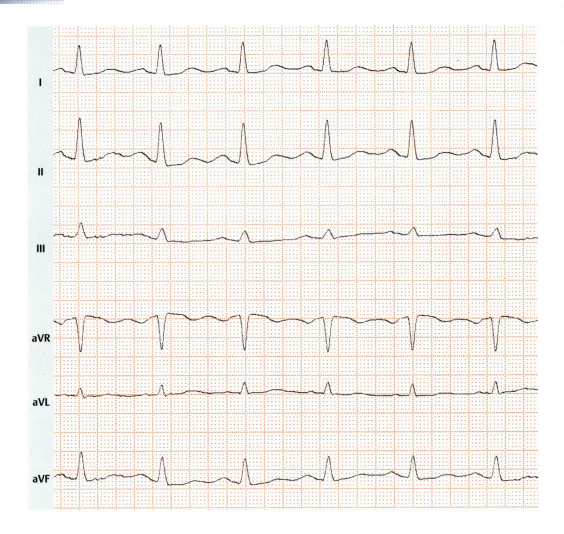

▶ *Lektion 8*

EKG-Beispiel 3: Sinustachykardie
- Tachykarder Sinusrhythmus, Frequenz 134/min, regelrechtes Verhalten der P-Wellen, PQ-Zeit 0,12 sek
- Indifferenztyp
- Unauffällige Q-Zacken
- Regelrechtes Verhalten von R- und S-Zacken
- Angedeutet aszendierende Senkung der ST-Strecke in allen Ableitungen mit regelrechten T-Wellen.

Deutung: Sinustachykardie.

Kommentar: Eine geringgradige Absenkung der ST-Strecke mit aszendierendem Verlauf findet man bei Sinustachykardien mit höheren Frequenzen häufig und dies ist ohne besondere pathologische Bedeutung.

Sinustachykardie

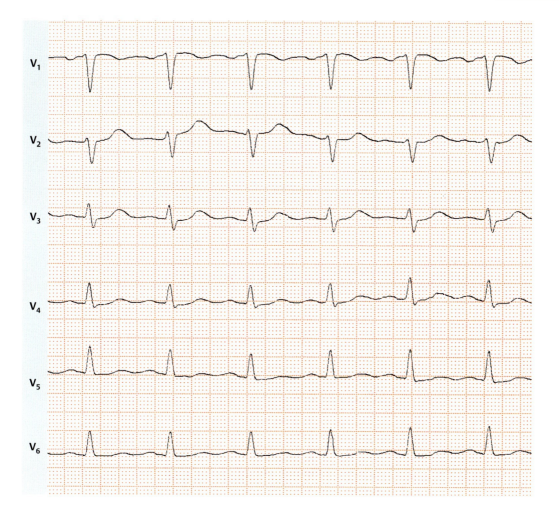

EKG-Beispiel 4

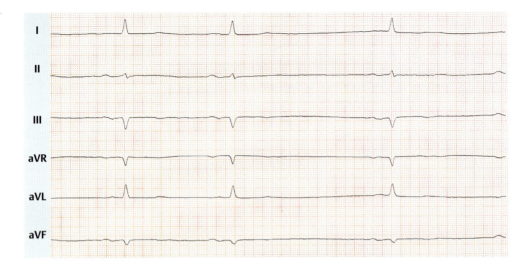

▶ *Lektion 8*

EKG-Beispiel 4: Sinusbradyarrhythmie (um 50 % verkleinerte Abbildung)
- Unregelmäßiger, langsamer Sinusrhythmus, Frequenz um 40/min. Normales Verhalten der P-Wellen, PQ-Intervall auf 0,24 sek verlängert
- Linkstyp
- Q-Zacken sind nicht dargestellt
- Gestörte R-Progression mit Fehlen der R-Zacken in Ableitungen V_1 und V_2 und Verschiebung der RS-Umschlagszone nach V_4/V_5
- In allen Ableitungen abgeflachte bis isoelektrische T-Wellen.

Deutung: Sinusbradyarrhythmie.

Kommentar: Hauptbefund im Zusammenhang mit dieser Lektion ist die Sinusbradyarrhythmie. Diese ist unter den genannten Abweichungen von einem regelrechten Sinusrhythmus am ehesten (und zumeist) ein gravierender organpathologischer Befund. Die weiteren pathologischen Befunde des EKG werden wir in späteren Lektionen besprechen: Es besteht ein AV-Block-I°, eine Störung der intraventrikulären Erregungsausbreitung, die am ehesten einem abgelaufenen Anteroseptalinfarkt entspricht (R-Verlust) sowie eine diffuse, unspezifische Störung der Erregungsrückbildung in Form abgeflachter, isoelektrischer T-Wellen.

Sinusbradyarrhythmie (um 50 % verkleinerte Abbildung)

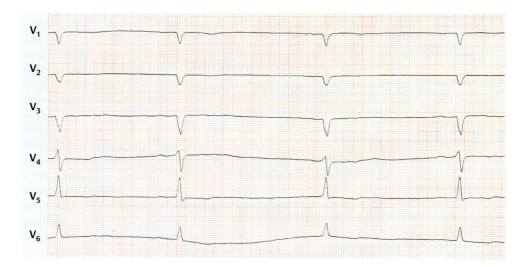

EKG-Beispiel 5

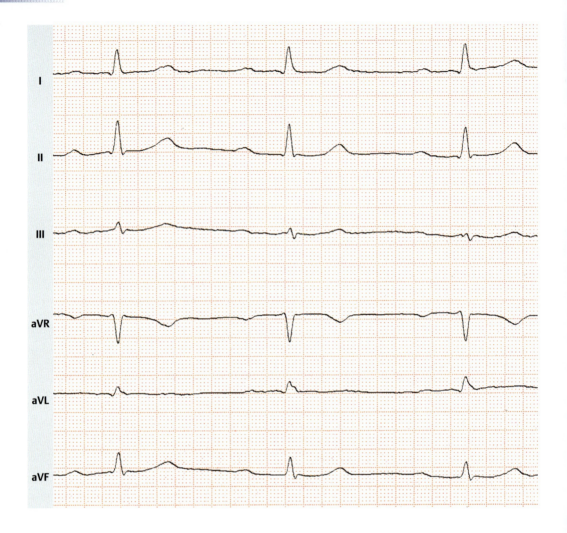

▶ *Lektion 10*

EKG-Beispiel 5: AV-Block I°
- Regelrechter Sinusrhythmus, Frequenz 64/min, regelrechtes Verhalten der P-Wellen, PQ-Zeit 0,25 sek
- Indifferenztyp
- Regelrechte Q-Zacken
- Regelrechtes Verhalten der R- und S-Zacken
- Normales Verhalten der ST-Strecken und T-Wellen.

Deutung: AV-Block I°.

AV-Block I°

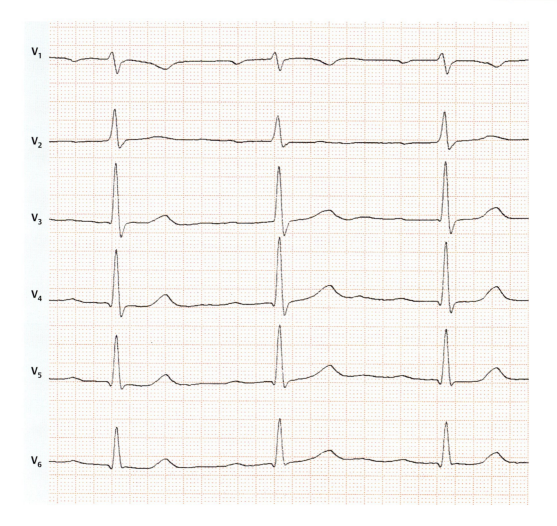

EKG-Beispiel 6

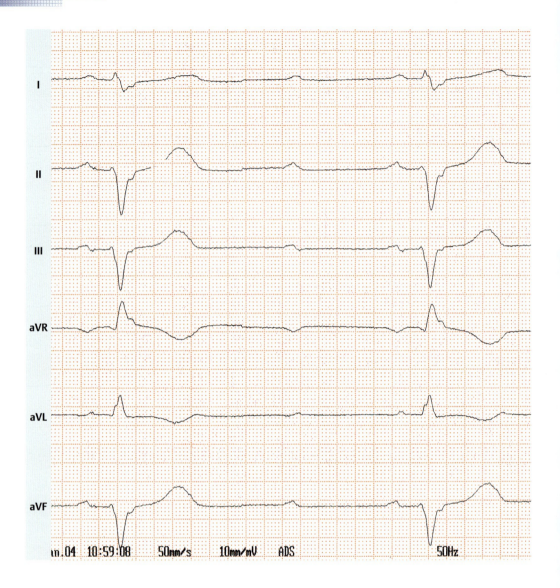

▶ **Lektion 10**

EKG-Beispiel 6: AV-Block II°(höhergradiger AV-Block II°) vom Typ II (Mobitz).
- Es wird nur ein Teil der Vorhoferregungen auf die Kammern übergeleitet, woraus eine bradykarde Kammerfrequenz resultiert (Kammerfrequenz 36/min). Im Übrigen zeigen die P-Wellen keinen wesentlichen pathologischen Befund (jeweils eine P-Welle ist von dem verbreiterten Kammerkomplex überlagert)
- Überdrehter Linkstyp
- Unauffällige Q-Zacken
- Die QRS-Komplexe sind auf 0,16 sek verbreitert und mit einer RsR'-Konfiguration in den Ableitungen aVR und den Brustwandableitungen V_1 bis V_4 rechtsschenkelblockartig deformiert; diese Ableitungen zeigen entsprechende Erregungsrückbildungsstörungen in Form tief negativer T-Wellen.

Deutung: AV-Block II° vom Typ II (Mobitz).

AV-Block II°(höhergradiger AV-Block II°) vom Typ II (Mobitz).

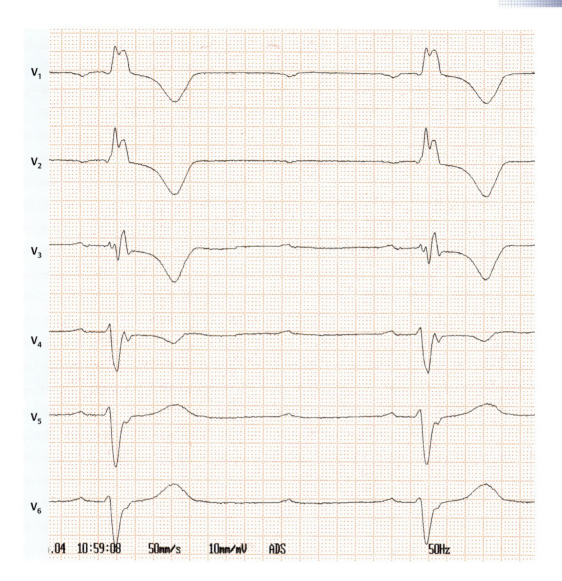

Kommentar: AV-Block II° Typ II: Vorhoferregungen werden teilweise nicht über den AV-Knoten auf die Kammern übergeleitet, Typ Mobitz. Die Kammerkomplexe sind schenkelblockartig verbreitert und deformiert. Es handelt sich also um eine relativ distal lokalisierte Überleitungsstörung. Klinisch besteht für den betroffenen Patienten ein relativ hohes Risiko der Entstehung eines totalen AV-Blockes (AV-Block III°).

EKG-Beispiel 7

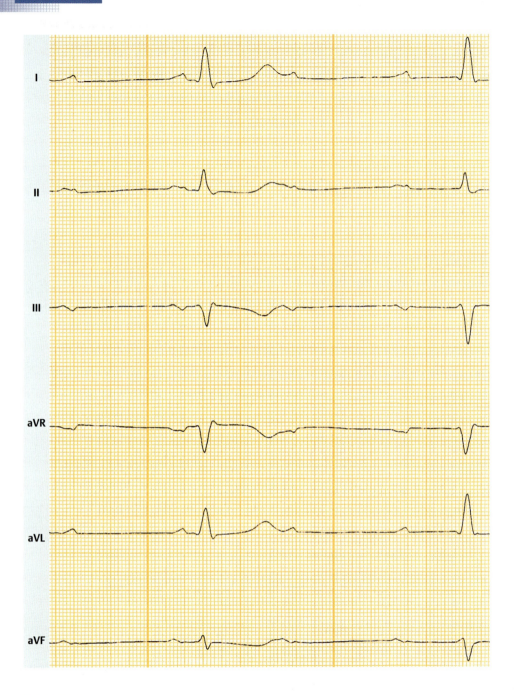

▶ Lektion 10

EKG-Beispiel 7: AV-Block III°: Totaler AV-Block
- Vorhöfe und Kammern werden unabhängig voneinander erregt (komplette AV-Dissoziation). Dabei beträgt die Vorhoffrequenz 100/min, die Kammerfrequenz 43/min. Die P-Wellen selbst sind deformiert, sie zeigen Kerbungen besonders in Ableitung II und in den mittleren Brustwandableitungen V_2 bis V_4 einen biphasischen Verlauf
- Linkstyp

AV-Block III°: Totaler AV-Block

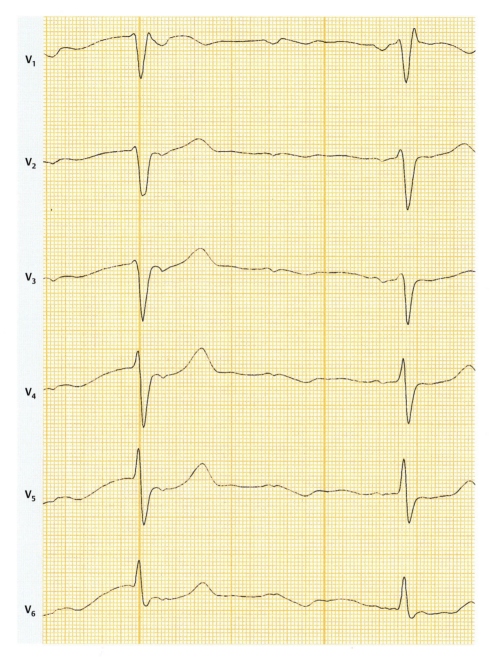

- Regelrechte Q-Zacken
- Schmale QRS-Komplexe mit einer rSR'-Konfiguration in V_1 bei einer QRS-Dauer von 110 msek
- Regelrechter Verlauf von ST-Strecke und T-Welle.

Deutung: AV-Block III° (totaler AV-Block) mit Erregung der Herzkammern aus einem sekundären Reizbildungszentrum. Vorhofleitungsstörung.

Kommentar: Die schmalen QRS-Komplexe bei totalem AV-Block zeigen, dass das sekundäre Erregungsbildungszentrum proximal gelegen ist und die Erregung sich dann über die physiologischen Erregungsleitungsbahnen ausbreitet. Man bezeichnet diese Situation auch als proximal gelegenen totalen AV-Block. Eine Störung auch der intraatrialen Erregungsausbreitung findet man in dieser Situation häufig.

EKG-Beispiel 8

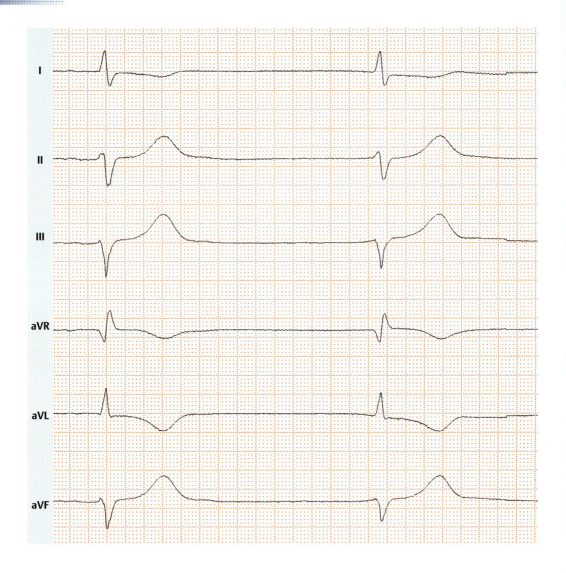

▶ *Lektion 11*

EKG-Beispiel 8: AV-junktionaler Ersatzrhythmus
- P-Wellen sind in keiner Ableitung abgrenzbar. Es finden sich regelmäßige schmale QRS-Komplexe (QRS-Dauer 0,10 sek) mit einer Frequenz von 40/min
- Überdrehter Linkstyp
- Keine unauffälligen Q-Zacken
- In den Brustwandableitungen mangelhafter R-Aufbau mit persistierend tiefem S bis V_6
- Deszendierende ST-Streckensenkungen in den Ableitungen I und aVL sowie V_2 bis V_4 mit Übergang in präterminal (V_4) bis terminal (V_2-V_3) tief negative T-Wellen.

Deutung: Bradykarder AV-junktionaler Ersatzrhythmus (so genannter unterer Knotenrhythmus) bei sinuatrialem Arrest mit ausgeprägten Erregungsrückbildungsstörungen in den antero-lateralen Ableitungen.

AV-junktionaler Ersatzrhythmus

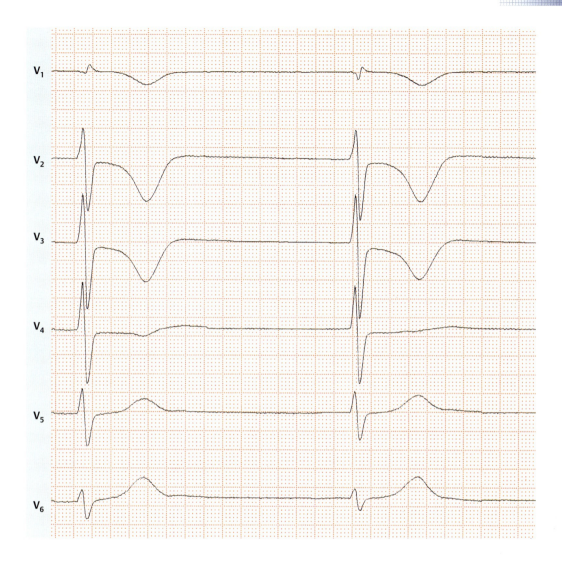

Kommentar: Eine vom Sinusknoten (primäres Erregungsbildungszentrum) ausgehende Erregungsbildung findet nicht statt, bedingt durch Sinusarrest oder totalen SA-Block. Daher werden die Kammern ersatzweise aus der AV-junktionalen Region (sekundäres Erregungsbildungszentrum) erregt. Die Bradyarrhythmie mit Frequenzen um 40/min spricht für einen so genannten unteren Knotenersatzrhythmus. Die intraventrikulären Erregungsausbreitungsstörungen entsprechen einer aus dem EKG nicht näher spezifizierbaren kardialen Läsion unbestimmten Alters.

EKG-Beispiel 9

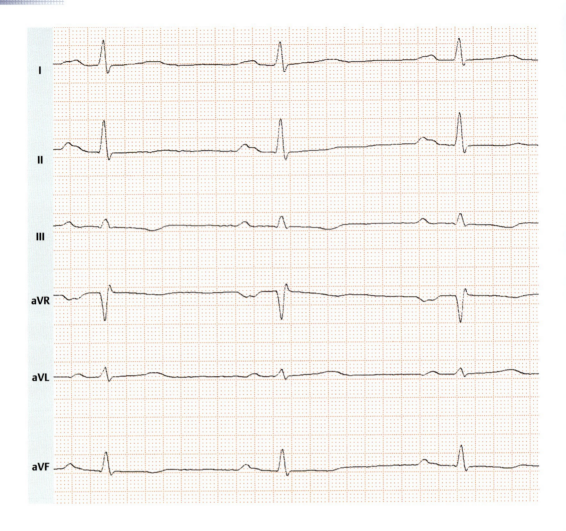

▸ *Lektion 12*

EKG-Beispiel 9: P-sinistroatriale
- Regelrechter Sinusrhythmus, Frequenz 63/min. Die P-Wellen sind auf 0,14 sek verlängert zu Lasten eines verbreiterten terminalen Anteils, der durch eine deutliche Kerbung vom initialen Anteil abgesetzt ist, am deutlichsten in Ableitung II, P ist in V_1 breit und tief negativ, auch in V_2 terminal negativ. PQ-Zeit 0,18 sek
- Indifferenztyp
- Regelrechte Q-Zacken
- Unauffälliger Verlauf der R- und S-Zacken. Abgeflachte, fast isoelektrische T-Wellen.

Deutung: P-sinistroatriale. Unspezifische Erregungsrückbildungsstörungen.

P-sinistroatriale

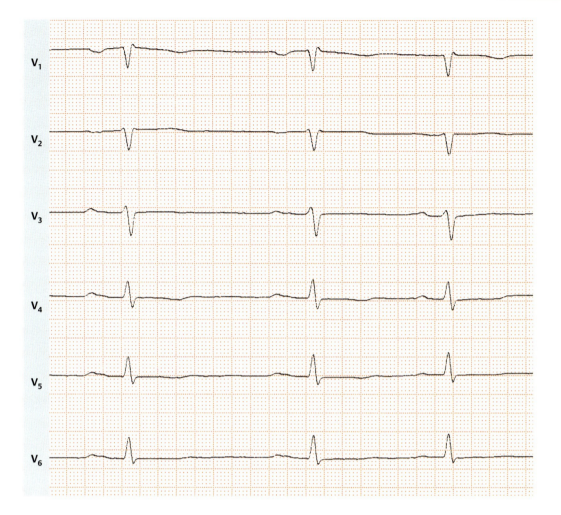

143

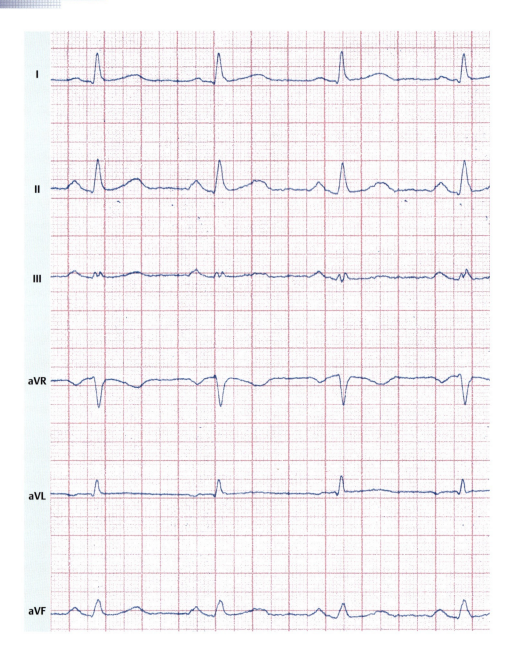

▶ *Lektion 12*

EKG-Beispiel 10: P-biatriale
- Regelmäßiger Sinusrhythmus, Frequenz 90/min. PQ-Zeit 0,16 sek. Auffällig ist ein hohes spitzes P, vor allem in den Extremitätenableitungen II, III, aVF, das maximal 0,3 mV erreicht. P ist weiterhin auf 0,12 sek verbreitert, die hohe spitze Welle ist gegen den terminale P-Anteil durch eine Kerbung abgesetzt, P ist in V_1 bis V_3 terminal negativ
- Indifferenztyp
- Regelrechtes Verhalten der Q-Zacken
- Unauffälliges R und S

P-biatriale

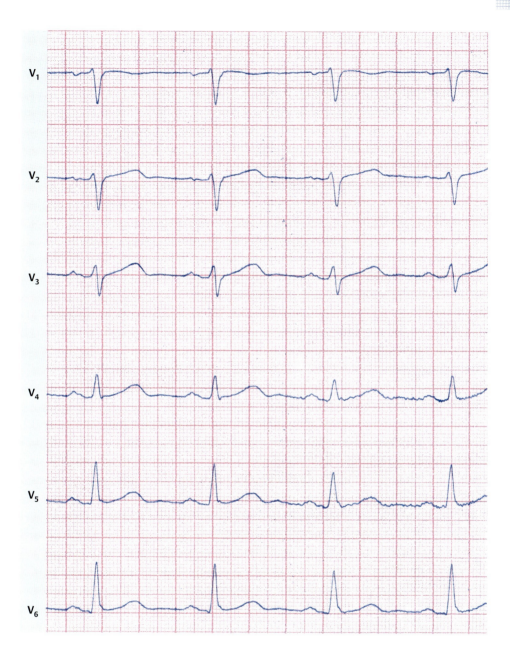

- Regelrechte Erregungsrückbildung.

Deutung: P-biatriale.

Kommentar: Das P-biatriale setzt sich zusammen aus Charakteristika eines P-dextroatriale: Überhöhtes spitzes P vor allem in den Extremitätenableitungen sowie den Charakteristika eines P-sinistroatriale: Verbreitertes P, durch eine Kerbe abgesetzter terminaler P-Teil, der in den vorderen Brustwandableitungen terminal negativ ist.

Obwohl dieses EKG sonst unauffällig ist, ist das P-biatriale ein wesentlicher Befund und verlangt nach einer exakten klinischen Untersuchung, gegebenenfalls einer Echokardiografie.

EKG-Beispiel 11

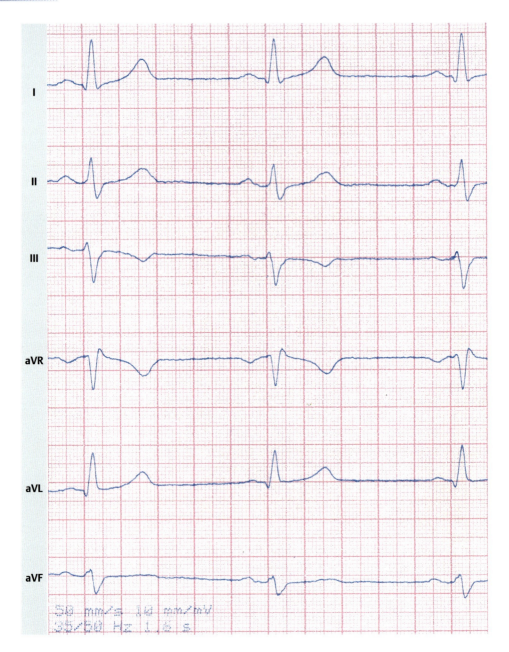

▶ *Lektion 13*

EKG-Beispiel 11: Inkompletter Rechtsschenkelblock
- Regelmäßiger Sinusrhythmus, Frequenz 61/min. PQ-Zeit 0,17 sek
- Linkstyp
- Kleine Q-Zacken in I und aVL
- Regelrechte Darstellung von R und S in den Extremitätenableitungen sowie in den Brustwandableitungen V_2 bis V_6. In V_1 erkennt man eine rSR'-Konfiguration bei einer QRS-Dauer von 0,10 sek (100 msek).
- Die Ableitung V_1 mit der beschriebenen Erregungsausbreitungsstörung zeigt eine T-Negativierung bei sonst unauffälligem Verhalten von ST und T.

Inkompletter Rechtsschenkelblock

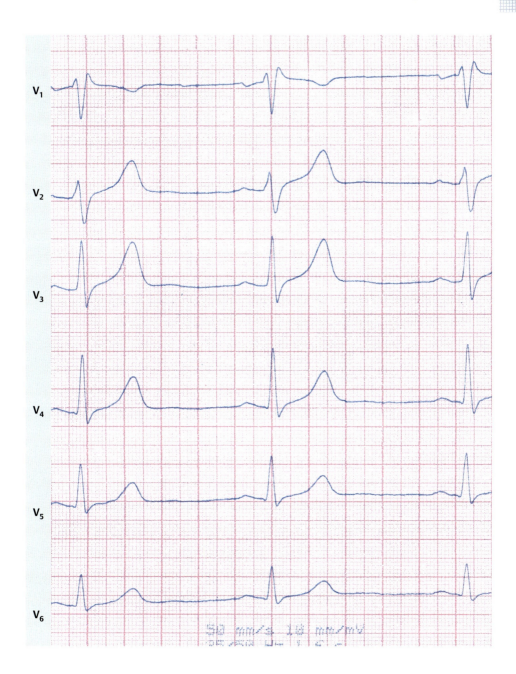

Deutung: Inkompletter Rechtsschenkelblock.

Kommentar: Die Diagnose inkompletter Rechtsschenkelblock ergibt sich aus der rSR′-Konfiguration bei noch normal breitem QRS-Komplex in Ableitung V_1. Bei sonst unauffälligem Elektrokardiogramm entspricht dies am ehesten einer physiologischen Veränderung, wie sie vor allem bei jüngeren Menschen recht häufig ist.

Der Linkstyp ist ausgeprägt, erkennbar an dem tiefen S in II, jedoch noch nicht überdreht. Beim überdrehten Linkstyp wäre die Ableitung II überwiegend negativ.

EKG-Beispiel 12

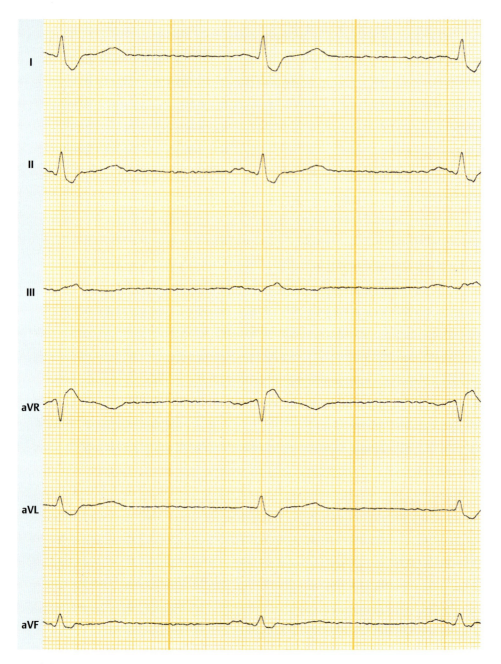

▶ Lektion 13

EKG-Beispiel 12: Kompletter Rechtsschenkelblock
- Regelmäßiger Sinusrhythmus mit einer Frequenz von 55/min. PQ-Zeit 0,16 sek. Geringgradig eingeschränkte Beurteilbarkeit durch Verzitterung der Null-Linie in den Extremitätenableitungen
- Indifferenztyp
- Unauffällige Q-Zacken
- Der QRS-Komplex ist auf 180 msek verbreitert, in den Extremitätenableitungen I, II, aVL, V_5 und V_6 erkennt man ein breites, plumpes S. In der Ableitung V_1 besteht eine rsR'-Konfiguration, eine Aufsplitte-

Kompletter Rechtsschenkelblock

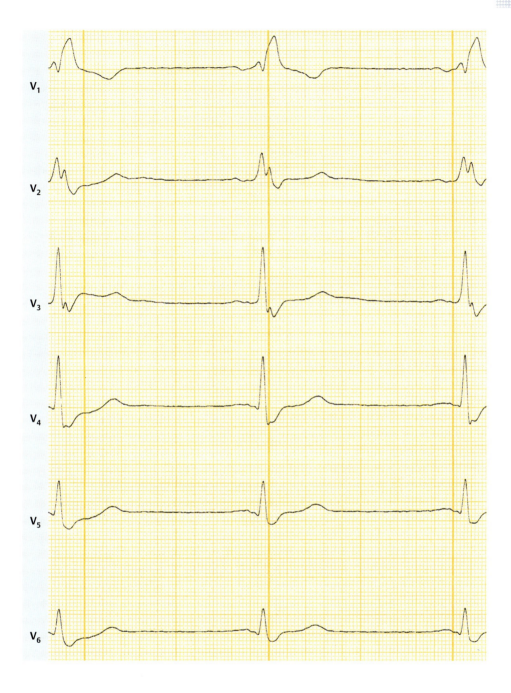

rung von QRS ist auch in V_2 und V_3 erkennbar. T-Negativierung in V_1 bei sonst regelrechtem Verlauf von ST und T.

Deutung: Kompletter Rechtsschenkelblock.

Kommentar: Der Rechtsschenkelblock ist dargestellt durch Verbreiterung von QRS, rsR'-Konfiguration in den vorderen Brustwandableitungen mit begleitendem tiefen plumpen S in den Ableitungen I, II, aVL, V_5 und V_6.

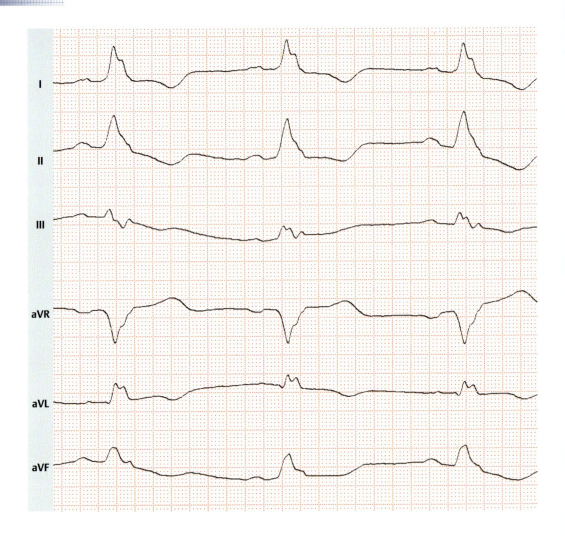

▶ Lektion 13

EKG-Beispiel 13: Kompletter Linksschenkelblock
- Regelrechter Sinusrhythmus, Frequenz 63/min. P-Welle auf 0,12 sek verbreitert, mit einer Kerbung in Ableitung II sowie terminal negativem Anteil in V_1 bis V_3. PQ-Dauer 0,16 sek
- Indifferenztyp
- Q-Zacken sind nicht dargestellt
- Der QRS-Komplex ist auf 160 msek verbreitert mit einer RsR'-Konfiguration (M-förmige Deformierung) am deutlichsten in den Ableitungen V_5, V_6, aVL und I. In diesen Ableitungen finden sich deszendierende ST-Streckensenkungen mit abgeflachtem, präterminal negativem T.

Deutung: Kompletter Linksschenkelblock.

Kommentar: Ein begleitendes P-sinistroatriale findet sich häufig und ist Ausdruck der Tatsache, dass die Erregungsleitungsstörung auch den linken Vorhof betrifft. Die hoch pathologischen Erregungsrückbildungsstörungen (s. *Lektion 16*) folgen der Störung der Erregungsausbreitung und sind per se nicht als zusätzlicher Ausdruck einer Herzmuskelschädigung zu bewerten. Das Fehlen von Q-Zacken erklärt sich wie folgt: Q präsentiert die initiale Erregung des Kammerseptums, die über den linken Leitungsschenkel erfolgt. Ist dieser blockiert, so finden sich auch keine Q-Zacken.

Kompletter Linksschenkelblock

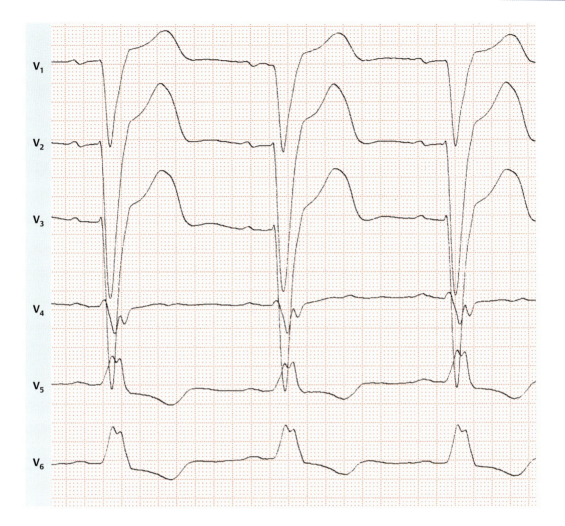

151

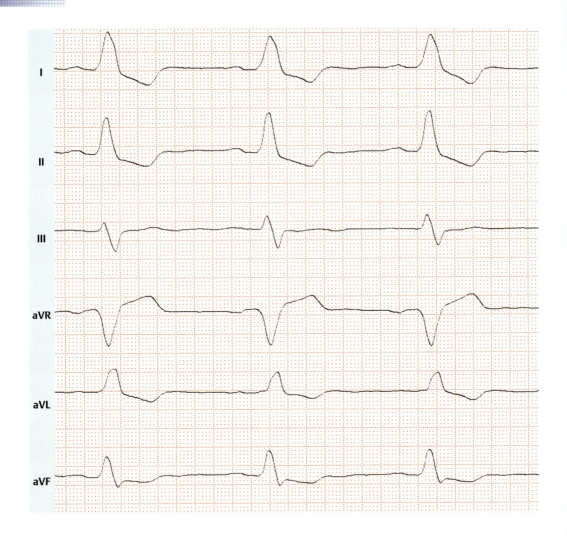

▶ *Lektion 13*

EKG-Beispiel 14: Myokardiale Schädigung
- Regelrechter Sinusrhythmus, Frequenz 69/min, etwas flache, aber sonst unauffällige P-Wellen, PQ-Zeit 0,16 sek
- Linkstyp
- Q-Zacken nicht sicher abgrenzbar
- Der QRS-Komplex ist auf 0,16 sek verbreitert, R und S stellen sich plump deformiert dar, Rsr'-Konfiguration angedeutet lediglich in V_4. In den Ableitungen I, II, aVL, V_4–V_6 deszendierende ST-Streckensenkungen von maximal 0,2 mV mit Übergang in ein abgeflachtes, präterminal negatives T.

Deutung: Ausgeprägte linksventrikuläre Erregungsausbreitungsstörung, wahrscheinlich infolge einer tief greifenden myokardialen Schädigung (differenzialdiagnostisch Überdosierung von Antiarrhythmika).

Kommentar: Bei Verbreiterung und Deformierung der den linken Ventrikel abbildenden Ableitungen (I, II, aVL, V_4–V_6) fehlt die für den Schenkelblock typische M-förmige Deformierung. Zur weiteren Klärung wäre die Ableitung von V_7 bis V_9 indiziert, die jedoch nicht erfolgt ist. Sie werden solche EKGs jedoch auch als Linksschenkelblock gedeutet finden.

Myokardiale Schädigung

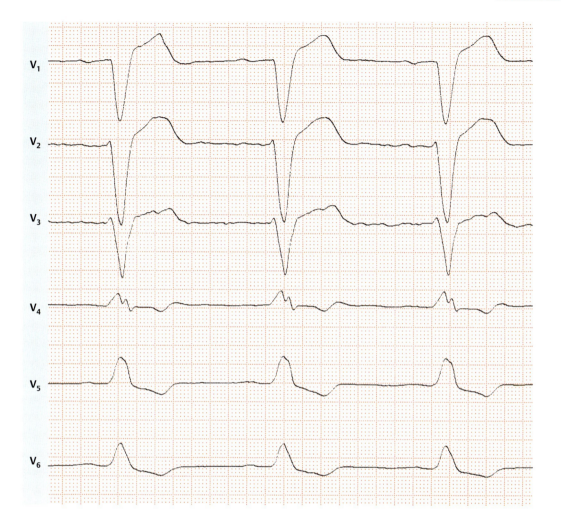

153

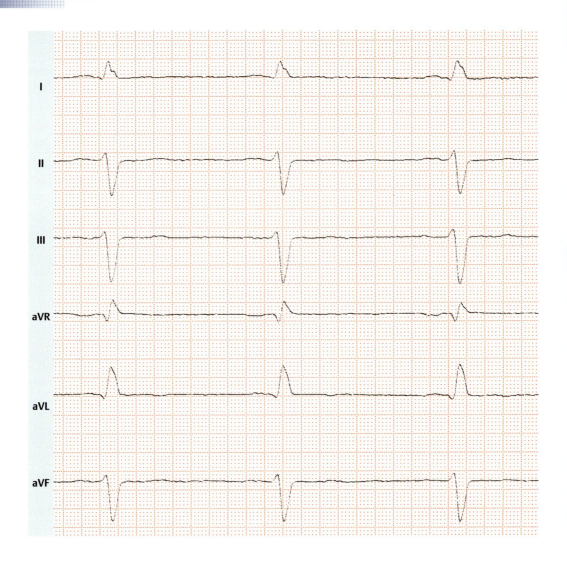

▶ Lektion 14

EKG-Beispiel 15: Linksanteriorer Hemiblock
- Regelrechter Sinusrhythmus, Frequenz 63/min. Flache, teilweise gekerbte P-Wellen in allen Ableitungen, PQ-Dauer 0,16 sek
- Überdrehter Linkstyp
- Es findet sich ein Q in den Ableitungen I und aVL
- Schmale, schlanke R- und S-Zacken mit deutlich persistierendem tiefen S bis V_6. QRS 0,11 sek. Abgeflachte T-Wellen in allen Extremitätenableitungen sowie in V_5–V_6 mit dort biphasischem Verlauf als Ausdruck unspezifischer Erregungsrückbildungsstörungen der Kammern.

Deutung: Linksanteriorer Hemiblock.

Kommentar: Eine unspezifische Vorhofleitungsstörung begleitet einen faszikulären Block häufig und ist Ausdruck der Tatsache, dass die Erregungsleitung auch auf Vorhofebene nicht regelrecht abläuft. Die unspezifischen Erregungsrückbildungsstörungen können mit dem faszikulären Block zusammenhängen, jedoch auch Ausdruck einer zusätzlichen Störung sein.

Linksanteriorer Hemiblock

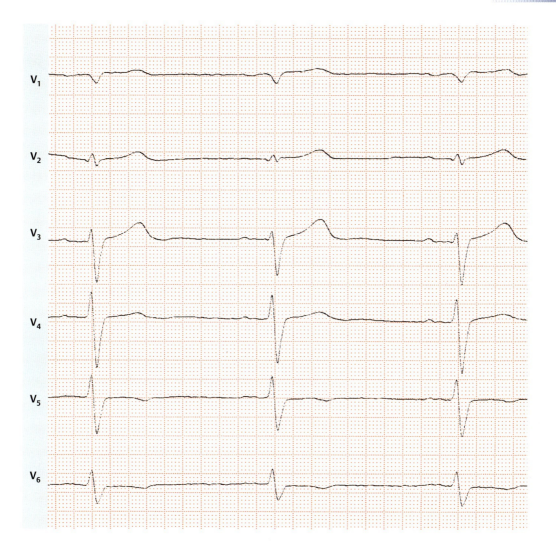

EKG-Beispiel 16

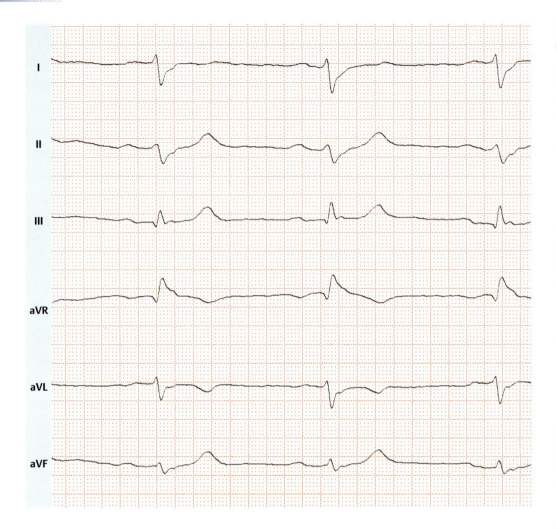

▶ *Lektion 14*

EKG-Beispiel 16: Bifaszikulärer Block
- Regelrechter Sinusrhythmus, Frequenz 64/min, unauffällige P-Welle, PQ-Zeit 0,18 sek
- Überdrehter Rechtstyp
- Unauffällige Q-Zacken
- QRS auf 180 msek verbreitert und deformiert mir rsR'-Konfiguration in den Ableitungen V_1 bis V_3, angedeutet auch in V_4, III und aVR. In den gleichen Ableitungen deszendierende ST-Streckensenkungen mit präterminal negativen und abgeflachten T-Wellen.

Deutung: Bifaszikulärer Block: Kompletter Rechtsschenkelblock + linksposteriorer Hemiblock (RSB + LPH).

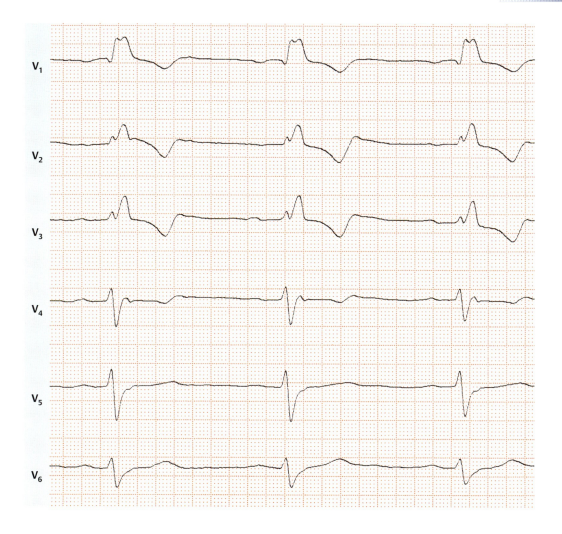

Kommentar: Das EKG ist ganz schön kompliziert. Aber so etwas kommt vor, es ist für den Patienten wichtig, es richtig zu deuten – und es lässt sich wie immer in der Elektrokardiografie logisch erklären. Also: Der komplette Rechtsschenkelblock (RSB) ist durch die Verbreiterung und typische Deformierung der den rechten Ventrikel abbildenden Ableitungen V_1 bis V_2, III und aVR mit zugehörigen Erregungsrückbildungsstörungen dokumentiert. Der linksposteriore Hemiblock (LPH) dokumentiert sich in dem überdrehten Rechtstyp. Differenzialdiagnostisch ist lediglich eine Rechtsherzhypertrophie (s. *Lektion 18*) zu diskutieren. (Es ist umstritten, ob bei Schenkelblockbildern die Spannungskriterien entsprechend Lektion 18 angewendet werden dürfen.) Diese Frage lässt sich jedoch durch den klinischen Befund eindeutig klären.

EKG-Beispiel 17

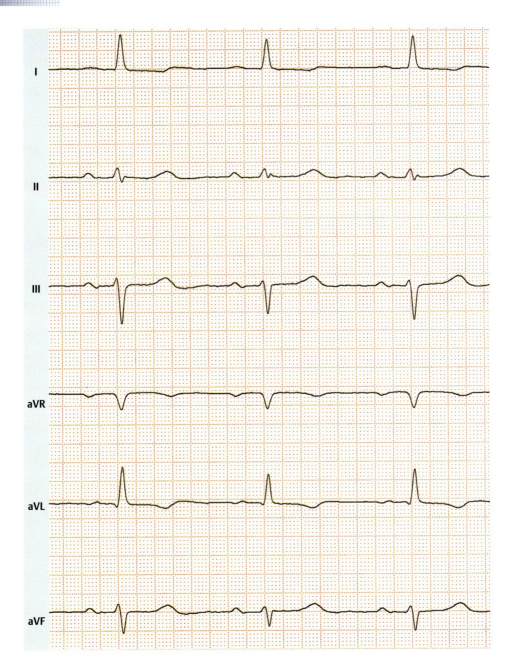

▶ *Lektion 15*

EKG-Beispiel 17: Gestörte R-Progression
- Regelmäßiger Sinusrhythmus mit einer Frequenz von 77/min. Betonter initialer Anteil der P-Wellen, die sich in einem Teil der Ableitungen biphasisch darstellen. PQ-Zeit 0,18 sek
- Linkstyp
- Unauffälliges Verhalten der Q-Zacken
- R und S sind in den meisten Ableitungen schmal und spitz, in II findet sich eine Splitterung des QRS-Komplexes, verzögerte R-Progression in V_2–V_4 mit einer R/S-Umschlagzone V_4/V_5

Gestörte R-Progression

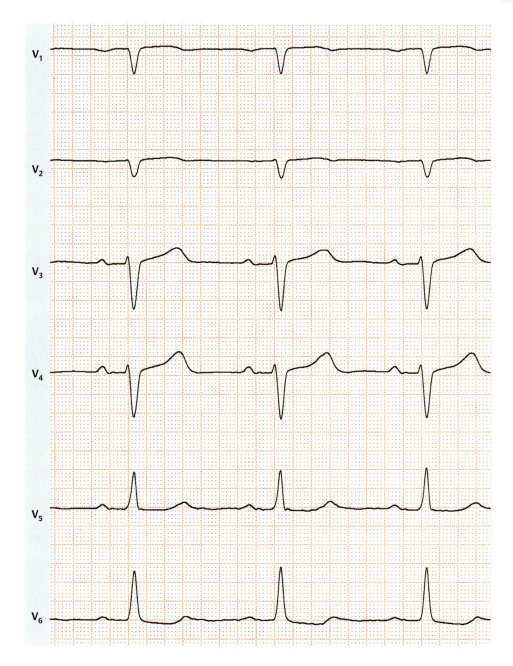

- Deszendierende ST-Streckensenkung in I, aVL, V_6 bis maximal 0,1 mV. Übergang in präterminal negative, abgeflachte T-Wellen in den gleichen Ableitungen.

Deutung: Unspezifische Vorhofleitungsstörung, mangelhafte R-Progression in den Brustwandableitungen mit unspezifischen Erregungsrückbildungsstörungen.

Kommentar: Die Ursache dieser EKG-Veränderungen ist aus dem Elektrokardiogramm selbst nicht ableitbar, sie muss zusammen mit anamnestischen und klinischen Daten gefunden werden. In diesem EKG fehlen Zeichen, die einen abgelaufenen Infarkt wahrscheinlicher machen (Q-Zacken, R-Verlust, Knotung in der Übergangsableitung V_5). Dennoch ist ein abgelaufener Vorderseitenwandinfarkt möglich (nur kleine R-Zacken im V_2–V_4, Erregungsrückbildungsstörungen in I, aVL).

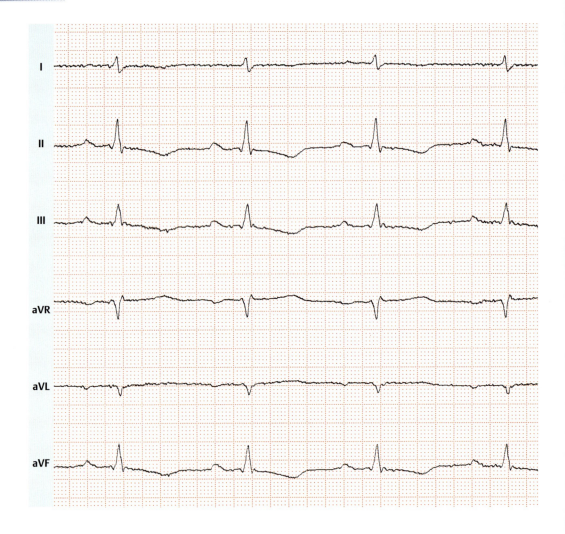

▶ Lektion 15

EKG-Beispiel 18: S-Persistenz
- EKG-Aufzeichnung von Muskelzittern überlagert
- Regelmäßiger Sinusrhythmus, Frequenz 86/min. PQ-Zeit 0,16 sek
- Steiltyp mit relativ tiefem S in Ableitung I
- Regelrechte Q-Zacken
- QRS-Dauer 0,10 sek. Bei regelrechten R-Zacken Persistenz eines tiefen S bis V_6
- Normales Verhalten der ST-Strecken
- Präterminal negative T-Wellen in nahezu allen Ableitungen.

Deutung: S-Persistenz in den Brustwandableitungen. Unspezifische Erregungsrückbildungsstörungen. Rechtsherzbelastung möglich.

Kommentar: Auffälligster Befund ist die S-Persistenz. Zusammen mit dem Lagetyp und den unspezifischen Erregungsrückbildungsstörungen könnte dies auf eine Rechtsherzbelastung hinweisen. Der klinische Befund und die Echokardiografie müssen das klären.

S-Persistenz

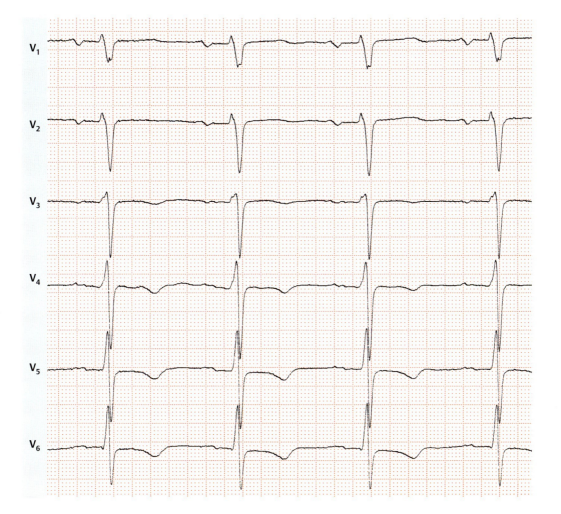

EKG-Beispiel 19

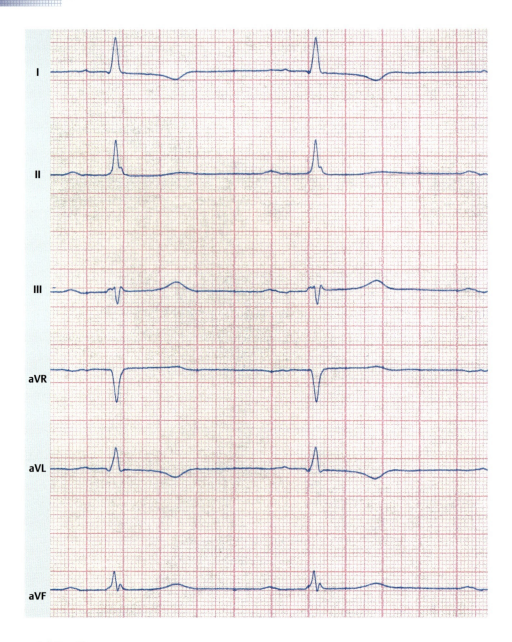

▶ *Lektion 16*

EKG-Beispiel 19: Präterminale T-Negativierung
- Sinusrhythmus mit einer Frequenz von 55/min, die PQ-Zeit ist auf 0,24 sek verlängert
- Linkstyp
- Auffällig sind die kleinen Q-Zacken in V_2, V_3, V_4, wobei sich gleichzeitig ein kleines Q in I und aVL nachweisen lässt
- Unspezifische Erregungsausbreitungsstörungen in Form einer Stufung im absteigenden R in Ableitung II, einer rSr'-Konfiguration in III sowie einem gesplitterten QRS-Komplex in aVF
- In den Ableitungen V_3–V_5 sowie I und aVL findet sich eine deszendierende ST-Streckensenkung mit Übergang in ein präterminal negatives T.

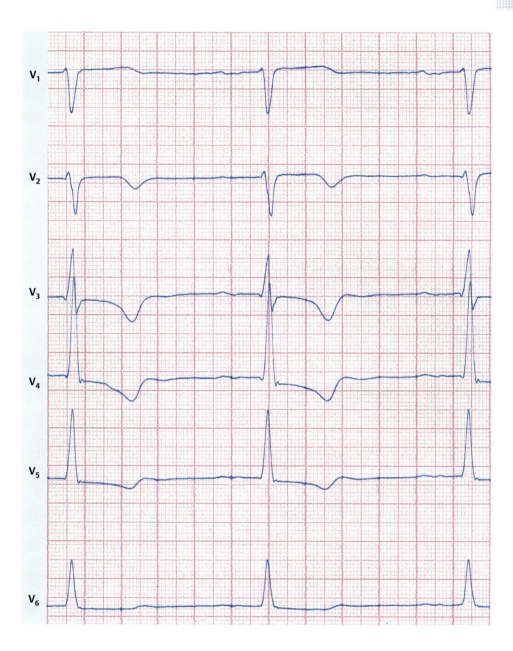

Deutung: Präterminale T-Negativierung in den antero-lateralen Ableitungen.
Kommentar: Als Ursache ist ein abgelaufener Vorder-Seitenwandinfarkt wahrscheinlich, da Q-Zacken in den vorderen und mittleren Brustwandableitungen nachweisbar sind. Sie sind zwar klein, aber in dieser Lokalisation pathologisch, zumal sich in den Ableitungen V_5 und V_6 kein Q nachweisen lässt. Zusammen mit den beschriebenen Erregungsrückbildungsstörungen ergibt dies den Verdacht auf einen abgelaufenen Vorderseitenwandinfarkt. Die Sicherung der Diagnose erfolgt durch Anamnese und Befund, wobei das Ventrikulogramm (Echokardiografie und/oder Angiokardiografie und/oder Isotopenventrikulografie) und die Darstellung der Koronargefäße den Ausschlag für die Diagnose geben.

EKG-Beispiel 20

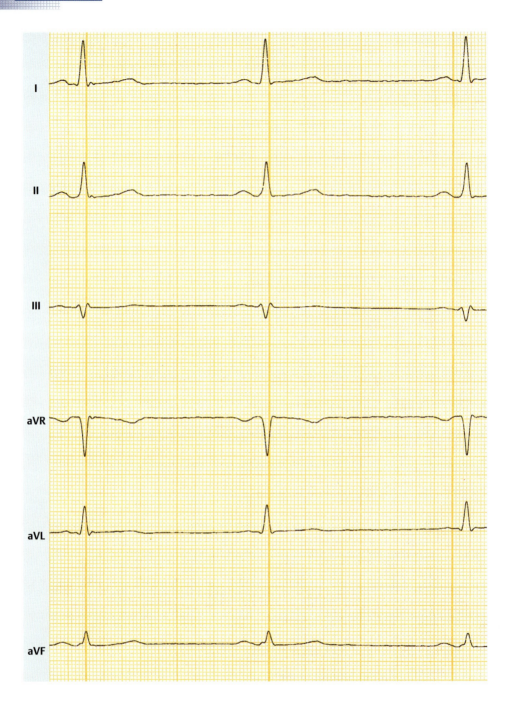

▶ *Lektion 16*

EKG-Beispiel 20: Terminale T-Negativierung
- Sinusrhythmus mit einer Frequenz von 58/min, PQ-Zeit 0,14 sek, P-Wellen unauffällig
- Linkstyp
- Keine pathologischen Q-Zacken
- Unauffälliges Verhalten von R und S

Terminale T-Negativierung

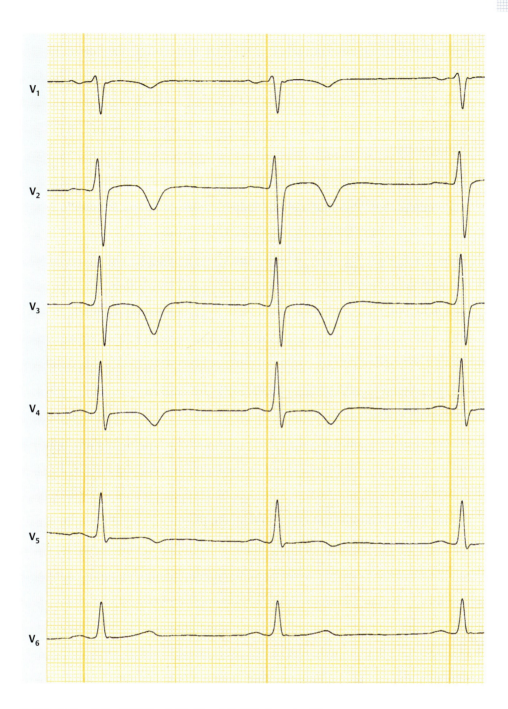

- Terminal negative T-Wellen in V_2–V_5 mit T-Abflachung in aVL.

Deutung: Terminale T-Negativierung im Vorderwandbereich.

Kommentar: Wahrscheinliche Ursache ist ein abgelaufener Vorderwandinfarkt (s. *Lektion 19*). Die Annahme eines Vorderwandinfarktes ergibt sich aus den hierfür typischen terminal negativen T-Wellen im Bereich des Versorgungsgebietes der linken Herzkranzarterie. Die Tatsache, dass in den betroffenen Ableitungen keine pathologischen Q-Wellen vorliegen und ein gut ausgeprägtes R besteht, lassen diesen Infarkt als einen nicht-transmuralen, „Non-Q-Wellen-Infarkt" klassifizieren.

EKG-Beispiel 21

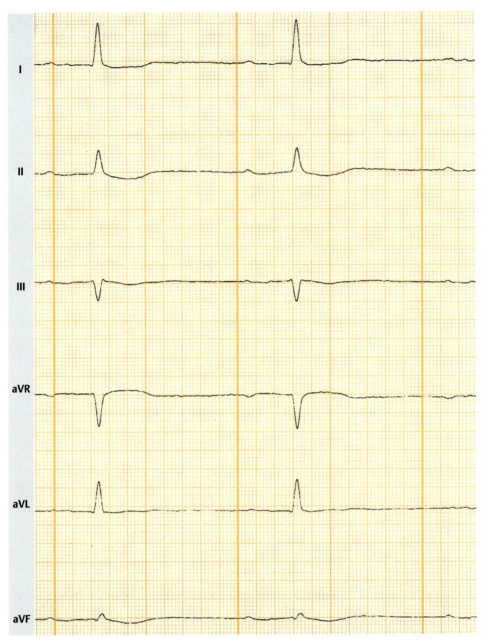

▶ Lektion 16

EKG-Beispiel 21: Digitaliseinwirkung
- Sinusrhythmus mit einer Frequenz von 61/min, PQ-Zeit 0,26 sek
- Linkstyp
- Regelrecht dargestellte Q-Zacken
- Bei regelrecht dargestellten R- und S-Zacken ist der zweite Kammerkomplex in der Aufzeichnung der Brustwandableitungen verbreitert (0,15 sek) und rechtsschenkelblockartig deformiert, er ist weiterhin etwas vorzeitig nach sehr kurzem PQ-Intervall (0,08 sek)
- Ausgesprochen muldenförmige Senkung der ST-Strecken, am deutlichsten in den Brustwandableitungen (V_2–V_6), mit Übergang in eine abgeflachte T-Welle.

Digitaliseinwirkung

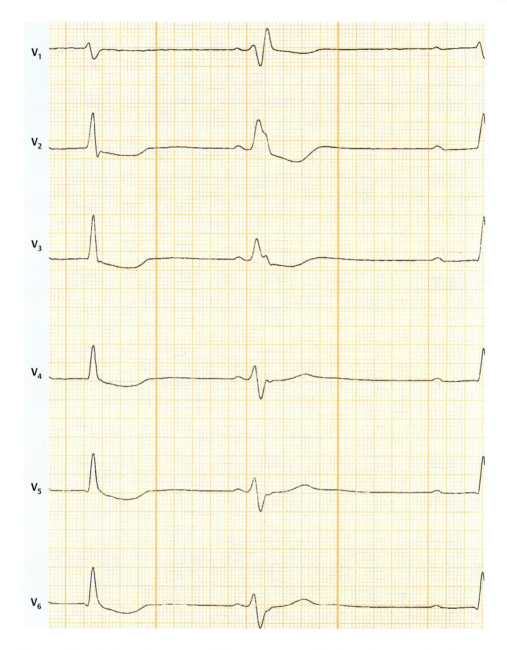

Deutung: Sinusrhythmus, Erregungsrückbildungsstörungen wie bei Einwirkung von Digitalispräparaten, Fusionsschlag, AV-Block I°.

Kommentar: Die hier dargestellten muldenförmigen ST-Streckensenkungen sind für Digitaliseinwirkung typisch, wenn auch nicht absolut spezifisch. Der eine verbreiterte Kammerkomplex in den Brustwandableitungen ist als Fusionsphänomen zu deuten: Eine vom Sinusknoten ausgehende Erregung (vorangehende regelrecht dargestellte P-Welle) kombiniert sich mit der Kammererregung durch eine Extrasystole. Man spricht bei einem solchen Fusionsphänomen daher auch von Kombinationserregungen oder Kombinationsschlag. Bei solch typischen Störungen der Erregungsrückbildung und Erregungsausbreitung ist stets an eine Digitalisüberdosierung zu denken und eine Blutspiegelanalyse anzufordern. Die pathologischen EKG-Phänomene sind nach Absetzen von Digitalis rückläufig.

EKG-Beispiel 22

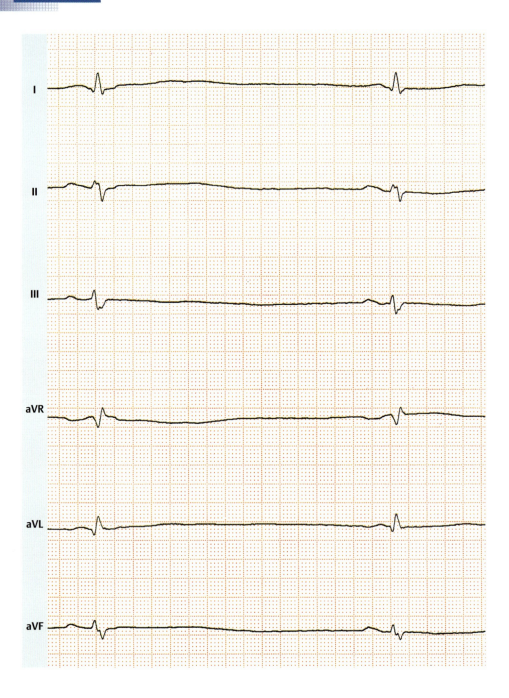

► *Lektion 17*

EKG-Beispiel 22: Langes QT-Syndrom
- Sinusbradykardie, Frequenz 37/min, P-Dauer 0,12 sek, PQ-Zeit 0,16 sek
- Linkstyp
- Unauffällige Q-Zacken, QRS-Breite 0,10 sek, rSr'-Konfiguration in V_1, QT-Zeit-Verlängerung auf 0,68 sek
- Deszendierende ST-Strecken-Senkungen in V_3–V_5.

Langes QT-Syndrom

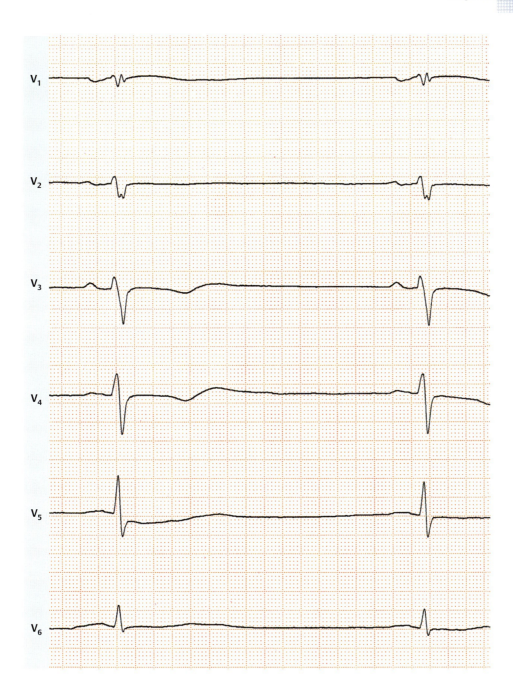

Deutung: Verlängerung der QT-Zeit.
Kommentar: Die QT-Zeit-Verlängerung ist der auffälligste Befund dieses EKGs: Neben angeborenen QT-Syndromen (Romano-Ward-Syndrom, Jervell-Lange-Nielsen-Syndrom) ist vor allem an eine durch Antiarrhythmika bedingte Verlängerung der QT-Zeit zu denken. Hierfür spricht auch die Bradykardie.

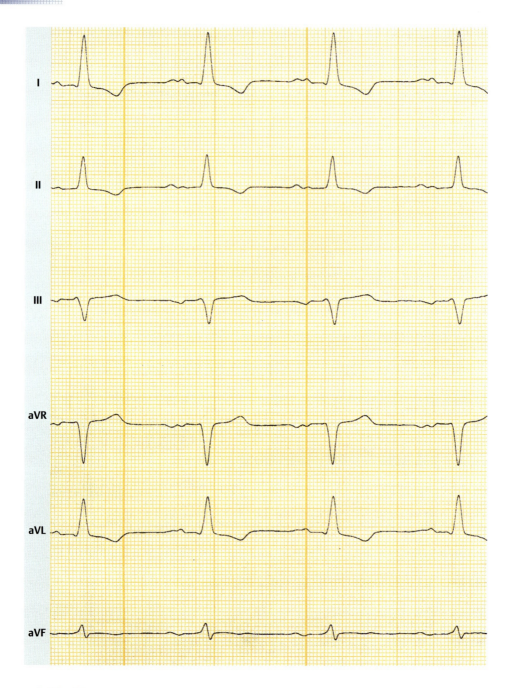

▶ *Lektion 18*

EKG-Beispiel 23: Linksherzhypertrophie
- Regelrechter Sinusrhythmus, Frequenz 90/min, PQ-Zeit 0,18 sek, P-Dauer 0,14 sek, Deformierung der P-Welle in Form einer Kerbung in Ableitung II und mit terminal negativem P in V_1 und V_2
- Linkstyp
- Unauffällige Q-Zacken
- Auffällig hohes R in I, aVL, V_4 und V_5: Lewis-Index 2,0 mV, Sokolow-Lyon-Index 3,9 mV

Linksherzhypertrophie

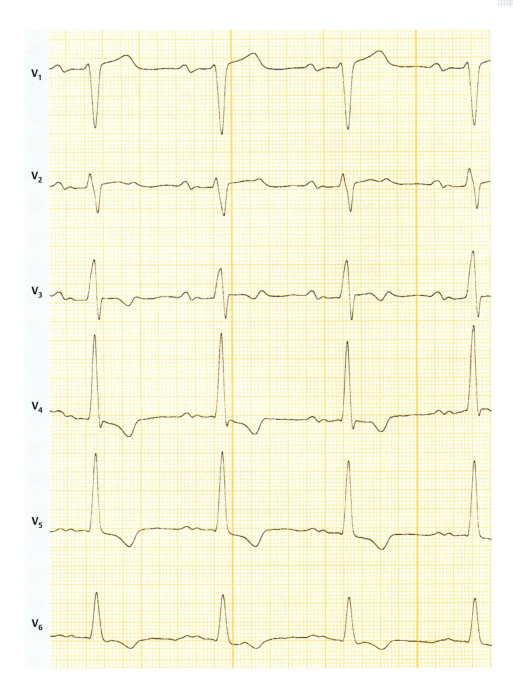

- Deszendierende ST-Strecken in den Ableitungen I, II, aVL, V_4–V_6 bis maximal 0,2 mV mit präterminal negativem T in den gleichen Ableitungen.

Deutung: Linksherzhypertrophie mit Linksherzschädigung.

Kommentar: Die Linksherzhypertrophie ist belegt durch P-sinistroatriale, Linkslagetyp, abnorm hohe Spannungsausschläge in den linkspräkordialen Ableitungen, die Linksherzschädigung ist belegt durch die Erregungsrückbildungsstörungen in Form deszendierender ST-Strecken-Senkungen und präterminal negativer T-Wellen.

EKG-Beispiel 24

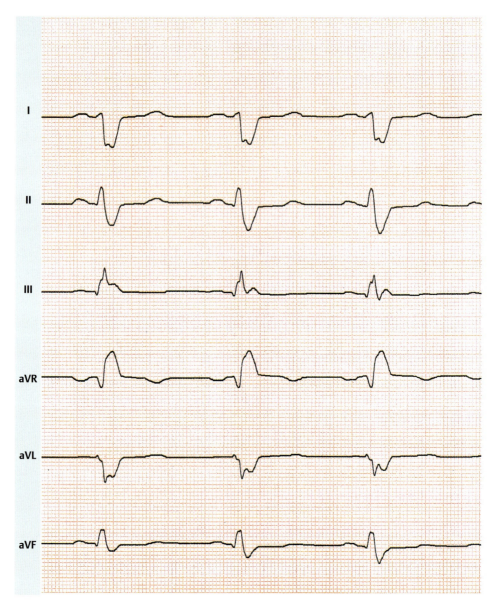

▶ *Lektion 18*

EKG-Beispiel 24: Rechtsherzhypertrophie
- Regelmäßiger Sinusrhythmus mit einer Frequenz von 82/min, PQ-Zeit 0,14 sek
- Überdrehter Rechtstyp
- Auffällig sind kleine Q-Zacken in V_1 und V_2
- Der QRS-Komplex ist auf 140 msek verbreitert und deformiert: Breites plumpes S mit einer Kerbung in I, II, aVL, V_5 und V_6 sowie einer Stufenbildung in dem aufsteigenden R-Schenkel in III, aVR, V_1 und V_2. Am häufigsten sind extrem hohe R-Zacken in den vorderen Brustwandableitungen. Der Sokolow-Lyon Index ist mit 3,5 mV hoch pathologisch
- Es finden sich insbesondere in den Brustwandableitungen T-Negativierungen, die in V_1–V_3 als terminal negative T-Wellen, in V_4–V_6 als präterminal negative T-Wellen imponieren.

Rechtsherzhypertrophie

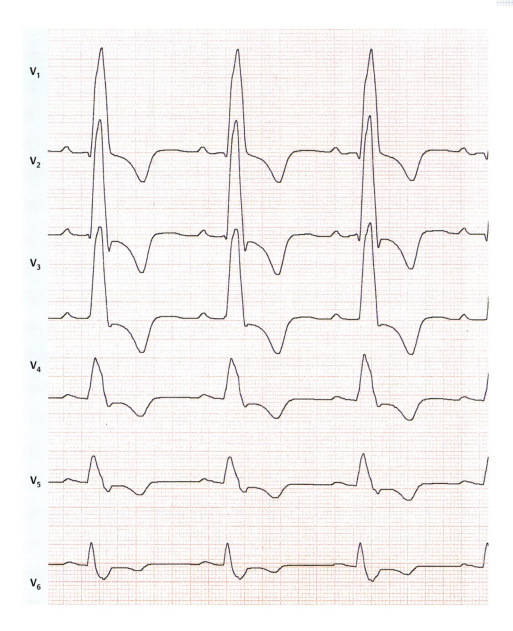

Deutung: Rechtsherzhypertrophie mit Rechtsherzschädigung.
Kommentar: Die Diagnose der Rechtsherzhypertrophie gründet sich auf die Kriterien überdrehter Rechtstyp, hohes R-Potential in den rechtspräkordialen Ableitungen mit pathologischem Sokolow-Lyon-Index, intraventrikuläre Erregungsausbreitungsstörungen im R-Anteil der rechtspräkordialen Ableitungen sowie in Form tiefer, plumper, deformierter S-Zacken in den linkspräkordialen Ableitungen. In diesem Zusammenhang sind auch die initial spitz gestalteten P-Wellen in den Ableitungen V_1–V_3 zu verwerten, auch wenn nicht alle Kriterien eines P-dextroatriale erfolgt sind. Die ausgeprägten Erregungsrückbildungsstörungen vor allem in den vorderen und mittleren Brustwandableitungen sprechen dafür, dass der hypertrophierte rechte Ventrikel bereits Zeichen der Rechtsherzschädigung aufweist.

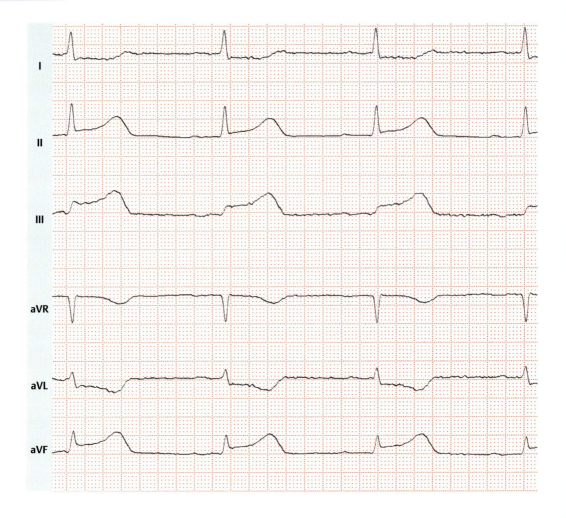

▶ Lektion 19–20

EKG-Beispiel 25: Akuter Hinterwandinfarkt (inferiorer STEMI)
- Regelmäßiger Sinusrhythmus, Frequenz 74/min, PQ-Dauer 0,14 sek
- Indifferenztyp
- Unauffällige Q-Zacken
- Regelrechtes Verhalten von R und S. Überhöhter Abgang der ST-Strecke aus dem absteigenden R-Schenkel in den Ableitungen II, III und aVF von maximal 0,3 mV; angedeutete ST-Hebung auch in Ableitung V_6. Auffällig sind die spiegelbildlichen ST-Senkungen in den Ableitungen I, aVL, V_1 und V_2. Regelrechte T-Wellen.

Deutung: Akuter inferiorer Hinterwandinfarkt.

Kommentar: Der Infarkt zeigt sich elektrokardiografisch in den typischen Hebungen der ST-Strecke, die in den inferioren Ableitungen lokalisiert sind. Die Diagnose wird in diesem ganz akuten Stadium, in dem noch keine Q-Zacken ausgebildet sind und noch keine R-Reduktion stattgefunden hat, aus dem Zusammentreffen mit klinischer Symptomatik und Anstieg der Herzmuskelenzyme gestellt. Nach der neuen Nomenklatur handelt es sich um einen STEMI der inferioren Hinterwand.

Akuter Hinterwandinfarkt (inferiorer STEMI)

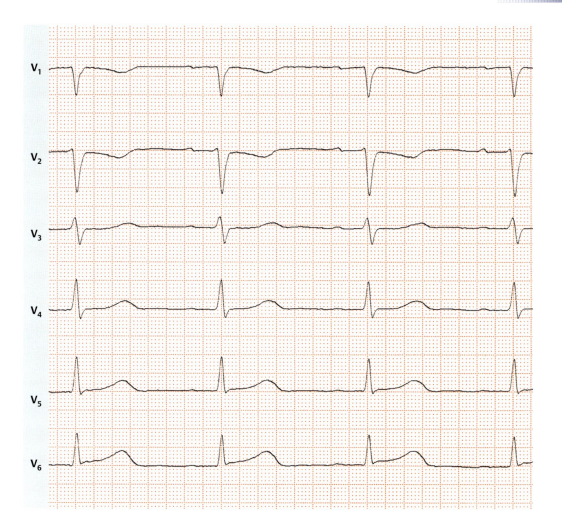

EKG-Beispiel 26

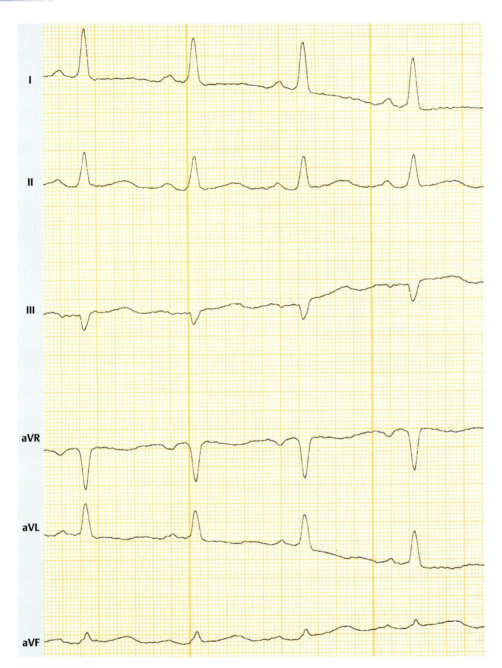

▶ *Lektion 19–20*

EKG-Beispiel 26: Akuter Vorderwandinfarkt (anteriorer STEMI)
- Sinustachykardie mit einer Frequenz von 111/min, PQ-Zeit 0,16 sek, geringgradige Deformierung der P-Wellen in den vorderen und mittleren Brustwandableitungen, wobei Anfang und Endteil der P-Welle durch eine Kerbe getrennt sind und P abgeflacht erscheint
- Linkstyp
- Q-Zacken sind nicht dargestellt
- Während sich R und S in den Extremitätenableitungen unauffällig verhalten, zeigt sich in den Brustwandableitungen von V_2 bis V_4 ein mangelhafter, fast fehlender R-Aufbau mit einer Verschiebung der

Akuter Vorderwandinfarkt (anteriorer STEMI)

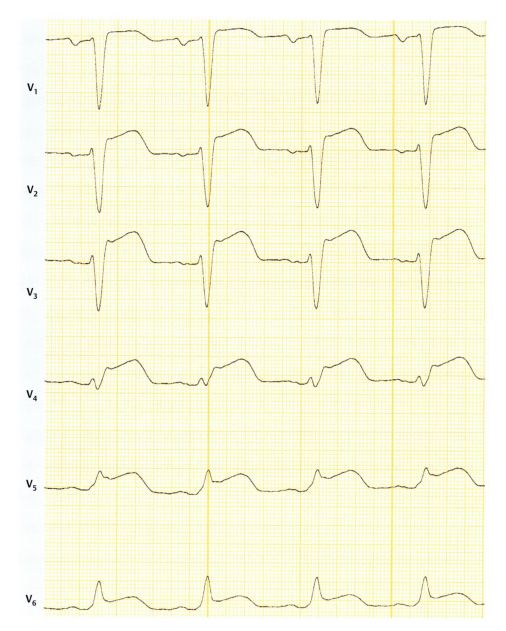

Übergangszone nach V₄/V₅. In allen Brustwandableitungen ist die ST-Strecke bis maximal 0,7 mV angehoben und geht in eine positive T-Welle über. In I und aVL abgeflachtes, nahezu isoelektrisches T.
Deutung: Akuter ausgedehnter Vorderwandinfarkt, Sinustachykardie.
Kommentar: Der Vorderwandinfarkt manifestiert sich durch reduzierte R-Zacken und angehobene ST-Strecken. Da die ST-Streckenhebung über die gesamten Brustwandableitungen reicht, handelt es sich um einen ausgedehnten Vorderwandinfarkt. Vom Stadium her ist der Infarkt relativ frisch, da zwar R reduziert ist, sich aber noch keine Q-Zacken ausgebildet haben, die ST-Strecke noch angehoben und T-Wellen noch positiv sind. Die unspezifischen Erregungsrückbildungsbildungen in Form abgeflachter T-Wellen in den hohen Lateralwandableitungen sind ein Begleitphänomen der Vorderwandläsion. Die gleichzeitig bestehende Sinustachykardie könnte auf Herzinsuffizienz hinweisen. In der neuen Nomenklatur handelt es sich um einen STEMI im anterioren Bereich.

EKG-Beispiel 27

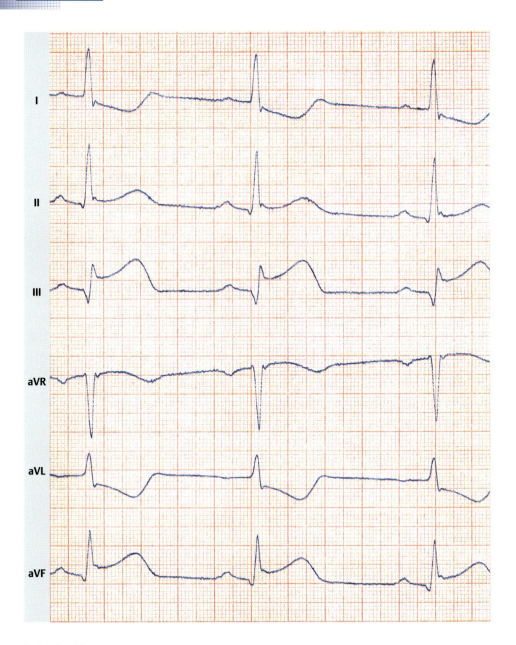

▶ Lektion 19–20

EKG-Beispiel 27: Akuter Hinterwandinfarkt (inferiorer STEMI)
- Regelmäßiger Sinusrhythmus, Frequenz 63/min, PQ-Dauer 0,18 sek
- Indifferenztyp
- Pathologische Q-Zacken in II, III und aVF
- In den gleichen Ableitungen erkennt man bei noch regelrecht ausgeprägtem R und S einen überhöhten Abgang der ST-Strecke aus dem absteigenden R-Schenkel, wobei die ST-Elevation maximal 0,5 mV beträgt (Ableitung III). Auffällig sind die spiegelbildlichen ST-Streckensenkungen in den Ableitungen I, aVL, V_2–V_4. Die T-Welle ist in allen Ableitungen positiv.

Deutung: Akuter inferiorer Myokardinfarkt.

Akuter Hinterwandinfarkt (inferiorer STEMI)

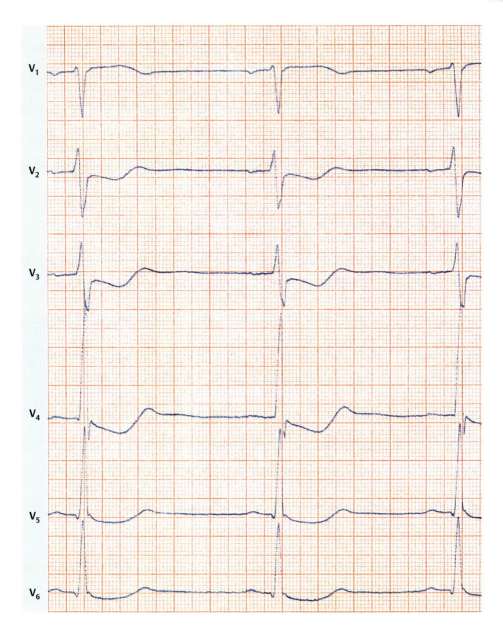

Kommentar: Die Infarktdiagnose ergibt sich aus den pathologischen Q-Zacken sowie den Hebungen der ST-Strecke in den Infarktableitungen; die Infarktlokalisation betrifft den inferioren Teil der Hinterwand des linken Ventrikels: Direkte Infarktzeichen in den diaphragmalen Extremitätenableitungen. Das Infarktgeschehen ist als akut, aber nicht mehr ganz frisch anzusehen, da sich schon pathologische Q-Zacken ausgebildet haben, sich jedoch noch ein gut erhaltenes R darstellt und in den Infarktableitungen ST-Elevationen mit positivem T bestehen. Die ST-Streckensenkungen sind als Spiegelbildphänomen zu den pathologischen ST-Hebungen anzusehen: In der Frontalebene verhalten sich die Ableitungen der hohen Seitenwand I und aVL reziprok zu den diaphragmalen Ableitungen, im Verhältnis der Brustwandableitungen zu den Extremitätenableitungen verhalten sich die der Vorderwand zugehörigen Ableitungen der Horizontalebene (Brustwandableitungen) reziprok zu den Hinterwandableitungen der Frontalebene (Extremitätenableitungen). STEMI der inferioren Wand.

EKG-Beispiel 28

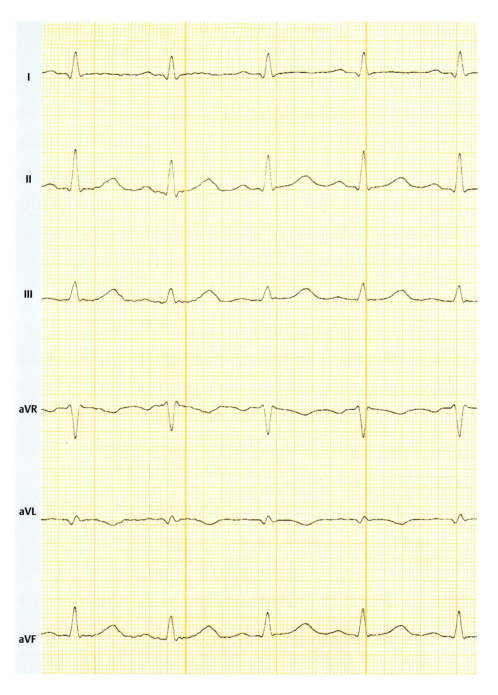

▶ Lektion 19–20

EKG-Beispiel 28: Transmuraler Vorderwandinfarkt im Zwischenstadium
- Sinustachykardie, Frequenz 112/min, PQ-Zeit 0,18 sek
- Indifferenztyp
- Q in den Ableitungen I und aVL, wobei sich in aVL zusätzlich ein nur kleines R darstellt
- QS-Konfiguration in V_2 und V_3 durch Verlust von R, Nachweis von Q-Zacken auch in V_4

Transmuraler Vorderwandinfarkt im Zwischenstadium

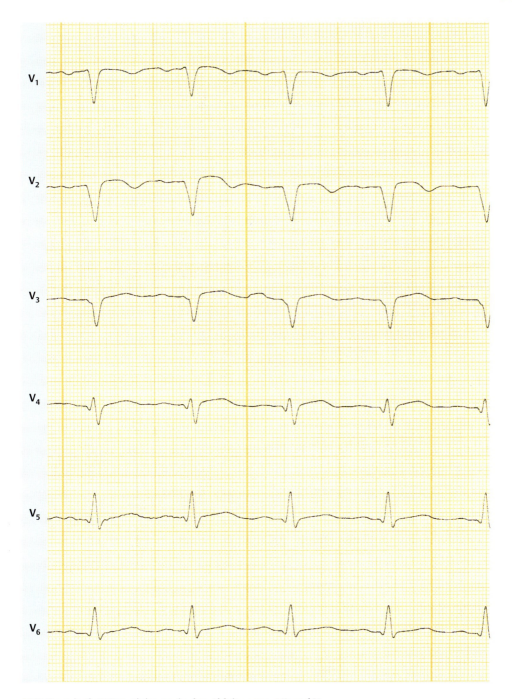

- Präterminale T-Negativierung in den Ableitungen aVL und V_2.

Deutung: Sinustachykardie, transmuraler Vorderwandinfarkt unter Beteiligung der hohen Seitenwand im Zwischenstadium.

Kommentar: Die Infarktdiagnose ergibt sich aus den Kriterien von R-Verlust (V_2–V_3) beziehungsweise R-Reduktion (V_4, aVL) mit pathologischen Q-Zacken in diesen Ableitungen. Die Ausdehnung zeigt sich darin, dass die Ableitungen aVL (hohe Lateralwand) und V_2–V_4 einbezogen sind. Es zeigen sich die Kriterien des Zwischenstadiums.

EKG-Beispiel 29

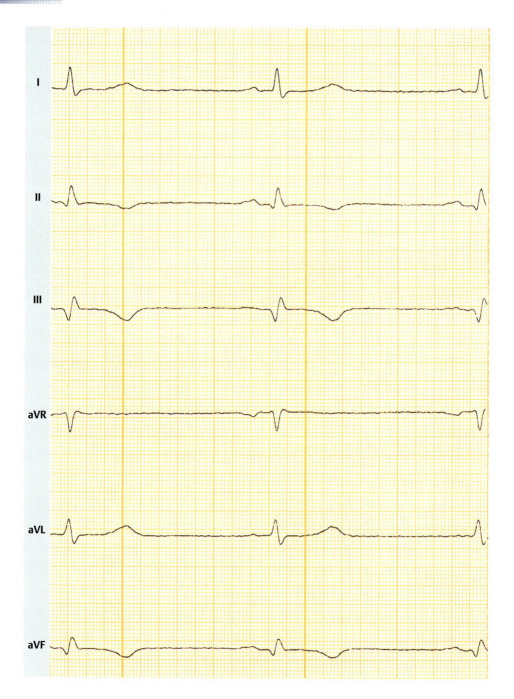

▶ *Lektion 19–20*

EKG-Beispiel 29: Transmuraler Hinterwandinfarkt im Folgestadium
- Sinusrhythmus mit einer Frequenz von 53/min, PQ-Zeit 0,17 sek
- Linkstyp
- Pathologische Q-Zacken in den Ableitungen II, III und aVF
- Regelrechtes Verhalten von R und S

Transmuraler Hinterwandinfarkt im Folgestadium

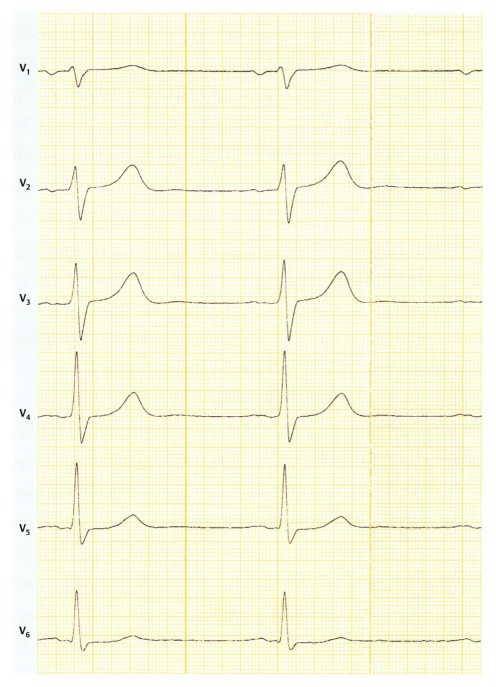

- In den diaphragmalen Ableitungen II, III, aVF findet sich bei isoelektrischer ST-Strecke ein terminal negatives T.

Deutung: Abgelaufener inferiorer Infarkt im Folgestadium.

Kommentar: Die Deutung als abgelaufener inferiorer Infarkt ergibt sich aus dem Auftreten von pathologischen Q-Zacken in den inferioren Ableitungen II, III aVF sowie einem terminal negativen T in den gleichen Ableitungen, bei sonst unauffälligem EKG-Verlauf. Das Q in Ableitung III erfüllt die Kriterien eines Pardée-Q: Es ist abnorm breit (2 mm) und abnorm tief (QR-Verhältnis von 1:1).

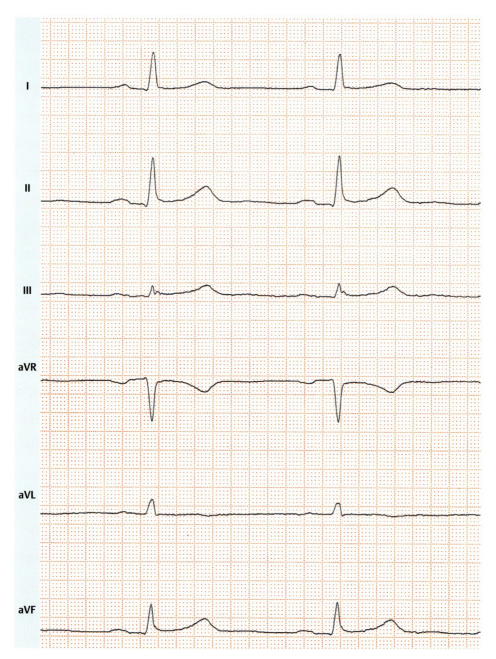

▶ Lektion 19–20

EKG-Beispiel 30: Transmuraler Vorderwandinfarkt im Endstadium
- Regelmäßiger Sinusrhythmus, Frequenz 59/min, PQ-Zeit 0,18 sek
- Indifferenztyp
- Während sich in den Extremitätenableitungen der QRS-Komplex unauffällig darstellt, findet sich in den Brustwandableitungen V_2 und V_3 ein R-Verlust mit Ausbildung QS-Komplexen
- In den Ableitungen V_4 und V_5 ist der J-Punkt geringgradig angehoben und es stellt sich eine kleine J-Welle dar.

Transmuraler Vorderwandinfarkt im Endstadium

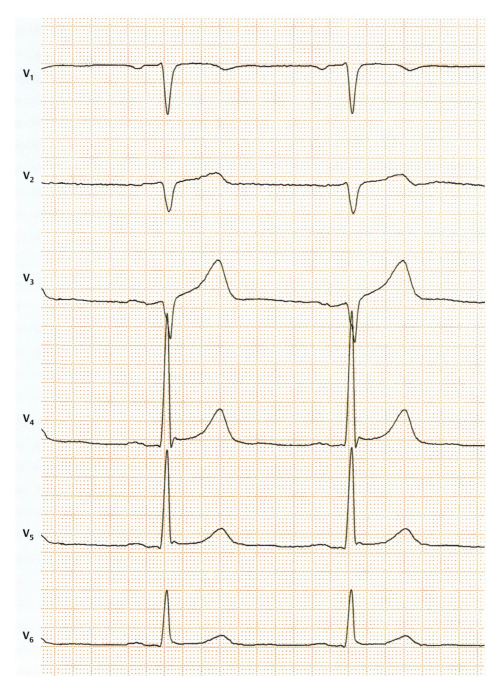

Deutung: Abgelaufener supraapikaler Vorderwandinfarkt im Endstadium.
Kommentar: Die Infarktdiagnose ergibt sich aus dem R-Verlust mit Ausbildung von QS-Komplexen, die Lokalisation als supraapikaler Vorderwandinfarkt durch die Darstellung der Infarktnarbe in V_2 und V_3, die Einstufung als Endstadium durch die wieder aufgerichteten T-Wellen in diesen Ableitungen.
  Die Darstellung der kleinen J-Welle ist ein unspezifischer Nebenbefund ohne weitere Bedeutung.

EKG-Beispiel 31

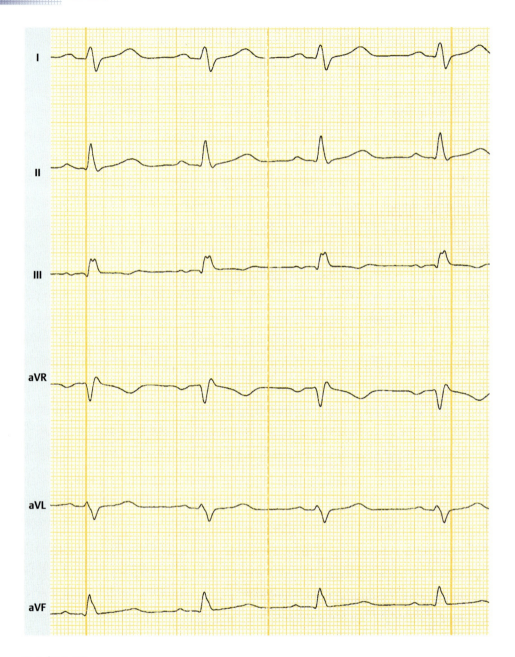

▶ *Lektion 21*

EKG-Beispiel 31: Lungenarterien-Embolie
- Regelmäßiger Sinusrhythmus mit einer Frequenz von 95/min, PQ-Zeit 0,14 sek
- Steiltyp
- Unauffälliges Verhalten der Q-Zacken
- Die QRS-Dauer liegt mit 100 msek noch im Normbereich, unspezifische Deformierungen des QRS-Komplexes zeigen sich in Form einer Knotung im aufsteigenden R-Schenkel in III, einer Stufenbildung im absteigenden R-Schenkel von aVL sowie einem breiten, plumpen R in V_1. Auffällig hohe R-Zacken sind in V_2 und V_3 erkennbar, S persistiert bis V_6

Lungenarterien-Embolie

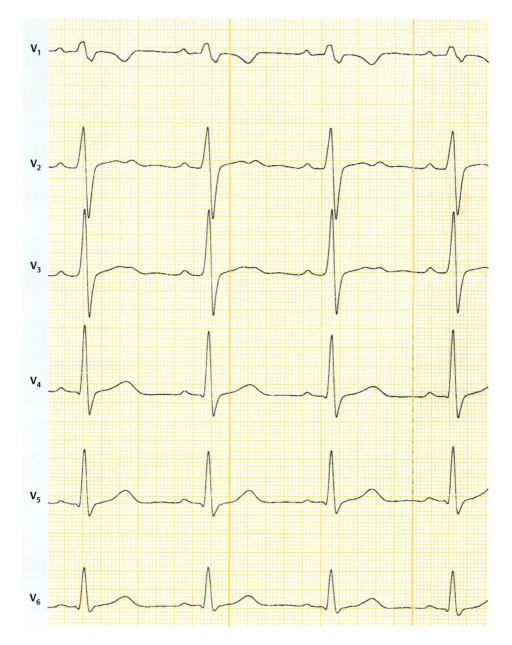

- T-Negativierung in V_1 mit abgeflachten und biphasischen T-Wellen in V_2 und V_3 als Zeichen ventrikulärer Erregungsrückbildungsstörungen in den vorderen Brustwandableitungen.

Deutung: Rechtsherzbelastung bei Lungenarterien-Embolie.

Kommentar: Zeichen der Rechtsherzbelastung sind der Lagetyp, die auffällig hohen R-Zacken in V_2 und V_3, die Erregungsausbreitungs- und -rückbildungsstörungen in den vorderen Brustwandableitungen sowie in III mit S-Persistenz bis V_6. Ein solches EKG der Rechtsherzbelastung kann bei sehr unterschiedlichen Erkrankungen entstehen, beispielsweise einer Lungenarterien-Embolie, einer plumonalen Hypertonie, einem Cor pulmonale. Im vorliegenden Fall passt zur Lungenarterien-Embolie auch die Herzfrequenz von 94/min. in Ruhe. Im Übrigen sind EKG-Veränderungen bei Patienten mit Lungenarterien-Embolie häufig nur dezent ausgeprägt, können auch ganz fehlen.

EKG-Beispiel 32

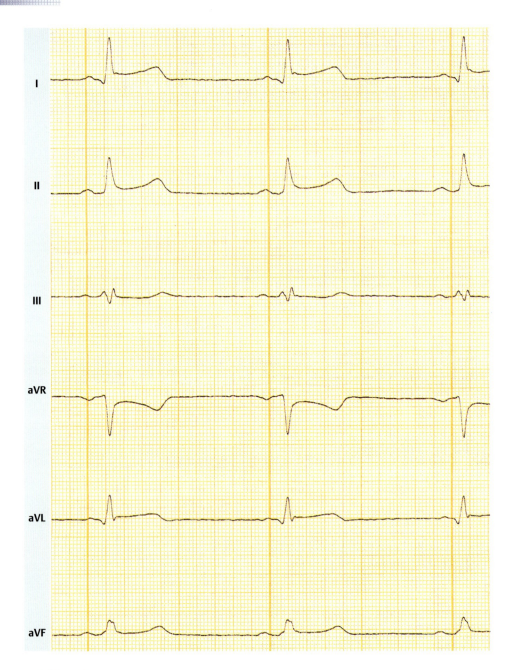

▶ *Lektion 22*

EKG-Beispiel 32: Akute Perikarditis
- Regelmäßiger Sinusrhythmus, Frequenz 62/min, PQ-Dauer 0,14 sek
- Indifferenztyp
- Regelrechtes Verhalten der Q-Zacken
- Bei regelrechter Darstellung von R und S findet sich ein überhöhter Abgang der ST-Strecke aus dem absteigenden R-Schenkel in den Ableitungen I, II, aVL, angedeutet aVF sowie V_3–V_6. Gleichzeitig bildet sich in einigen dieser Ableitungen am J-Punkt eine kleine J-Welle aus (I, aVL, V_4, V_5). Die T-Wellen sind positiv.

Akute Perikarditis

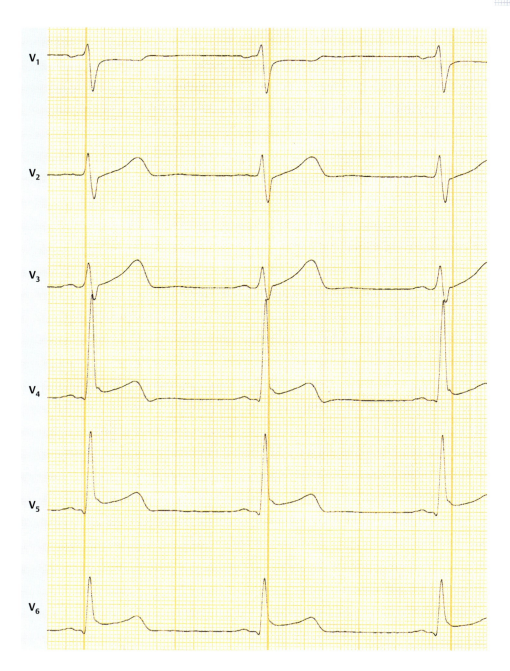

Deutung: Perikarditis.

Kommentar: Die Deutung als akute Perikarditis ergibt sich aus der Tatsache, dass die beschriebenen ST-Streckenhebungen mehr oder weniger diffus verteilt sind, sich also an kein koronares Verteilungsmuster halten, und dass sie weiterhin ohne Veränderung von Q oder R einhergehen. Auch die kleinen J-Wellen sieht man häufig bei akuter Perikarditis. Das noch akute Stadium ergibt sich aus der Tatsache, dass keine T-Negativierungen zu erkennen sind. Nebenbei bemerkt, ergibt sich sehr schön die spiegelbildliche Darstellung der ST-Streckenhebung mit positivem T in II gegenüber der ST-Streckensenkung mit negativem T in der reziproken Ableitung aVR. Letztlich kann das EKG die Diagnose der Perikarditis nicht beweisen, sondern nur stützen. Beweisend sind Beschwerdebild, klinischer Befund mit Perikardreiben sowie echokardiografischer Befund.

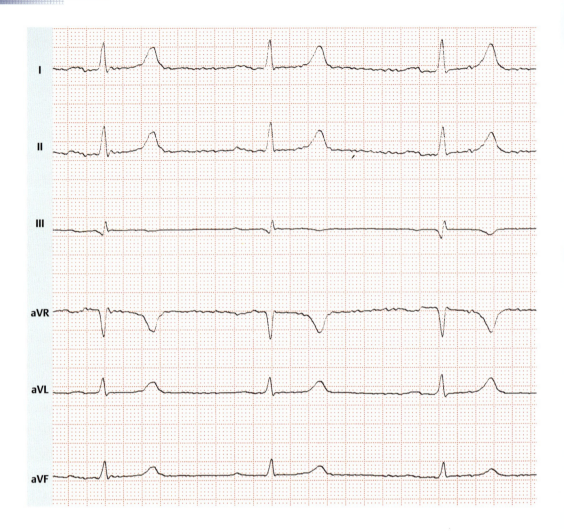

▶ *Lektion 23*

EKG-Beispiel 33: Hyperkaliämie
- Regelrechter Sinusrhythmus, Frequenz 65/min, auffällig flache P-Wellen in allen Ableitungen, P-Dauer 0,10 sek, PQ-Zeit 0,18 sek
- Indifferenztyp
- Unauffällige Q-Zacken
- Regelrechtes Verhalten von R und S
- In allen Ableitungen auffällig hohe spitze T-Wellen, die in den Ableitungen mit positivem QRS-Komplex fast die Höhe von R erreichen.

Deutung: Verdacht auf Hyperkaliämie.

Kommentar: Auffälligster Befund sind die hohen spitzen T-Wellen in allen Ableitungen. Diese lassen an eine Hyperkaliämie denken. Tatsächlich betrug die Serum-Kaliumkonzentration des Patienten 6,4 mmol/l.

Hyperkaliämie

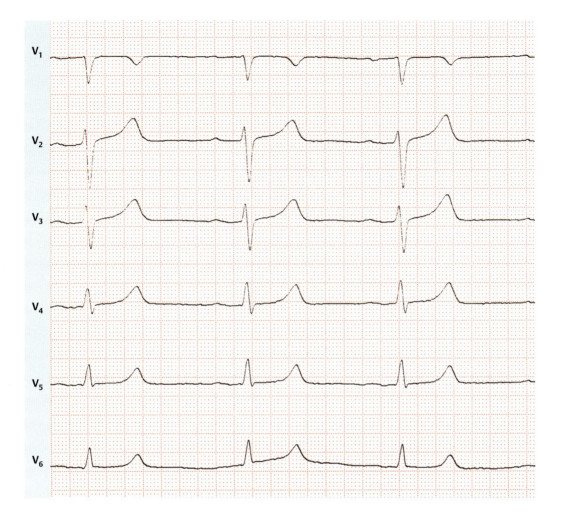

EKG-Beispiel 34

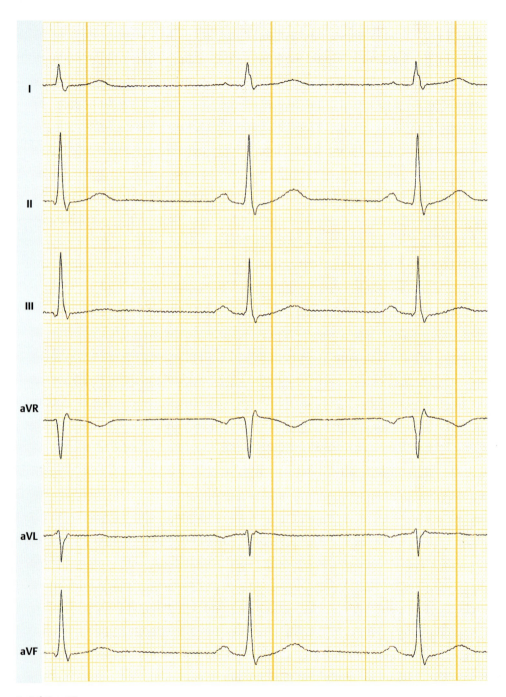

▶ *Lektion 24*

EKG-Beispiel 34: Supraventrikuläre Extrasystolie
- Sinusrhythmus, Frequenz 61/min, PQ-Zeit 0,16 sek, P-Dauer 0,10 sek, QRS-Dauer 0,11 sek
- Steiltyp
- Regelrechte R-Progression von V_1–V_3, R/S-Umschlag V_3/V_4, rSr'-Konfiguration in V_1–V_2
- Unauffällige ST-Strecken

Supraventrikuläre Extrasystolie

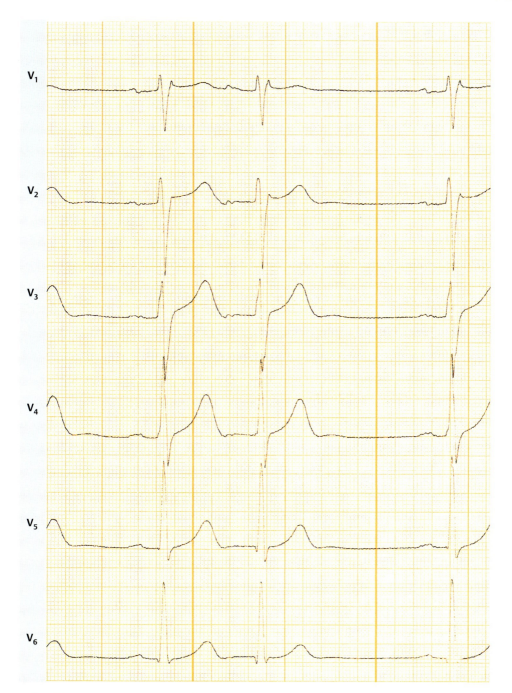

- Einfall einer vorzeitigen P-Welle mit konsekutivem, nicht verbreitertem QRS-Komplex.

Deutung: Supraventrikuläre Extrasystole, inkompletter Rechtsschenkelblock.

Kommentar: Die supraventrikuläre Extrasystolie ist durch einen vorzeitigen Einfall der P-Welle charakterisiert und durch einen normal breiten QRS-Komplex, da der vorzeitige Impuls über das spezifische Erregungsleitungssystem auf die Kammern übergeleitet wird. Die Morphologie der P-Welle erlaubt oft, den Ursprungsort der supraventrikulären Extrasystolie zu identifizieren.

Ein inkompletter Rechtsschenkelblock ist, vor allem bei jüngeren und schlanken Menschen, ein häufig anzutreffender Befund.

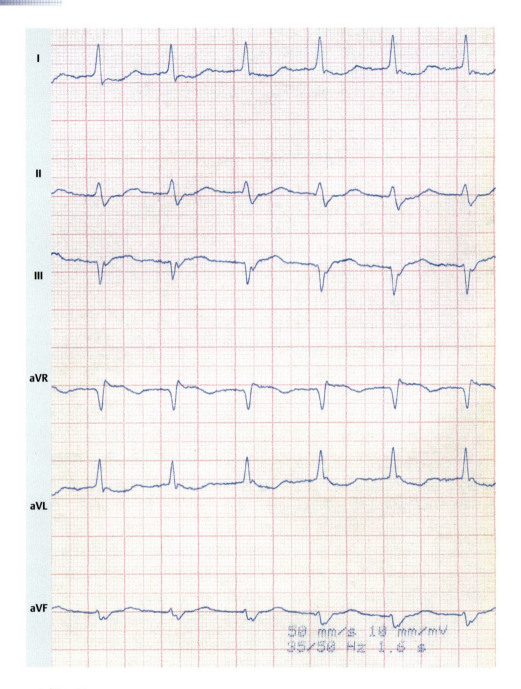

▶ Lektion 24

EKG-Beispiel 35: AV-Knoten-(Reentry-)Tachykardie
- Tachykardie mit schmalem QRS-Komplex, Frequenz 150/min, PQ-Zeit, P-Wellen nicht sichtbar und daher nicht messbar, QRS-Breite 0,10 sek
- Linkstyp
- Keine sichtbaren Q-Zacken, langsame R-Progression von V_1–V_3, muldenförmige ST-Strecken-Senkungen in I und aVL; unauffällige ST-Strecken in den Brustwandableitungen.

AV-Knoten-(Reentry-)Tachykardie

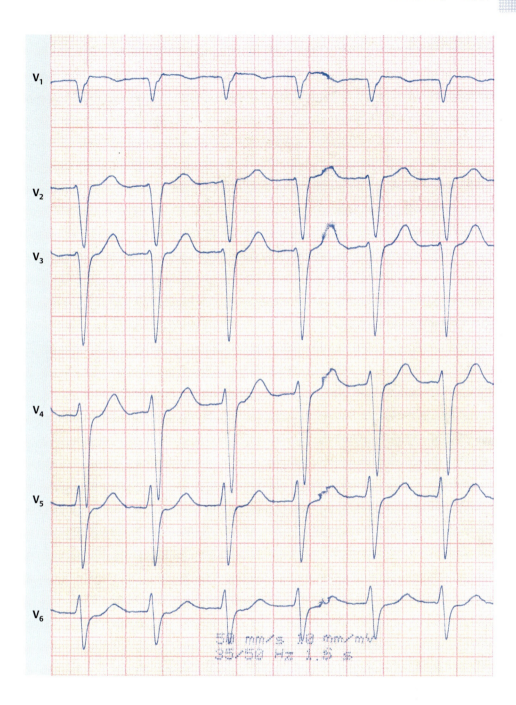

Deutung: AV-Knoten-Reentry-Tachykardie.
Kommentar: Klassisches Beispiel einer Tachykardie mit schmalen QRS-Komplexen und nicht sichtbaren P-Wellen. Möglicherweise liegen die P-Wellen am Ende des QRS-Komplexes mit einer kleinen „Pseudo-S-Zacke" in V_1. Nach vorliegenden EKG-Befunden Diagnose einer AV-Knoten-Tachykardie vom „gewöhnlichen" Typ.

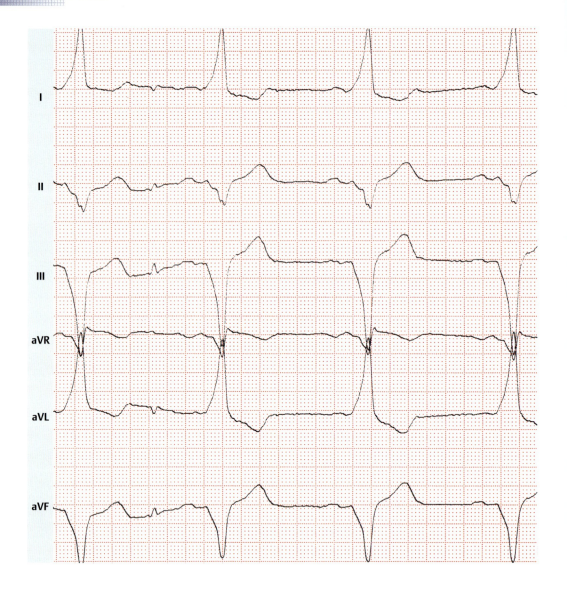

▶ Lektion 24

EKG-Beispiel 36: WPW-Syndrom
- Regelmäßiger, normofrequenter Sinusrhythmus, Frequenz 78/min. P-Wellen bei sonst unauffälligem Verlauf in den Ableitungen V_1–V_3 flach und gesplittert als Ausdruck unspezifischer intraatrialer Erregungsausbreitungsstörungen
- Überdrehter Linkstyp
- Die verkürzte PQ-Zeit von 80–100 msek und die Verbreiterung des QRS-Komplexes auf 160–180 msek sind durch eine ausgeprägte Delta-Welle im aufsteigenden R-Schenkel in allen Ableitungen (bzw. absteigenden S-Schenkel in II, III und aVF) bedingt
- Ausgeprägte Erregungsrückbildungsstörungen in Form deszendierender ST-Streckensenkungen mit präterminal negativem T in den Ableitungen I, aVL, V_1–V_4.

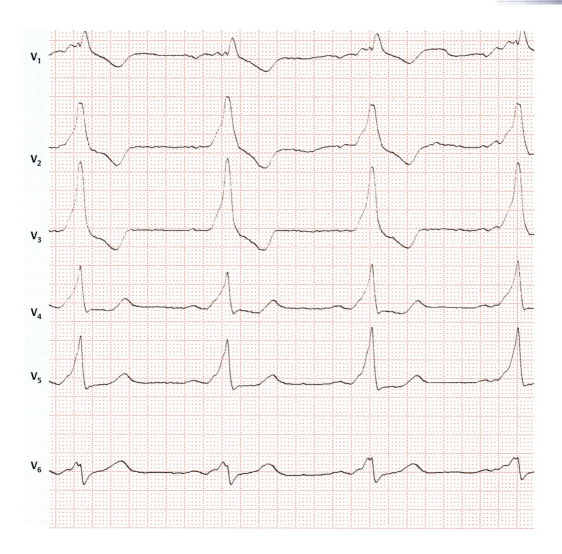

Deutung: Typisches WPW-Syndrom.

Kommentar: Durch die ausgeprägten Delta-Wellen erhalten die R-Zacken ihre für das WPW-Syndrom typische plumpe deformierte Gestalt. Die ausgeprägten Erregungsrückbildungsstörungen sind durch die Erregungsleitungsstörung mit Präexzitation über ein akzessorisches Bündel (Delta-Welle) erklärt und lassen daher per se keinen Rückschluss auf zusätzliche Ischämie oder andere Schädigungen des Herzens zu (veränderte Depolarisation = veränderte Repolarisation).

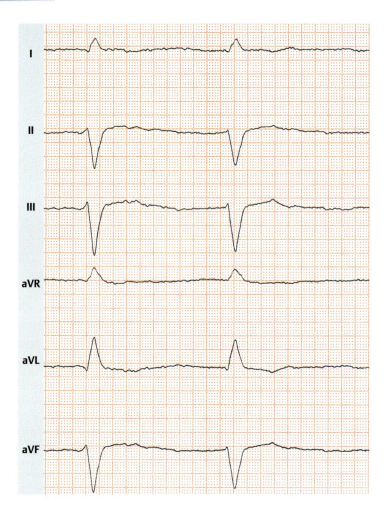

▶ Lektion 24

EKG-Beispiel 37: Ektop atriale Tachykardie mit Block
- Eingeschränkte Beurteilbarkeit aufgrund technisch mangelhafter Aufzeichnung der Extremitätenableitungen infolge Überlagerung durch Muskelzittern
- In den Brustwandableitungen stellen sich deutliche P-Wellen (Vorhoferregung) mit einer Frequenz von 130/min dar, P-Dauer 0,06 sek, die P-Wellen selbst sind abnorm konfiguriert (positiv in V_1–V_3, flach und biphasisch in V_4–V_6). Nur ein Teil der Vorhoferregungen wird auf die Kammern übergeleitet, wobei die PQ-Zeiten variieren
- Die Kammerfrequenz beträgt 68/min
- Überdrehter Linkstyp
- Kleine Q-Zacken in I, aVL und V_5. Verzögerte R-Progression in den Brustwandableitungen mit nur kleinen rudimentären R-Zacken in V_1–V_3 sowie einem im QS-Komplex versenkten R in V_5 (besonders gut in dem zweiten dargestellten Kammerkomplex zu sehen)
- QRS-Breite 0,12 sek

Ektop atriale Tachykardie mit Block

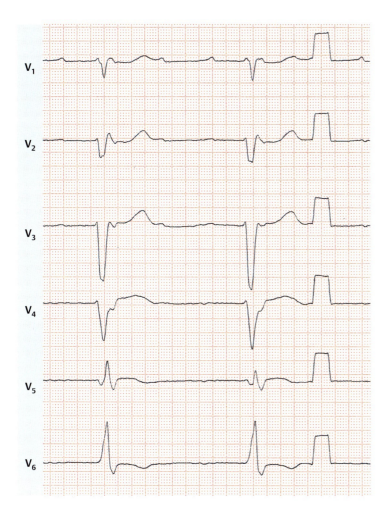

- Deszendierende ST-Streckensenkungen in V_6 (0,10 mV).

Deutung: Ektop atriale Tachykardie mit Block. Linksanteriorer Hemiblock. Alter ausgedehnter Vorderwandinfarkt im Endstadium.

Kommentar: Dieses EKG ist technisch in den Extremitätenableitungen nicht optimal abgeleitet. Solche technisch mangelhaften EKGs werden Ihnen immer wieder begegnen. Handelt es sich um einen chronischen Dauerbefund, so können Sie die Aufzeichnung aus technischen Gründen leicht wiederholen lassen. Meist geht es aber gerade bei den technisch mangelhaften EKG-Aufzeichnungen um akute oder sporadische Befunde, dann muss man eine Deutung versuchen.

Der schwierigste Befund ist in diesem EKG der Rhythmus. P-Wellen sind in den Brustwandableitungen gut sichtbar, sie sind abnorm geformt und haben eine Frequenz von 180/min. Damit sind sie Ausdruck einer ektop atrialen Tachykardie. Die Vorhoferregungen sind nur zum Teil übergeleitet, so dass, wie es häufig der Fall ist, eine atriale Tachykardie mit Block vorliegt.

Die gleichzeitig bestehenden intraventrikulären Erregungsausbreitungsstörungen und der linksanteriore Hemiblock sind wahrscheinlich die Zeichen eines alten abgelaufenen Vorderwandinfarktes (Endstadium).

EKG-Beispiel 38

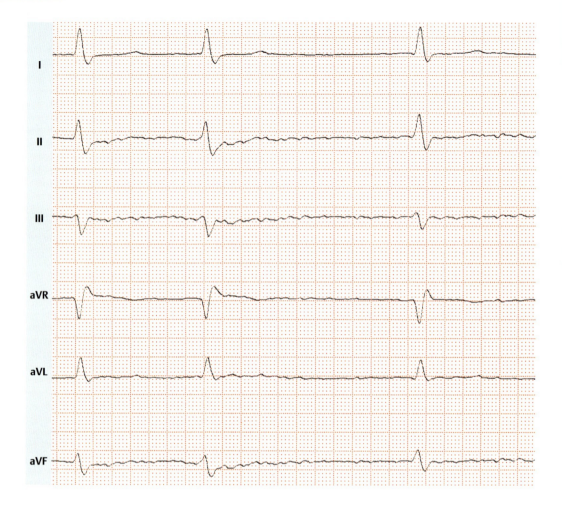

▶ Lektion 25

EKG-Beispiel 38: Vorhofflimmern
- Es bestehen permanent Flimmerwellen, deren Frequenz nicht exakt bestimmbar ist, aber sicher über 400/min liegt. P-Wellen sind nicht abgrenzbar. Die Überleitung auf die Kammern ist absolut unregelmäßig, die mittlere Kammerfrequenz beträgt etwa 65/min
- Linkstyp (mit jedoch auffälligem S in Ableitung I und aVL)
- Regelrechte Q-Zacken
- QRS-Komplex 110 msek. In den Brustwandableitungen verzögerte R-Progression mit Verlängerung der R/S-Umschlagzone nach V_4/V_5, S-Persistenz bis V_6
- In allen Ableitungen flache bis isoelektrische T-Wellen mit präterminal negativem Verlauf in V_1–V_5.

Deutung: Normofrequentes Vorhofflimmern mit absoluter Arrhythmie.
Kommentar: Hauptbefund dieses EKGs ist das Vorhofflimmern.

Vorhofflimmern

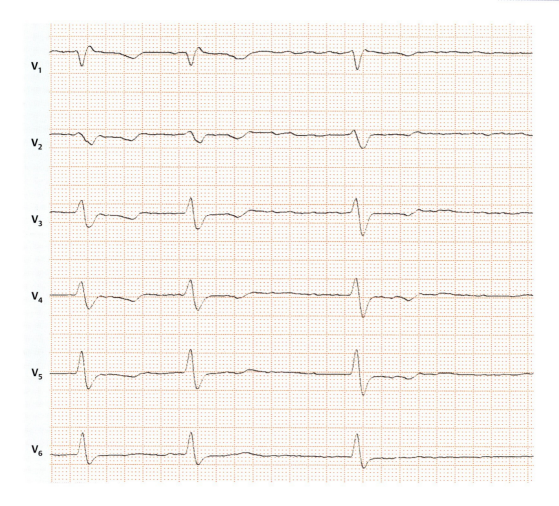

Der Lagetyp macht in seiner Bestimmung etwas Schwierigkeiten: Bei einem ausgeprägten Linkstyp dürfte eigentlich kein S in den Ableitungen I und aVL nachweisbar sein. Man erklärt sich dies wie folgt: Der QRS-Hauptvektor in den Extremitätenableitungen (also der Lagetyp) ist initial linkstypisch (es beginnt mit hohem R in I, II und aVL) und terminal rechtstypisch (es endet mit S in I und aVL). Eine mögliche Erklärung ist eine gleichzeitige Rechtsherzbelastung, die sich in verzögerter R-Progression und S-Persistenz in den Brustwandableitungen zu erkennen gibt.

Die unspezifischen Erregungsrückbildungsstörungen lassen den Verdacht auf Digitaliseinnahme zur Frequenzkontrolle aufkommen, was gut übereinstimmt mit der relativ niedrigen Kammerfrequenz (also einer gut gebremsten Überleitung über den AV-Knoten).

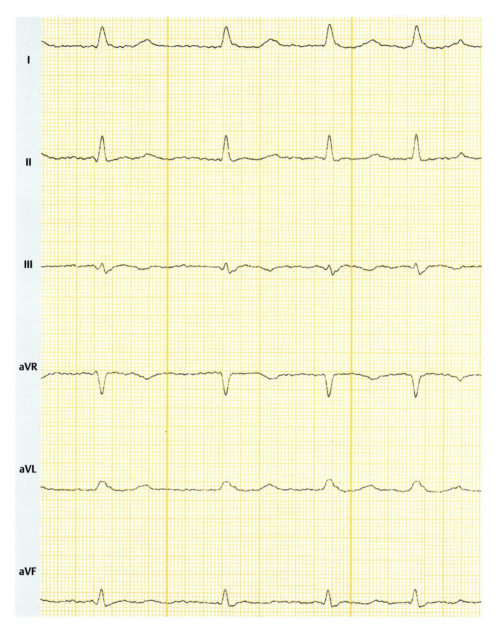

▶ *Lektion 25*

EKG-Beispiel 39: Leitungsaberranz bei Vorhofflimmern
- Vorhofflimmern mit schneller AV-Überleitung auf die Kammern, wobei sich die Vorhofflimmerwellen am besten in den Ableitungen V_1, III und aVF darstellen. Kammerfrequenz etwa 105/min.
- Indifferenz- bis Linkstyp (es gibt Grenzfälle, in denen die Lagetypbestimmung schwierig und nicht eindeutig ist)
- Regelrechte Q-Zacken
- Auffällig betonte R-Zacken in V_1 und V_2. In den Brustwandableitungen zeigt sich ein auf 160 msek pathologisch verbreiterter QRS-Komplex mit triphasischem Verlauf (Rsr'), der in V_1–V_3 ausgeprägte Erregungsrückbildungsstörungen in Form tiefer T-Negativierung zeigt.

Leitungsaberranz bei Vorhofflimmern

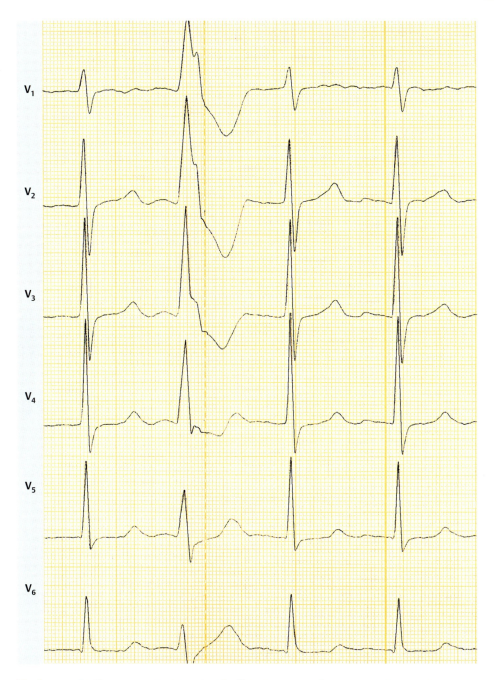

Deutung: Vorhofflimmern mit relativ schneller Überleitung auf die Kammern, Leitungsaberranz.

Kommentar: Der verbreiterte und deformierte Kammerkomplex in den Brustwandableitungen entspricht einer aberranten Erregungsleitung in den Kammern. Die Aberranz erkennt man daran, dass der QRS-Komplex verbreitert und triphasisch deformiert ist, wobei die Deformierung in den vorderen Brustwandableitungen am ausgeprägtesten ist. Weiterhin ist charakteristisch, dass diesen aberranten Leitungen ein eher kurzes RR-Intervall vorausgeht. Das Phänomen kommt dadurch zustande, dass das Erregungsleitungssystem für eine neue Erregungsausbreitung noch teilweise refraktär ist. Aberranz wird häufig mit ventrikulären Extrasystolen verwechselt. Ventrikuläre Extrasystolen sind in der Regel biphasisch und nicht schenkelblockförmig deformiert.

EKG-Beispiel 40

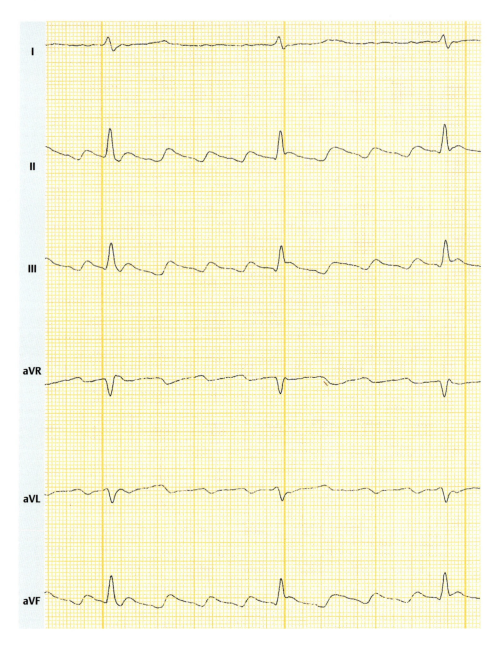

▶ *Lektion 25*

EKG-Beispiel 40: Vorhofflattern
- Typische Vorhofflatterwellen („Sägezahnphänomen") mit einer Frequenz der Flatterwellen von 280/min. Diese werden in einem 4:1-Modus auf die Kammern übergeleitet, so dass sich eine Kammerfrequenz von etwa 68/min ergibt
- Steiltyp
- Q-Zacken wegen Überlagerung der QRS-Komplexe durch die Flatterwellen schwierig zu beurteilen, wahrscheinlich physiologische Q-Zacken in den Extremitätenableitungen
- Regelrechtes Verhalten von R und S

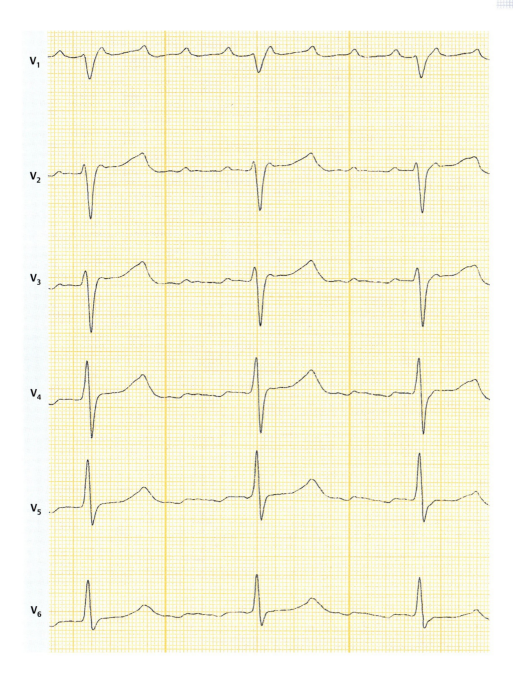

- Die ST-Strecken sind, soweit durch Überlagerung durch die Flatterwellen beurteilbar, unauffällig.

Deutung: Vorhofflattern Typ I („gewöhnlicher Typ") mit 4:1-Überleitung.

Kommentar: Ein Typ I des Vorhofflatterns liegt vor, weil die Flatterwellen in II, III, aVF negativ sind. Dies ist bei weitem der am häufigsten anzutreffende Typ. Die typische Vorhoffrequenz bei Vorhofflattern liegt um 300/min, ein Überleitungsmodus von 4:1 bedeutet, dass von jeweils 4 Flatterwellen eine als Erregung auf die Kammern übertragen wird. Zwar liegt der Überleitungsmodus häufiger bei 2:1, 3:1; wir haben dieses Beispiel gewählt, weil es die Flatterwellen sehr gut studieren lässt.

EKG-Beispiel 41

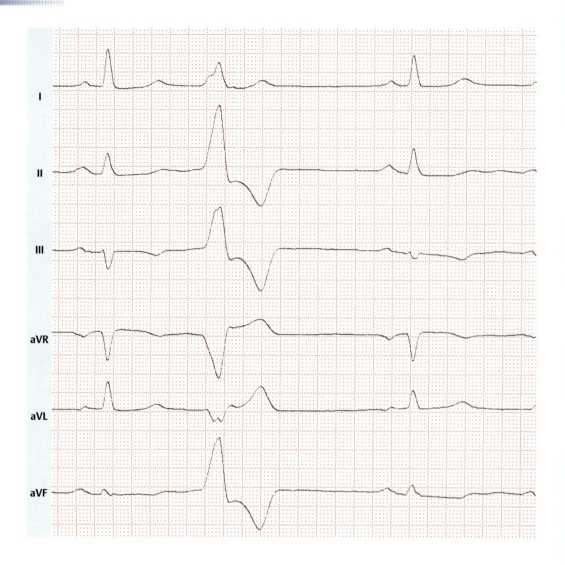

▶ Lektion 26

EKG-Beispiel 41: Ventrikuläre Extrasystolie
- Grundrhythmus ist ein Sinusrhythmus, Frequenz 77/min. Normale P-Wellen, PQ-Zeit 0,14 sek
- Linkstyp
- Regelrechte Q-Zacken
- Bei regelrechtem Verlauf der R- und S-Zacken in den Normalschlägen finden sich vorzeitig einfallende, verbreiterte und linksschenkelblockartig deformierte Kammerkomplexe mit einer QRS-Dauer von 0,16 sek, die von einer kompensatorischen Pause gefolgt sind. In den Brustwandableitungen folgt jeder regelrechten Aktion eine vorzeitige Kammeraktion. In den dem Sinusrhythmus zugehörigen Kammeraktionen finden sich unspezifische Erregungsrückbildungsstörungen in Form von biphasischen, in Ab-

Ventrikuläre Extrasystolie

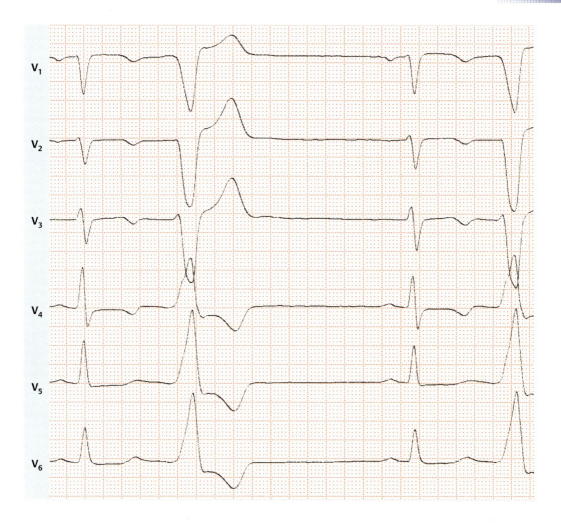

leitung V$_4$ präterminal negativen T-Wellen. Den verbreiterten QRS-Komplexen folgen ausgeprägte Erregungsrückbildungsstörungen im Sinne eines diskordanten Verhaltens von ST und T.

Deutung: Ventrikuläre Extrasystolie.

Kommentar: In den Brustwandableitungen stellt sich eine bigeminusartige Koppelung der ventrikulären Extrasystolen (VES) dar. Ventrikuläre Bigeminie kann phasenweise auftreten, sie kann im Wechsel mit sporadischen VES vorkommen und sie kann langfristig konstant bestehen. Die Erregungsrückbildungsstörungen der Extrasystolen mit so genannter Diskordanz: QRS positiv – ST-T negativ (II, III, aVF, V$_4$–V$_6$), QRS negativ – ST-T positiv (aVL, V$_1$–V$_3$) folgen der Regel, dass einer bei ventrikulärem Ursprung stark deformierten Erregungsausbreitung eine ebenso ausgeprägte Erregungsrückbildungsstörung folgt.

EKG-Beispiel 42

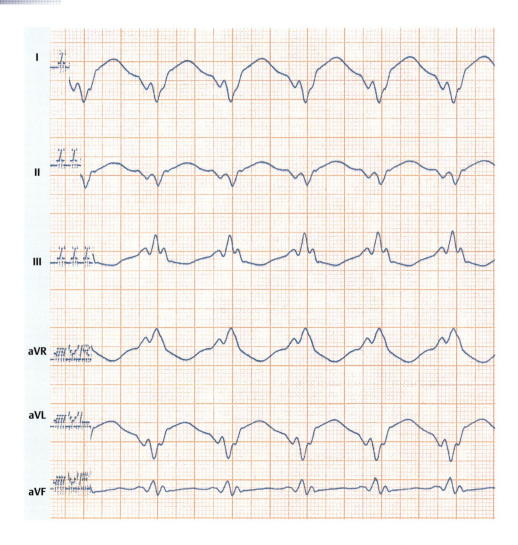

▶ *Lektion 26*

EKG-Beispiel 42: Kammertachykardie
- Tachykardie mit breiten QRS-Komplexen, Frequenz 148/min, PQ-Zeit und P-Welle nicht bestimmbar
- Überdrehter Rechtstyp
- Q-Zacken bei Tachykardie mit breitem QRS-Komplex nicht sicher beurteilbar
- QRS-Komplexe mit rechtsschenkelblockartiger Konfiguration, monophasische Deformierung in V_1 und R/S-Relation < 1 in V_6 als diagnostische Hinweise für eine ventrikuläre Tachykardie.

Deutung: Ventrikuläre Tachykardie.

Kommentar: Nicht jede Tachykardie mit breiten Kammerkomplexen ist eine Kammertachykardie. Wenn jedoch die in der Befundung genannten typischen Hinweiszeichen vorliegen, erlaubt dies die Deutung „ventrikuläre Tachykardie" aus dem Oberflächen-EKG.

Kammertachykardie

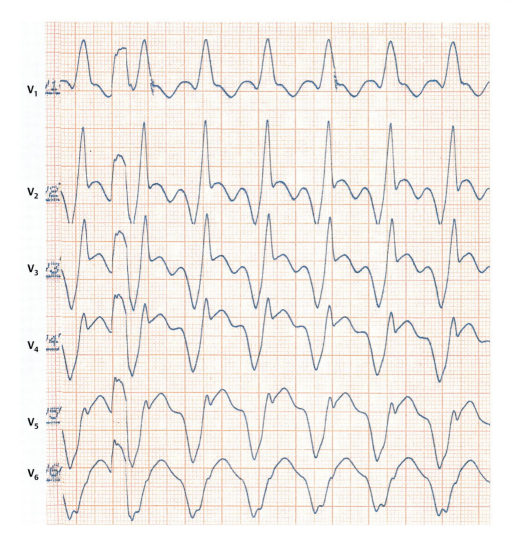

209

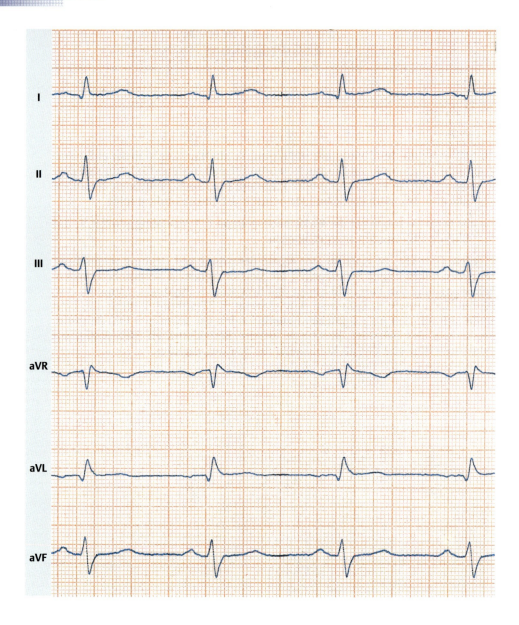

▶ Lektion 27

EKG-Beispiel 43: Brugada-Syndrom
- Regelrechter Sinusrhythmus, Frequenz 85/min, P-Dauer 0,10 sek, PQ-Zeit 0,16 sek
- Linkstyp
- Kleine Q-Zacken in I, aVL, V_6. QRS-Komplex Breite 0,11 sek, rSr'-Konfiguration in V_1 und V_2
- Hebung der ST-Strecke in V_1–V_3, unauffällige T-Welle.

Deutung: Verdacht auf Brugada-Syndrom.

Kommentar: Dieses EKG eines 38-jährigen Mannes (Aufnahme nach Synkope) ist verdächtig auf das Vorliegen eines Brugada-Syndroms: Inkompletter Rechtsschenkelblock, verbunden mit ST-Strecken-Hebung in V_1–V_3. Weitere Diagnostik (Ajmalin-Test) ist zur Diagnosesicherung notwendig. Die kleinen Q-Zacken in I, aVL und V_6 sind ohne diagnostische Bedeutung.

Brugada-Syndrom

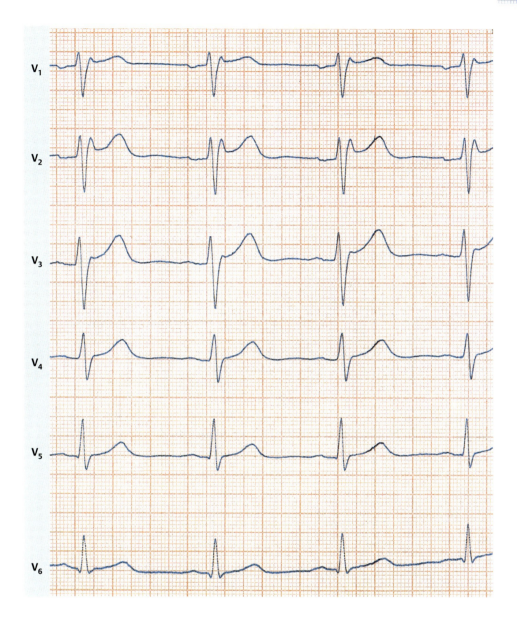

211

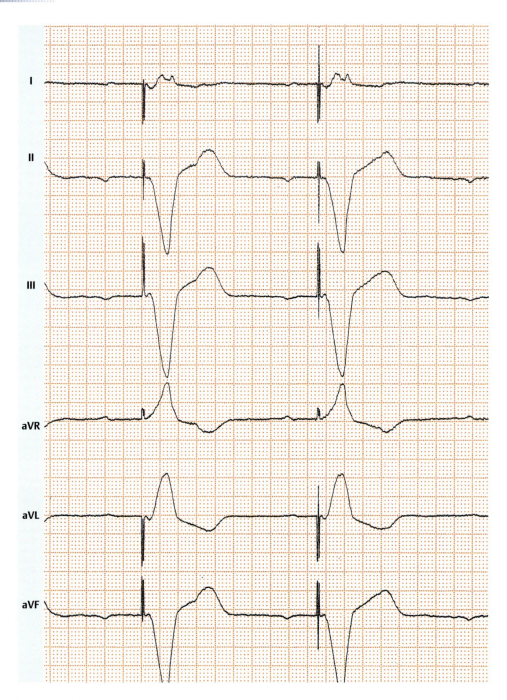

▶ *Lektion 29*

EKG-Beispiel 44: **VVI-Schrittmacher**
- Schrittmacherrhythmus, Frequenz 63/min, P-Wellen erkennt man in verschiedenen Ableitungen, am besten in aVR, ohne feste Zuordnung zu den Schrittmacher- induzierten Kammerkomplexen (AV-Dissoziation)
- Überdrehter Linkstyp bei Schrittmacher-Stimulation

VVI-Schrittmacher

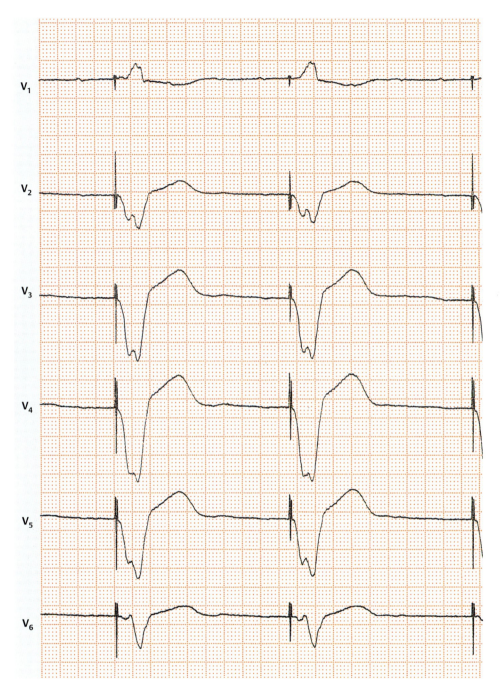

- Jedem Schrittmacher-Spike folgt eine Kammerdepolarisation mit in typischer Weise verbreitertem und schenkelblockartig deformiertem Kammerkomplex.

Deutung: Schrittmacher-EKG mit Einkammerstimulation (VVI-Stimulation).

Kommentar: Der Nachweis eines Schrittmacher-Spikes, gefolgt von einer Kammerdepolarisation, ist der charakteristische Befund einer VVI-Stimulation (Wahrnehmung und Stimulation im Ventrikel). Aufgrund der veränderten Depolarisation (Schrittmacher-Stimulation) kommt es immer zu einer schenkelblockartigen Verbreiterung der QRS-Komplexe.

EKG-Beispiel 45

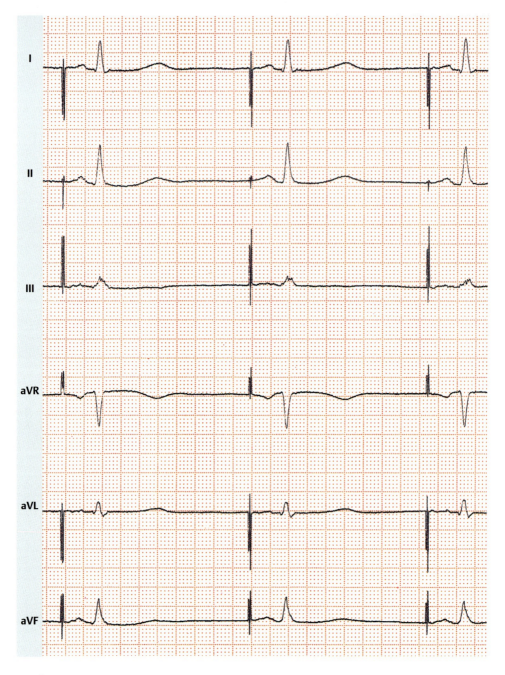

▶ Lektion 29

EKG-Beispiel 45: AAI-Schrittmacher
- Schrittmacher-EKG, Frequenz 60/min, P-Dauer 0,10 sek, PQ-Zeit 0,14 sek, Schrittmacher-Spike vor jeder P-Welle
- Indifferenztyp
- Unauffällige Q-Zacken, QRS-Dauer 0,10 sek
- Unauffällige ST-Strecken

AAI-Schrittmacher

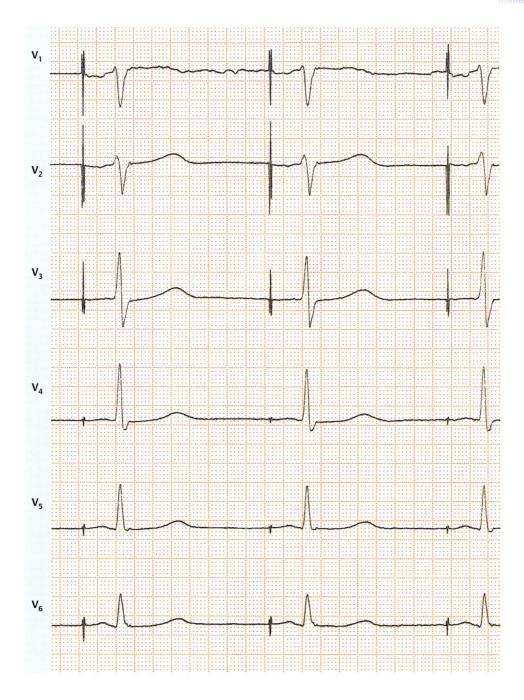

Deutung: AAI-Schrittmacher-Stimulation.
Kommentar: Der charakteristische Befund dieses EKGs ist der Schrittmacher-Spike vor jeder P-Welle. Eine Schrittmacher-Elektrode muss daher im Vorhof plaziert sein, die den Vorhof depolarisiert. Dieser vom Schrittmacher ausgelöste Impuls wird über das AV-Knoten-His-Bündel-System auf die Kammern übergeleitet. Da PQ-Zeit und QRS-Komplex-Breite unauffällig sind, ist von einem primär atrialen „elektrischen Problem" auszugehen (kranker Sinusknoten, sinuatriale Leitungsstörungen).

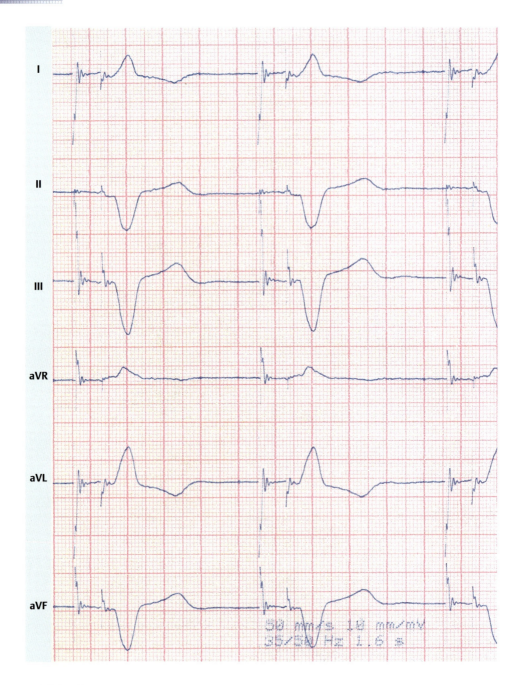

▶ Lektion 29

EKG-Beispiel 46: DDD-Schrittmacher
- Schrittmacher-Rhythmus, Frequenz 60/min. In dem vorliegenden EKG sind P-Wellen nach dem Vorhof-Schrittmacher-Spike nicht sicher erkennbar. Das kann bedeuten, dass es sich um eine Schädigung der Vorhofmuskulatur handelt. Es können sich jedoch in der etwas zersplitterten Aufzeichnung der Spikes im Vorhof P-Wellen verbergen
- Überdrehter Linkstyp bei Schrittmacher-Stimulation

DDD-Schrittmacher

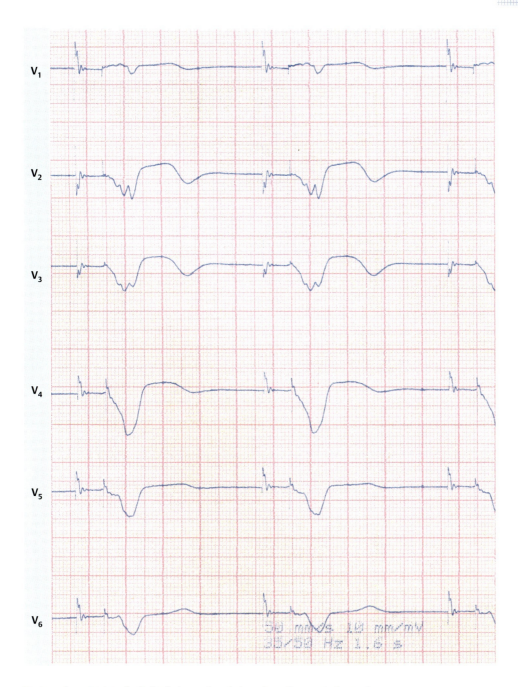

- Q-Zacken, ST-Strecke bei Schrittmacheraktion ohne diagnostische Bedeutung
- Nachweis von 2 Schrittmacher-Spikes zur Vorhofdepolarisation und zur Kammerdepolarisation, AV-Überleitung (Intervall zwischen 1. und 2. Spike) 0,14 sek.

Deutung: Schrittmacher-EKG mit Zweikammerstimulation („DDD"-Stimulation).

Kommentar: Der Nachweis von 2 Schrittmacher-Spikes ist der charakteristische Befund einer DDD-Stimulation (Wahrnehmung und Stimulation im Vorhof und im Ventrikel). Diese Art der Stimulation entspricht am ehesten der physiologischen Erregungsbildung/-leitung. Aufgrund der veränderten Depolarisation (Schrittmacher-Stimulation) kommt es immer zu einer schenkelblockartigen Verbreiterung der QRS-Komplexe.

EKG-Beispiel 47

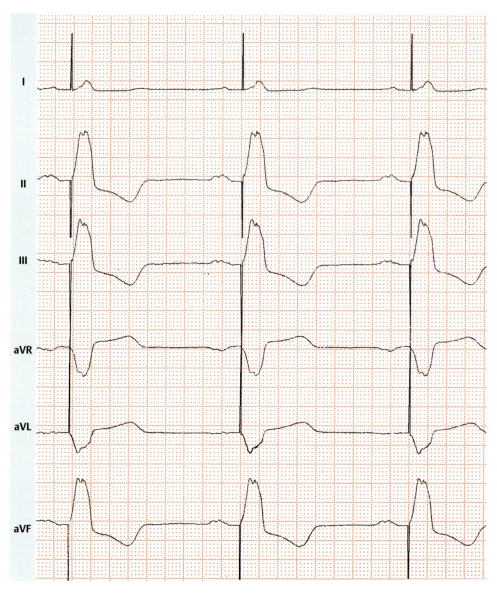

▶ Lektion 29

EKG-Beispiel 47: VDD-Schrittmacher
- Sinusrhythmus, Schrittmacher-EKG, Frequenz 65/min, P-Dauer 0,12 sek, P-Stimulus-Zeit 0,16 sek. Deformierung der P-Welle in Form einer Kerbung in Ableitung II und mit terminal negativem P in V_1
- Steiltyp bei Schrittmacher-Stimulation
- QRS-Komplex bei Schrittmacher-Stimulation schenkelblockartig verbreitert (QRS-Breite 0,14 sek). Jeder QRS-Komplex folgt einem Schrittmacher-Spike
- Deszendierende ST-Strecken-Senkungen in II, III, aVF, V_5–V_6 bei Schrittmacher-Stimulation.

Deutung: Schrittmacher-EKG, sequentielles Schrittmacher-System (VDD-Schrittmacher), regelrechte Stimulation bei Sinusrhythmus. P-sinistroatriale.

Kommentar: Schrittmacher-EKGs werden oft fehlbefundet, weil keine systematische EKG-Analyse erfolgt. Das Besondere dieses EKGs ist das Vorliegen eines regelrechten Sinusrhythmus und einer dann erfolgten

VDD-Schrittmacher

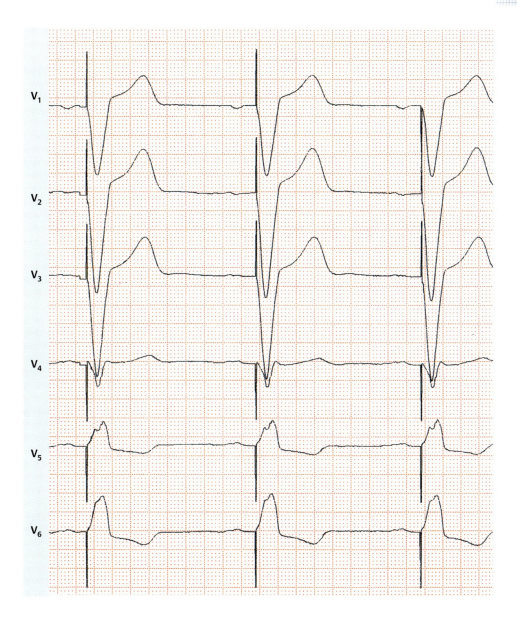

Schrittmacher-Stimulation der Ventrikel. Auf jeden Schrittmacher-Spike folgt eine schenkelblockartig deformierte Kammeraktion. Das vorliegende EKG zeigt eindeutig, dass die Kammeraktion durch eine normale Sinusfunktion getriggert wird: Es werden im Vorhof Signale registriert, die zu einer ventrikulären Stimulation führen. Eine Vorhofstimulation findet nicht statt, Schrittmacher-Spikes im Vorhof sind nicht nachzuweisen. Es handelt sich im vorliegenden Fall um ein VDD-Schrittmacher-System, bei dem über Ringelektroden Vorhofsignale registriert werden, die dann zu einer regelrechten Schrittmacher-Stimulation der Ventrikel führen. Das P-sinistroatriale weist darauf hin, dass im Rahmen der Erkrankung des Erregungsleitungssystems auch die Erregungsleitung in den Vorhöfen beeinträchtigt ist.

EKG-Beispiel 48

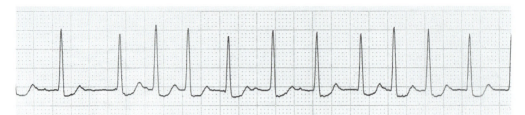

(1) Vorhofflimmern

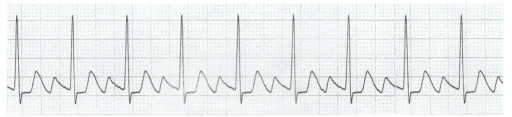

(2) Vorhofflattern

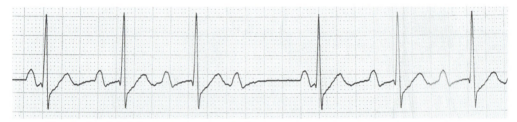

(3) AV-Block II°, Typ Wenckebach

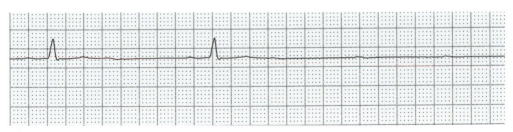

(4) Ventrikuläre Asystolie

▶ *Lektion 30*

EKG-Beispiel 48: Monitor-EKG

Monitor-EKG

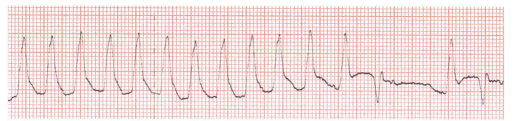

(5) Kammertachykardie, selbstlimitiert

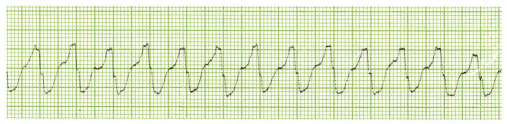

(6) Anhaltende ventrikuläre Tachykardie

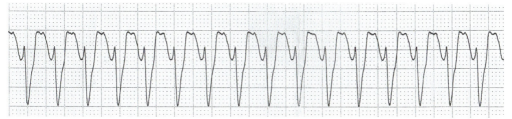

(7) Tachykardie mit breitem QRS-Komplex

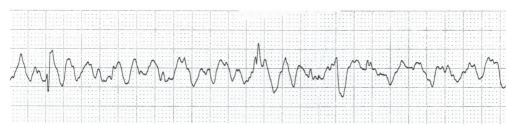

(8) Kammerflimmern

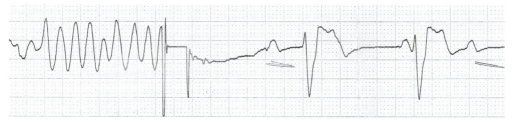

(9) Kammerflimmern, elektrische Defibrillation

EKG-Beispiel 49

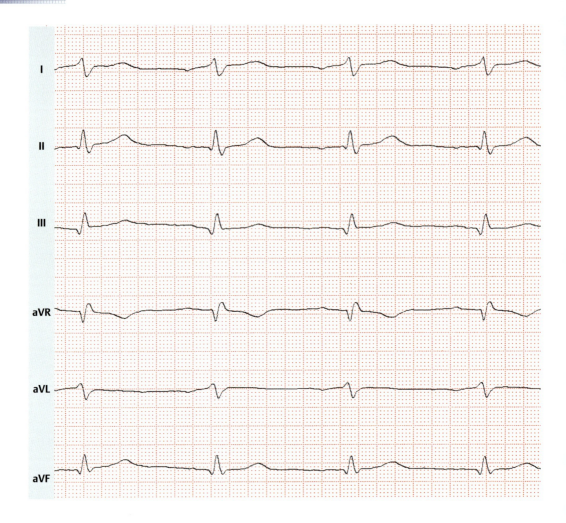

▶ *Lektion 31*

EKG-Beispiel 49: Situs inversus cordis
- Regelrechter Sinusrhythmus, Frequenz 84/min. Negative P-Wellen in Ableitungen I und aVL, P-Dauer 0,10 sek, PQ-Zeit 0,16 sek
- Rechtstyp
- Q-Zacken unauffällig
- Negatives QRS mit tiefen S-Zacken in den Ableitungen I und aVL, hohe R-Amplitude in V_1 mit Abnahme der Höhe der R-Zacke bis V_6 und tiefen S-Zacken in V_5 und V_6
- ST-Strecke und T-Wellen regelrecht.

Deutung: Verdacht auf Situs inversus cordis.

Kommentar: Alle in Lektion 31 genannten Zeichen des Situs inversus liegen vor. Die Sicherung der Diagnose, die in diesem Fall gegeben war, erfolgt durch Röntgenuntersuchung des Thorax.

Situs inversus cordis

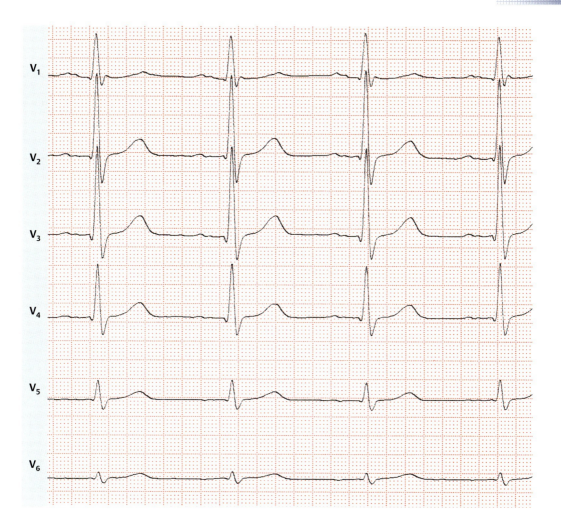

EKG-Beispiel 50

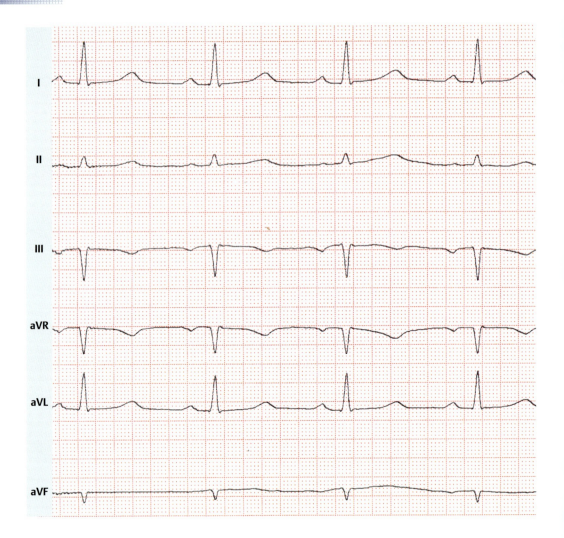

▶ Lektion 34

EKG-Beispiel 50: Vertauschte EKG-Ableitungen
- Regelrechter Sinusrhythmus, Frequenz 93/min, Linkstyp
- P 0,06 sek, PQ 0,14 sek, QRS 0,06 sek, QT 0,38 sek
- Unauffällige Brustwandableitungen. „Identische" Morphologie in den EKG-Ableitungen III und aVR

Deutung: Vertauschte EKG-Elektroden („Gelb und Grün" vertauscht)

Kommentar: Die Extremitäten-EKG-Ableitungen (III, aVR, aVL, aVF) „passen" nicht zusammen. Es muss der Verdacht aufkommen, dass es sich um falsch angelegte EKG-Elektroden handelt. Im vorliegenden EKG sind die Ableitungen „Gelb" und „Grün" vertauscht worden.

Vertauschte EKG-Ableitungen

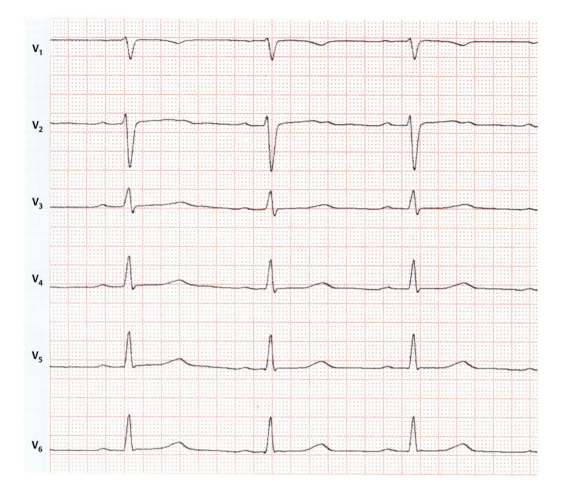

EKG-Beispiel 51

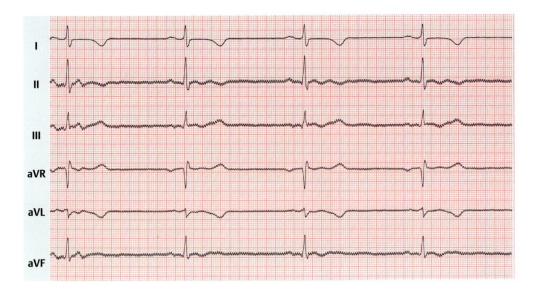

▶ Lektion 34

EKG-Beispiel 51: Wechselstrom-Überlagerung (um 50% verkleinerte Abbildungen)
- Regelrechter Sinusrhythmus, Frequenz 47/min, Sinusbradykardie, Steiltyp
- P 0,12 sek, PQ 0,16 sek, QRS 0,10 sek, QT 0,50 sek
- Doppelgipfelige P-Welle, rSr'-Konfiguration in V1, negative T-Wellen in I, aVL, V_2-?, langsame R-Progression

Deutung: Wechselstrom-Überlagerung des EKG

Kommentar: Das EKG ist durch Wechselstrom-Überlagerung nur bedingt beurteilbar. Insbesondere in V_1, V_5-V_6 ist nicht auszumachen, wie die P-Wellen und die T-Wellen zu befunden sind. Das EKG zeigt auch in den anderen Ableitungen deutliche Wechselstrom-Überlagerungen.

Wechselstrom-Überlagerung (um 50% verkleinerte Abbildungen)

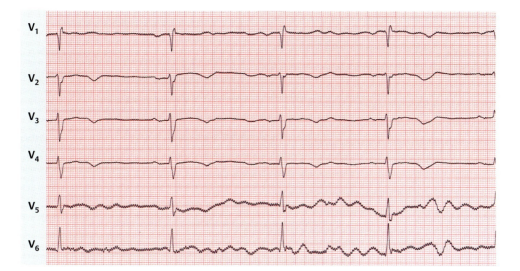

227

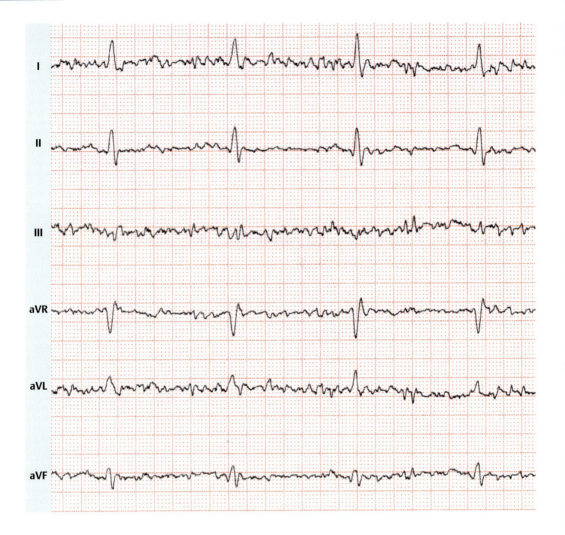

▶ **Lektion 34**

EKG-Beispiel 52: Muskelartefakte
- Rhythmus? Frequenz 96/min, Linkstyp
- P ?, PQ ?, QRS 0,10 sek, QT ?

Deutung: Muskelartefakte durch Zittern des Patienten
Kommentar: Das EKG ist nicht beurteilbar. Alle EKG-Ableitungen sind durch Muskelartefakte stark verzittert und lassen eine Auswertung nicht zu.

Muskelartefakte

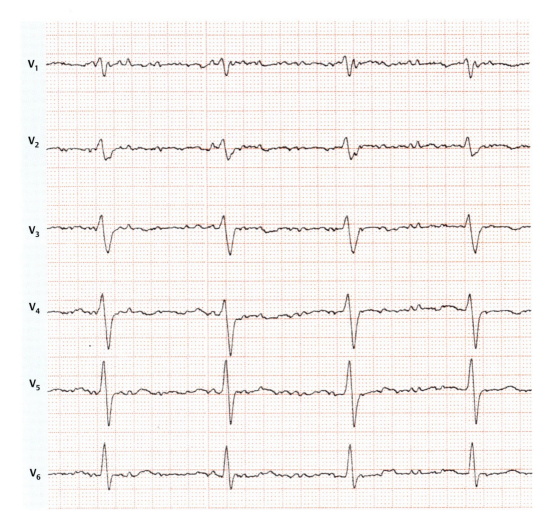

229

EKG-Quiz 4

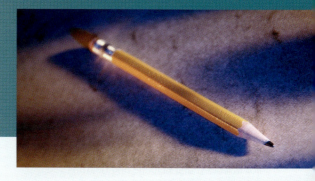

Einführung 232

**EKG-Quiz:
Multiple choice Fragen (MC)** 234

**Lösungen und Deutungen
der Multiple choice (MC)-Fragen** 262

Einführung

In den Original-Aufgabenheften, die die Grundlage der schriftlichen Prüfungen bilden, werden Fragen verschiedener Typen gestellt. Zur Prüfungsvorbereitung sollen in diesem „EKG-Kurs für Isabel" Fragen zum Thema Elektrokardiografie auch mit Hilfe von multiple choice Fragen vorgestellt und besprochen werden. Jede Aufgabe wird im Lösungsteil ausführlich diskutiert und Befunde und Deutung von Elektrokardiogrammen vorgestellt.

Aufgabentypen

Aufgabentyp A: Einfachauswahl

Bei diesem Aufgabentyp ist von fünf mit **A** bis **E** gekennzeichneten Antwortmöglichkeiten eine einzige auszuwählen, und zwar entweder die einzig richtige oder die am ehesten zutreffende Aussage. Wenn eine Falschaussage zu markieren ist, wird dieses deutlich mit **nicht** vermerkt.

Beispiele:
Die Elektrokardiografie wurde maßgeblich entwickelt von:
- **A** Johannes Linzbach
- **B** Willem Einthoven
- **C** Dirk Durrer
- **D** Ferdinand Sauerbruch
- **E** Hans-Jürgen Bretschneider

Richtige Lösung: **B**

Zu einer QT-Zeit-Verlängerung im EKG kommt es **nicht** bei
- **A** Gabe von Chinidinpräparaten
- **B** Myokardinfarkt
- **C** Linksherzhypertrophie
- **D** Digitalismedikation
- **E** Hypokaliämie

Richtige Lösung: **D**

Aufgabentyp B: Aufgabengruppe mit gemeinsamem Antwortangebot-Zuordnungsaufgaben

Jede Aufgabengruppe besteht aus einer Liste mit nummerierten Begriffen, Graden oder Aussagen (Aufgabengruppe) und einer Liste von 5 durch die Buchstaben **A–E** gekennzeichneten Antwortmöglichkeiten (Antwortgruppe). Aus der Antwortgruppe soll die Aussage gewählt werden, die am zutreffendsten ist oder die im engen Zusammenhang mit der Aufgabe steht.

Beispiele:
Für ein Elektrokardiogramm sind mehrere Ableitungen notwendig:
1. richtige Anlage von Extremitäten- und Brustwandableitungen nach anatomisch definierten Ableiteorten
2. 3 Extremitäten-Ableitungen
3. 3 Brustwandableitungen
4. 6 Extremitäten- und 6 Brustwandableitungen („12-Kanal-EKG")

- **A** nur 1 und 3 sind richtig
- **B** nur 1 und 4 sind richtig
- **C** nur 2 und 3 sind richtig
- **D** nur 2 und 4 sind richtig
- **E** nur 3 und 4 sind richtig

Richtige Lösung: **B**

Ordnen Sie den verschiedenen Infarkttypen (Liste 1) diejenigen EKG-Ableitungen zu (Liste 2), in denen die Infarktveränderungen am deutlichsten zu erkennen sind:

	Liste 1	Liste 2
Frage I	Vorderwandinfarkt	**A** I, V_1–V_3
Frage II	Infero-lateraler Infarkt	**B** I, II, aVL, V_2–V_4
		C V_5, V_6
		D II, III, aVF, V_5, V_6
		E III, aVF, Nehb

Richtige Lösungen:
Frage I: B
Frage II: D

Aufgabentyp C – Kausale Verknüpfung

Bei diesem Aufgabentyp besteht die Aufgabe aus zwei Aussagen (Aussage 1 und Aussage 2), die mit „weil" verknüpft sind. Jeder der beiden Aussagen kann unabhängig von der anderen richtig oder falsch sein. Wenn beide Aussagen richtig sind, so kann die Verknüpfung durch „weil" richtig oder falsch sein. Es ergeben sich folgende Antwortmöglichkeiten:

Antwort	Aussage 1	Aussage 2	Verknüpfung
A	richtig	richtig	richtig
B	richtig	richtig	falsch
C	richtig	falsch	–
D	falsch	richtig	–
E	falsch	falsch	–

Beispiel:
Kammerflimmern bedeutet hämodynamisch gesehen einen Herzstillstand,
weil
beim Kammerflimmern Puls und Herztöne verschwinden und die Untersuchung einer Asystolie nur im EKG möglich ist.

Richtige Lösung: B

Aufgabentyp D – Aussagekombinationen

Bei diesem Aufgabentyp ist die Richtigkeit mehrerer nummerierter Aussagen zu beurteilen. Es können je nach vorgegebenen Aussagekombinationen (A)–(E) eine einzige, mehrere, alle oder keine der Aussagen richtig sein. Eine Aufgabe wird als richtig gelöst gewertet, wenn der Lösungsbuchstabe markiert wurde, der für die zutreffende Beurteilung aller Aussagen als richtig oder falsch steht.

Beispiel:
Bei einem Patienten mit chronischer Niereninsuffizienz und einem Serumkaliumspiegel von 6,3 mmol/l zeigt das EKG
1 hohe spitz-gleichschenklige T-Wellen
2 ST-Strecken-Senkungen
3 verbreiterte QRS-Komplexe
4 verlängerte QT-Zeiten
A nur 1 ist richtig
B nur 1 und 3 sind richtig
C nur 1, 2 und 4 sind richtig
D nur 2 und 4 sind richtig
E alle Aussagen sind richtig

Richtige Lösung: B

Verwendete Abkürzungen

CMT	„circus movement"-Tachykardie
FW	Flimmerwellen
HF	Herzfrequenz
LT	Linkstyp
prog.	Progredient
RR	Blutdruck nach Riva-Rocci
unreg.	unregelmäßig
üLT	überdrehter Linkstyp
sek	Sekunden
VH	Vorhof

EKG-Quiz – MC 1

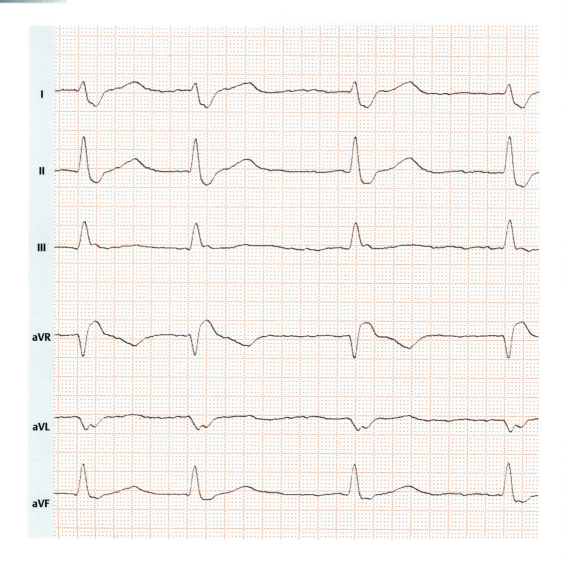

EKG-Quiz: Multiple choice Fragen (MC)

MC 1:

Bei einem 67-jährigen Patienten ist es vor 3 Stunden plötzlich aus völliger Ruhe heraus zu Palpitationen und Dyspnoe gekommen. Da die Symptomatik nicht besser geworden ist, Vorstellung in der Notfallambulanz. Welche Befunde sind in dem Elektrokardiogramm sichtbar:

1. Sinusrhythmus
2. Vorhofflimmern
3. kompletter Linksschenkelblock
4. kompletter Rechtsschenkelblock
5. Steiltyp

A nur 2 ist richtig
B 2, 3 und 5 sind richtig
C 2, 4 und 5 sind richtig
D 1 und 5 sind richtig
E 2 und 3 sind richtig

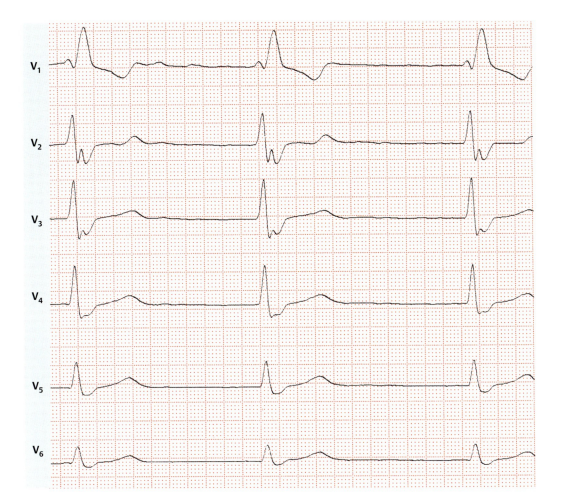

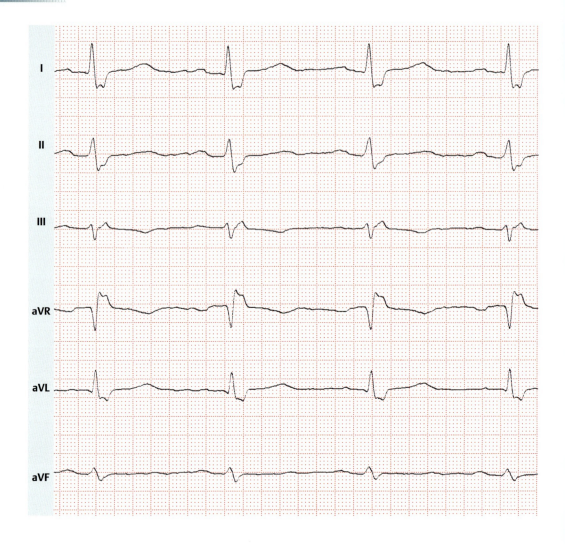

MC 2:

Vor einer Leistenhernien-Op wird bei einem 54-jährigen, völlig beschwerdefreien Patienten ein 12-Kanal-EKG aufgezeichnet. Welches ist der herausstechende pathologische Befund?

- **A** Lagetyp
- **B** Herzfrequenz
- **C** ST-Strecken-Hebungen in aVR
- **D** ST-Senkungen in V_1
- **E** Kompletter Rechtsschenkelblock

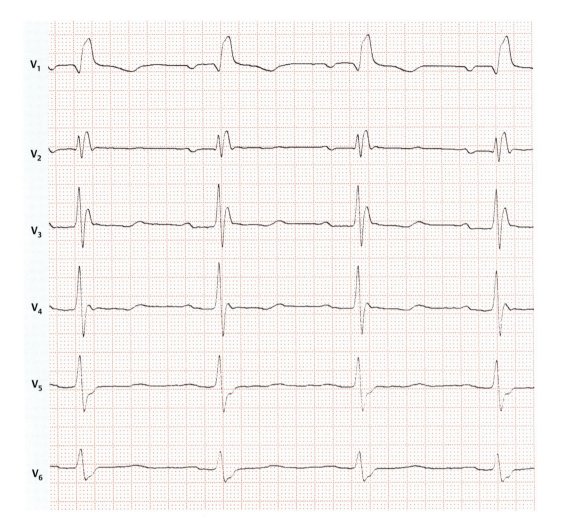

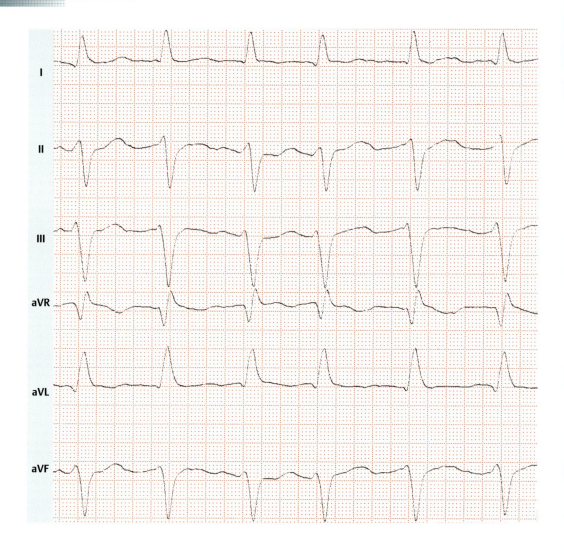

MC 3 und MC 4:

Notfallmäßige Vorstellung eines 64-jährigen Patienten mit Palpitationen, Dyspnoe und Kaltschweißigkeit. RR 90/60 mmHg. Keine bekannten kardialen Vorerkrankungen. Sonst immer gesund gewesen. Ordnen Sie diejenigen EKG-Befunde zu (Liste 2), die eine Diagnose „linksanteriorer Hemiblock" bzw. „Tachyarrhythmia absoluta" ermöglichen:

	Liste 1	Liste 2
MC 3	Tachyarrhythmia absoluta	**A** üLT, Q (1 und aVL), S-Persistenz bis V_6
MC 4	Linksanteriorer Hemiblock	**B** LT, ST-Hebungen II, III und aVF
		C HF ≈ 137/min, R-R unreg., FW in V_1
		D rSr' in V_1 und V_2, mangelnde R-Prog.
		E VH-FW in II, III, V_1

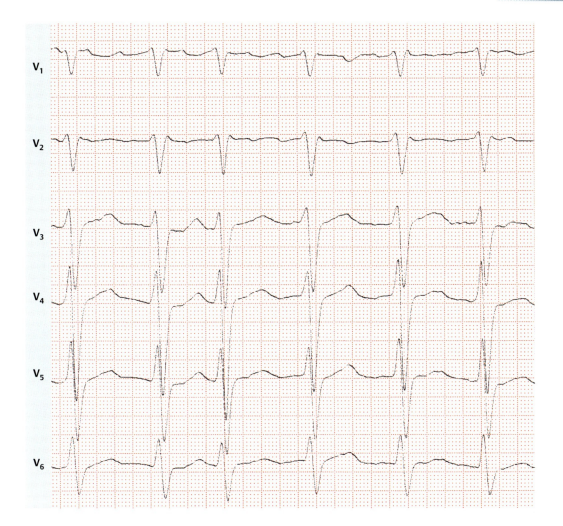

EKG-Quiz – MC5

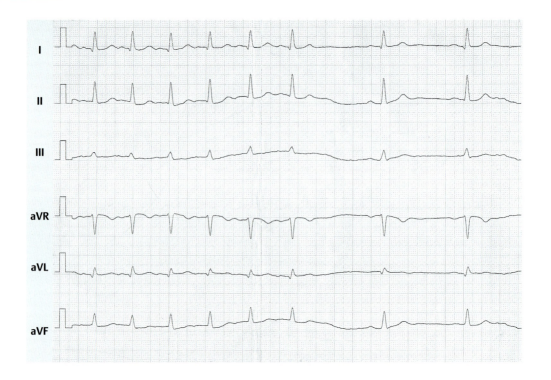

MC 5: (um 50 % verkleinerte Abbildung)

Bei der 36-jährigen Patientin sind seit Jahren rezidivierende Phasen von Herzrasen bekannt, die plötzlich beginnen und abrupt enden. Diese Rhythmusstörungen lassen sich nicht provozieren, dauern wenige Minuten an und enden spontan. Kardiale Erkrankungen sind nicht bekannt. Welches ist nach dem 12-Kanal-EKG die wahrscheinlichste Diagnose:

A Sinustachykardie
B Ektop atriale Tachykardie
C AV-Knoten-Reentry-Tachykardie
D Vorhofflattern
E CMT bei akzessorischer Leitungsbahn

MC 5: (um 50 % verkleinerte Abbildung)

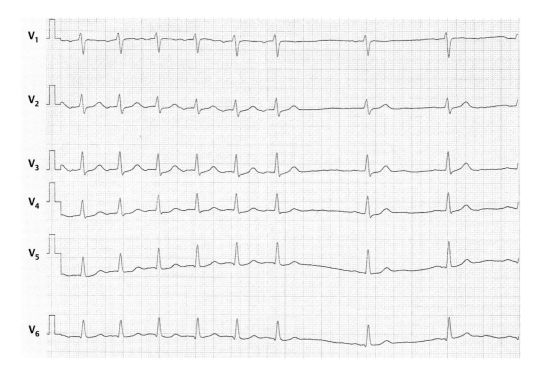

241

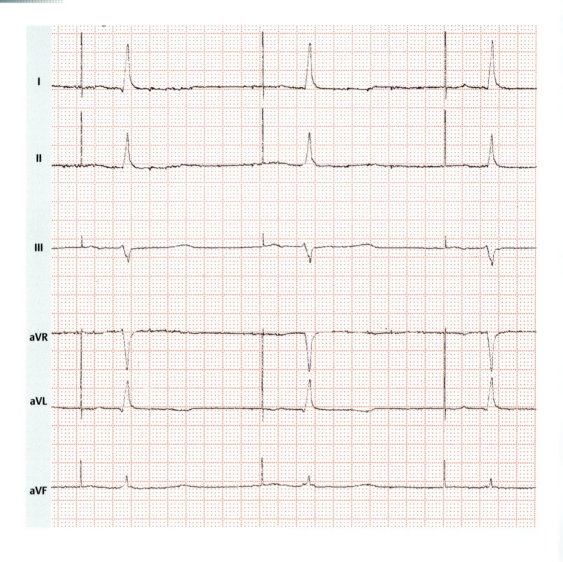

MC 6:

Bei einer 77-jährigen Patientin mit rezidivierenden Schwindelattacken wird nach mehrtägiger telemetrischer Überwachung die Diagnose eines Sinusknotensyndroms gestellt und eine Schrittmacherimplantation vorgenommen. Um welche Stimulationsform handelt es sich im vorliegenden EKG:

- **A** AAI
- **B** VOO
- **C** VVI
- **D** VAT
- **E** DDD

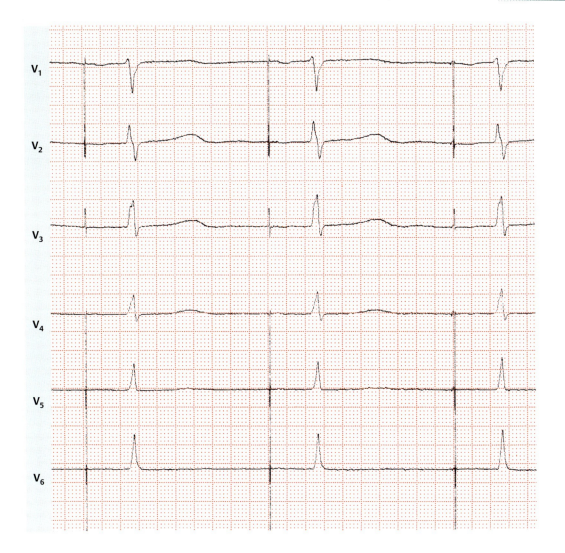

MC 6

EKG-Quiz – MC 7

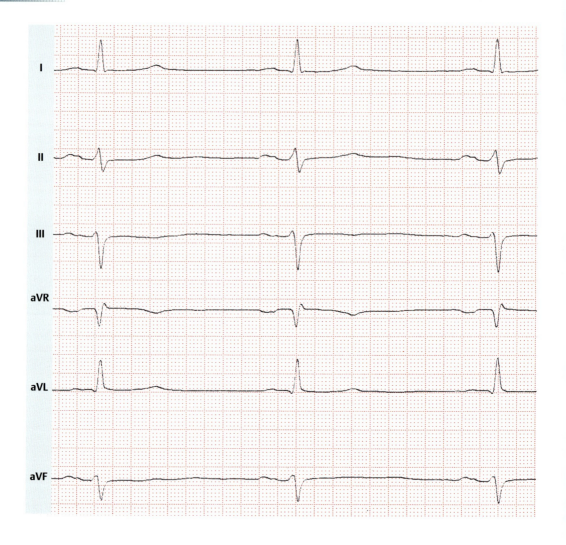

MC 7:

Bei einer 68-jährigen Patientin wird vor der chirurgischen Entfernung eines autonomen Adenoms der Schilddrüse ein 12-Kanal-EKG aufgezeichnet. Welche Befunde liegen vor:

1. Sinusbradykardie
2. P-sinistroatriale
3. P-dextroatriale
4. linksanteriorer Hemiblock
5. linksposteriorer Hemiblock

A Nur 1 ist richtig
B 1, 3 und 5 sind richtig
C 2 und 4 sind richtig
D 1, 2 und 5 sind richtig
E alle Antworten sind richtig

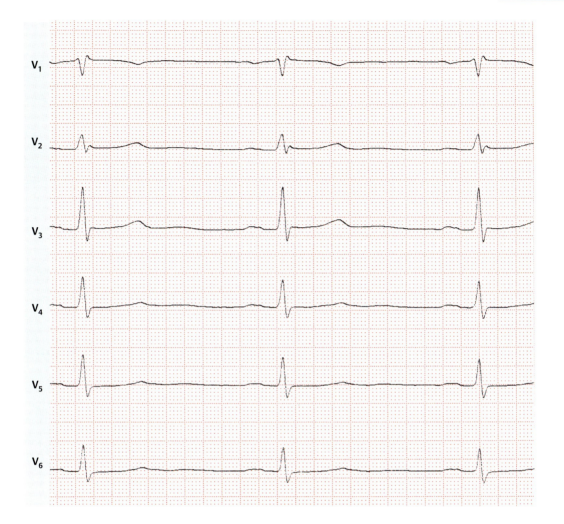

EKG-Quiz – MC 8

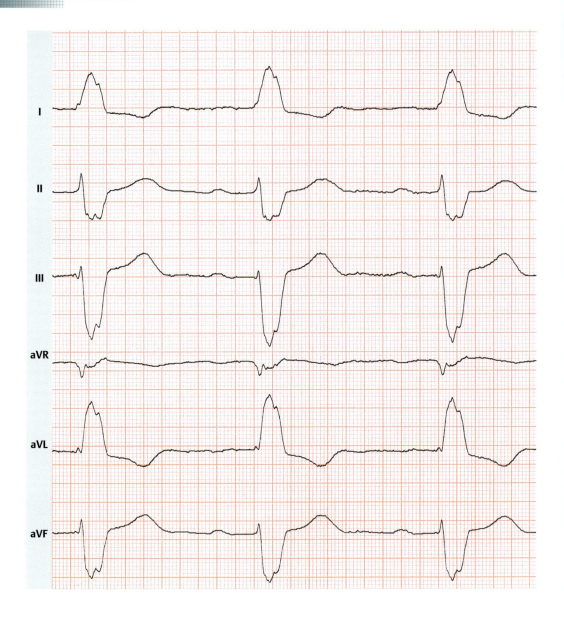

MC 8:

Ein 66-jähriger Patient stellt sich wegen Müdigkeit, Abgeschlagenheit, verminderter Leistungsfähigkeit und Dyspnoe bei kleineren körperlichen Belastungen (≈ NYHA-Stadium III) vor. Bisher sind keine kardialen Erkrankungen bekannt. Das EKG zeigt folgende Befunde:

1. P-sinistroatriale
2. AV-Block I°
3. kompletter Linksschenkelblock
4. kompletter Rechtsschenkelblock
5. P-dextroatriale

A nur 1 ist richtig
B 1 und 2 sind richtig
C 1, 2 und 3 sind richtig
D nur 4 ist richtig
E 4 und 5 sind richtig

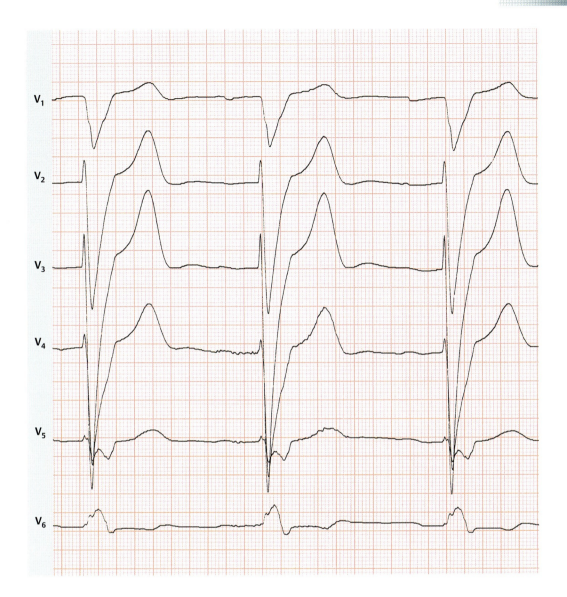

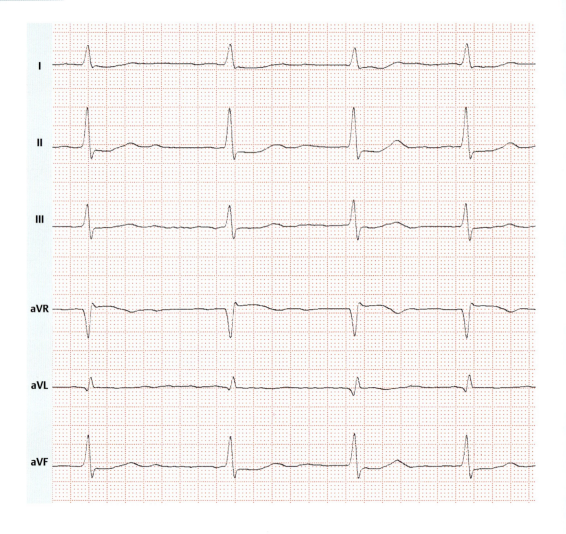

MC 9:

Bei einer 56-jährigen Patientin ist seit mehreren Jahren ein Herzfehler bekannt. Welche Herzklappe betroffen ist, weiß die Patientin nicht, auch nicht, ob eine Stenose oder Insuffizienz vorliegt. Seit etwa 6 Monaten ist eine zunehmende Dyspnoe mit prätibialen Ödemen verbunden. Die Leistungsfähigkeit hat deutlich nachgelassen, es liegt eine Herzinsuffizienz des Schweregrades NYHA III vor. Welche Befunde können aus dem EKG abgeleitet werden:

1 junktionaler AV-Rhythmus
2 Vorhofflimmern
3 Linkshypertrophie
4 Rechtshypertrophie
5 alter Vorderwandinfarkt

A 1 und 3 sind richtig
B 2 und 3 sind richtig
C 2, 3 und 5 sind richtig
D 2 und 5 sind richtig
E keine Aussage ist richtig

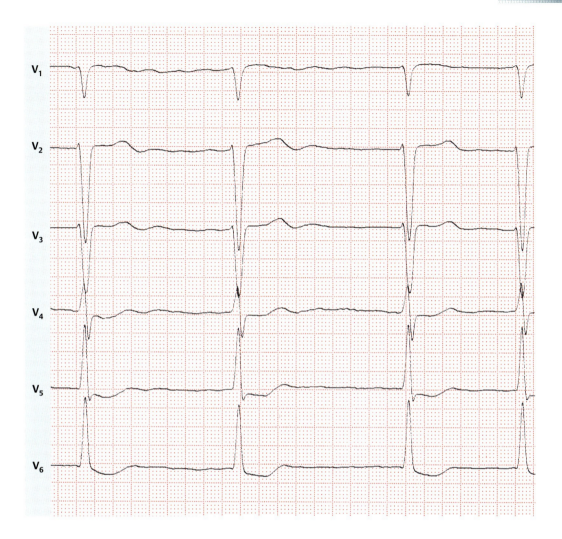

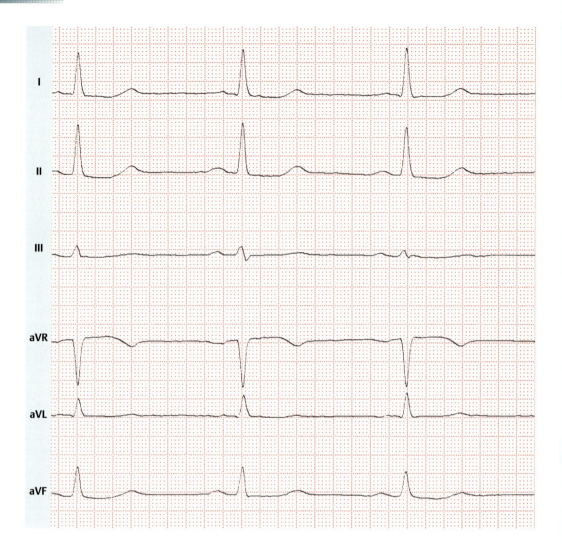

MC 10:

Eine 68-jährige Patientin klagt seit 3 Jahren über Schwindel bei körperlichen Belastungen. Seit etwa 3 Monaten hat sie nun auch Dyspnoe beim Treppensteigen bemerkt. Ihr Hausarzt hat die Diagnose einer „chronischen Bronchitis" gestellt. Nach einer Synkope beim sonntäglichen Kirchgang Einweisung zur weiteren Abklärung.

Welcher Befund liegt im 12-Kanal-EKG vor:
- A kompletter Rechtsschenkelblock
- B kompletter Linksschenkelblock
- C linksanteriorer Hemiblock
- D Rechtshypertrophie
- E Linkshypertrophie

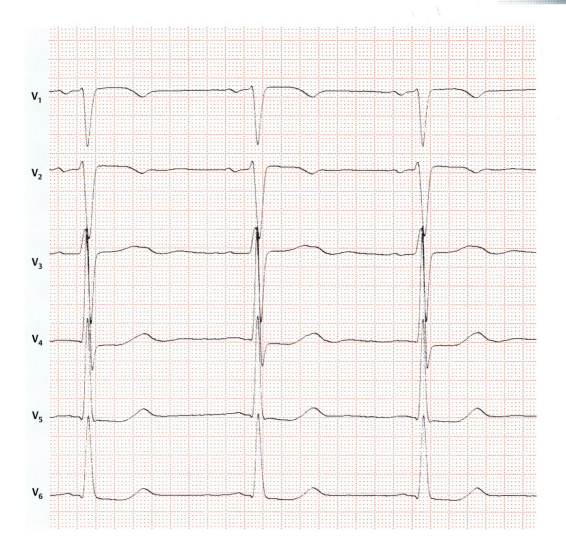

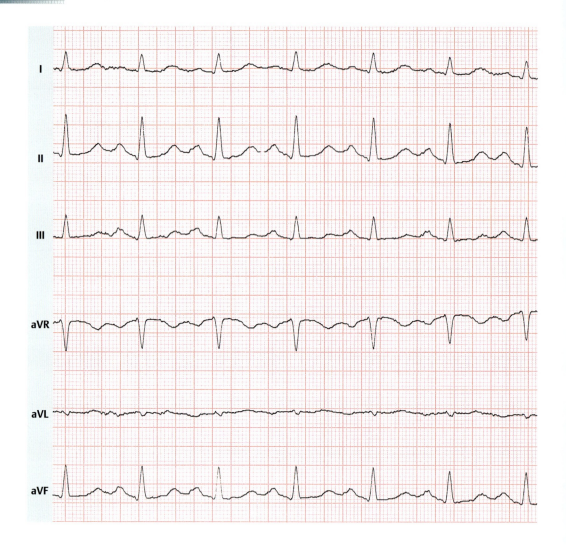

MC 11:

Eine 39-jährige Frau klagt seit Jahren über rezidivierende Phasen von Herzrasen, verbunden mit Müdigkeit und verminderter Leistungsfähigkeit. Die Phasen von Herzrasen seien von körperlichen Belastungen unabhängig und würden sich nicht provozieren lassen. Ein 12-Kanal-EKG konnte jetzt während einer Tachykardie erstmals aufgezeichnet werden.
   Welche Diagnose kann nach dem EKG gestellt werden?

A Ektop atriale Tachykardie
B AV-Knoten-Reentry-Tachykardie
C Circus movement Tachykardie bei akzessorischer Leitungsbahn
D Sinustachykardie
E Vorhofflattern

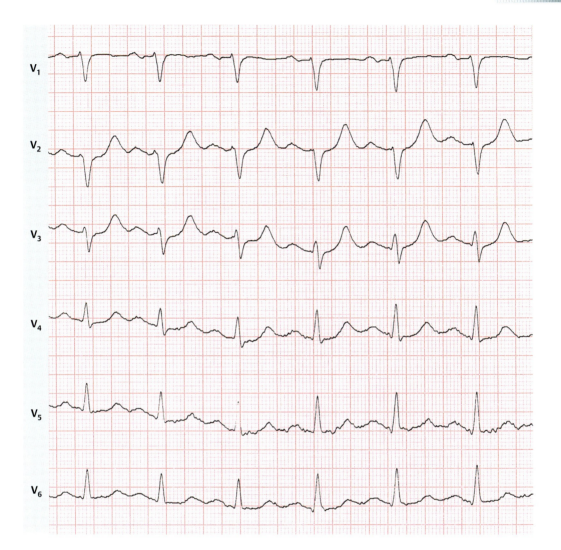

EKG-Quiz – MC 12

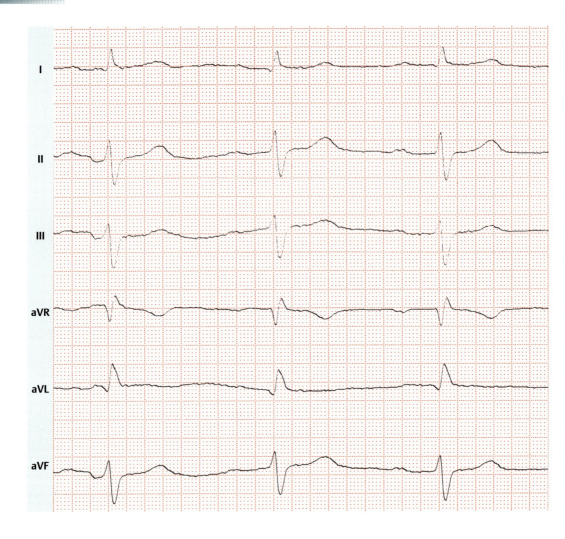

MC 12:

Ein 67-jähriger Patient wird in die Klinik aufgenommen, nachdem es zu mehreren Phasen von Schwindel und Dyspnoe gekommen war. Vor etwa 5 Monaten Synkope während der Predigt eines Gottesdienstes. Vor vielen Jahren Lungenembolie bei tiefer Beinvenenthrombose, als Risikofaktoren sind eine arterielle Hypertonie und eine Hyperlipoproteinämie bekannt.

Welche Befunde liegen in dem bei Aufnahme aufgezeichneten 12-Kanal-EKG vor:

1. Überdrehter Linkstyp
2. Linksanteriorer Hemiblock
3. P-sinistroatriale
4. Inkompletter Rechtsschenkelblock
5. AV-Block I°

A nur 1 und 5 sind richtig
B nur 1 und 4 sind richtig
C nur 2 und 3 sind richtig
D nur 1–4 sind richtig
E 1–5 sind richtig

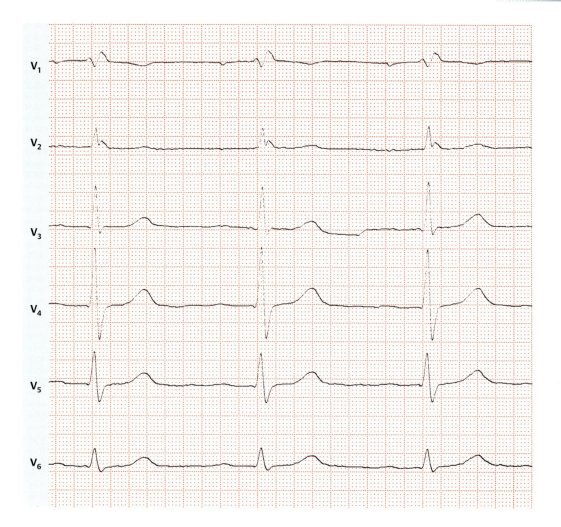

EKG-Quiz – MC 13

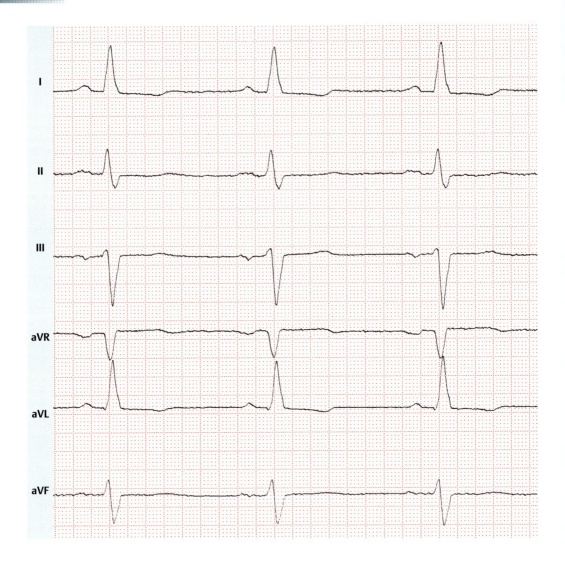

MC 13:

Der 72-jährige Patient mit langjährigem Diabetes mellitus stellt sich zur Abklärung rezidivierender nicht anhaltender ventrikulärer Tachykardien vor, die im Langzeit-EKG aufgezeichnet wurden. Er verspüre manchmal ein Herzstolpern, außerdem käme es zur Dyspnoe bei Belastung: Die Symptomatik sei in den vergangenen 6 Wochen schlimmer geworden.

Ordnen Sie die verschiedenen Befunde (Liste 1) denjenigen Fakten zu (Liste 2), die aus dem 12-Kanal-EKG abzuleiten sind:

	Liste 1	Liste 2
Frage I	Infarktlokalisation	A Vorderwand
Frage II	Infarktstadium	B Hinterwand
		C Seitenwand
		D frisches Stadium
		E Endstadium

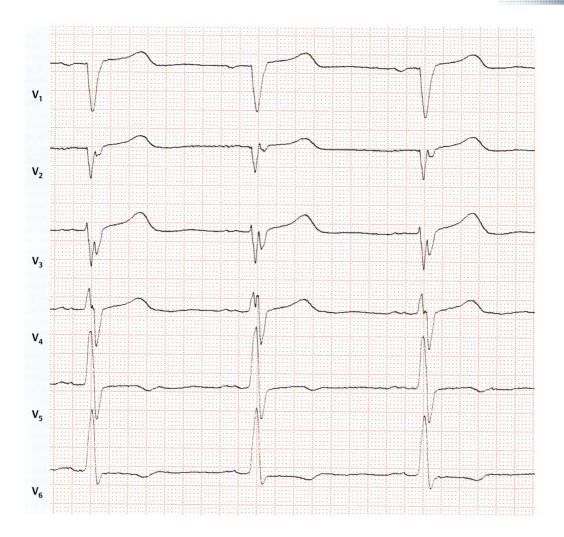

EKG-Quiz – MC 14

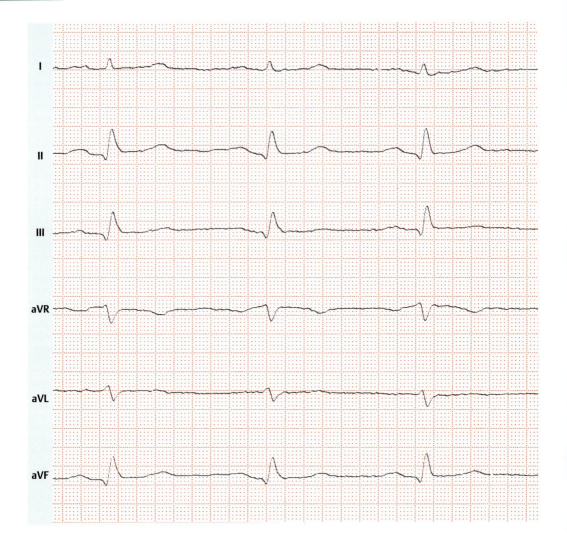

MC 14:

Ein 63-jähriger Patient hat bemerkt, dass er in den Wintermonaten immer dann über ein retrosternales Druckgefühl klagt, wenn er vom warmen Haus in die Kälte geht. Diese Symptomatik ist in diesem Jahr erstmals aufgetreten. Schneeschieben war für ihn nicht möglich, da neben den thorakalen Schmerzen noch ein retrosternales Brennen auftrat. An kardiovaskulären Risikofaktoren ist ein langjähriger Nikotinabusus und eine Hypercholesterinämie bekannt. Beide Eltern verstarben im Alter von 58 bzw. 65 Jahren an einem Myokardinfarkt.

Welche Myokardareale sind in das Infarktgebiet einbezogen?

- **A** Inferiore Wand
- **B** Infero-laterale Wand
- **C** Infero-postero-laterale Wand
- **D** Posteriore Wand
- **E** Postero-laterale Wand

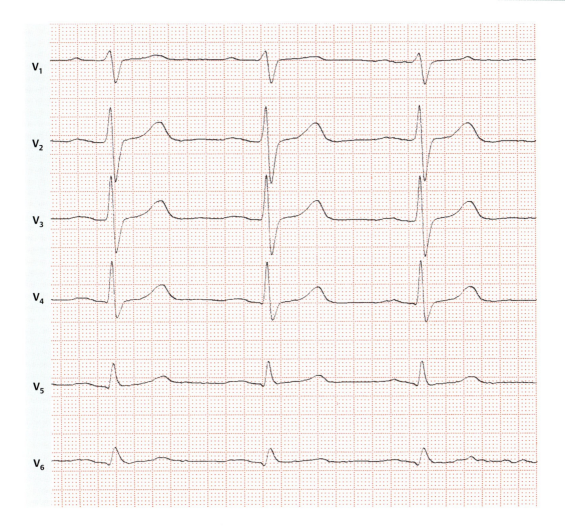

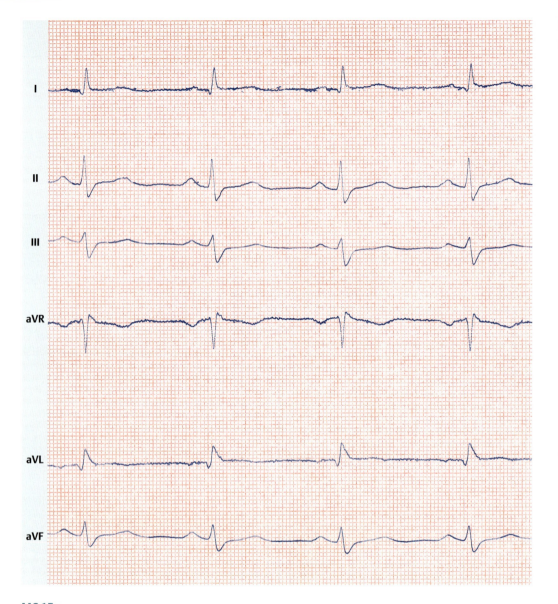

MC 15:

Nach einer Synkope beim Marathonlauf wird ein 32-jähriger Patient in der Notaufnahme eines Krankenhauses vorgestellt. Der Patient berichtet, dass er nie krank gewesen sei und sich immer gesund und leistungsfähig gefühlt habe. Unmittelbar nach der Synkope (Dauer ≈ 1 min) war er wieder vollkommen beschwerdefrei. Die erhobenen klinischen Befunde in der Notaufnahme sind völlig unauffällig.

Welche Diagnose lässt sich nach dem EKG am ehesten vermuten?

A Arrhythmogene rechtsventrikuläre Dysplasie/Kardiomyopathie (ARVD/C)
B Brugada-Syndrom
C Jervell-Lange-Nielsen-Syndrom
D Romano-Ward-Syndrom
E Akuter Vorderwandinfarkt

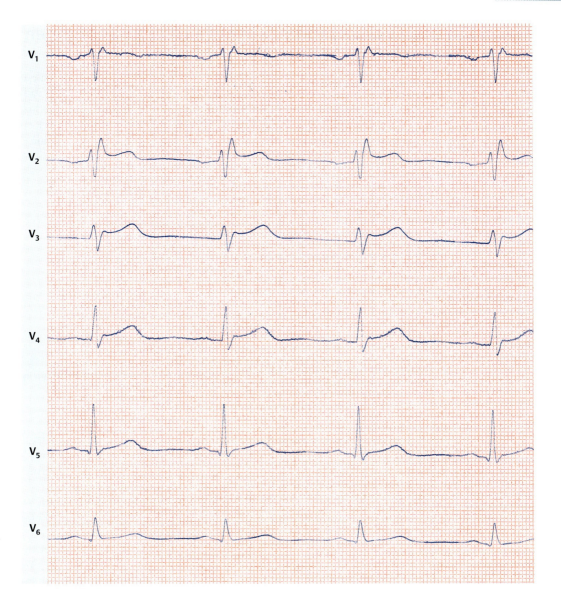

Lösungen und Deutungen der Multiple choice (MC)-Fragen

MC 1:

Aufgabentyp B

Richtige Lösung: C
- Vorhofflimmern, mittlere Frequenz 74/min
- Steiltyp
- Unauffällige Q-Zacken
- Der QRS-Komplex ist auf 180 msek verbreitert, in den Extremitäten-Ableitungen erkennt man ein breites, plumpes S. In der Ableitung V_1 besteht eine rsR'-Konfiguration, eine Aufsplitterung von QRS ist auch in V_2 und V_3 erkennbar. T-Negativierung in V_1 bei sonst regelrechtem Verlauf von ST und T.

Deutung: Vorhofflimmern, kompletter Rechtsschenkelblock.

Kommentar: Das Vorhofflimmern ist an den unregelmäßigen R-R-Intervallen und den feinen Flimmerwellen in den Ableitungen III, aVL und aVF zu erkennen. Der komplette Rechtsschenkelblock ist durch die Verbreiterung des QRS-Komplexes > 0,12 sek definiert mit klassischer rsR'-Konfiguration in V_1 bei begleitenden tiefen, plumpen S-Zacken in den Ableitungen I, II, aVL, aVF und V_5, V_6.

MC 2:

Aufgabentyp A

Richtige Lösung: E
- Sinusrhythmus, Frequenz 80/min, P-Welle 0,10 sek, PQ-Zeit 0,16 sek
- Linkstyp
- Unauffällige Q-Zacken
- Verbreiterung des QRS-Komplexes auf 0,14 sek, in den Extremitäten-Ableitungen I, II,aVL und V_6 erkennt man ein breites, plumpes S. In den Ableitungen V_1–V_3 gut sichtbare „M-förmige" Konfiguration des QRS-Komplexes (rsR'). Präterminale T-Negativierung in V_1–V_5. ST-Strecken-Verlauf unauffällig.

Deutung: Kompletter Rechtsschenkelblock.

Kommentar: Der wichtigste pathologische Befund dieses EKGs ist der komplette Rechtsschenkelblock, der an der typischen „M-förmigen" Konfiguration in V_1–V_3 zu erkennen ist. Auffällig ist ferner eine T-Negativierung von V_1–V_5, so dass bei diesem Patient vermutet werden kann, dass kompletter Rechtsschenkelblock und T-Negativierungen Ausdruck einer früher durchgemachten Herzkrankung sind.

MC 3:

Aufgabentyp B

Richtige Lösung: C

MC 4:

Aufgabentyp B

Richtige Lösung: A
- Vorhofflimmern, gut sichtbare Flimmerwellen in V_1 und V_2, Tachykardie, Frequenz 142/min
- Überdrehter Linkstyp
- Kleine Q-Zacken in I, aVL, unauffällige Breite des QRS-Komplexes mit 0,11 sek. Inkompletter Rechtsschenkelblock mit rSr'-Konfiguration in V_1. Langsame R-Progression von V_1–V_4, S-Persistenz bis V_6
- ST-Strecken unauffällig, unauffällige T-Wellen.

Deutung: Tachyarrhythmia absoluta, linksanteriorer Hemiblock, inkompletter Rechtsschenkelblock.

Kommentar: Die Diagnose einer tachykarden Rhythmusstörung ist anhand der Herzfrequenz von 137/min einfach zu stellen. Das Vorhofflimmern ist anhand der Flimmerwellen, die gut in den Ableitungen V_1 und V_2 zu sehen sind, eindeutig zu erkennen, darüber hinaus sind die R-R-Intervalle völlig ungleichmäßig, so dass die Diagnose „Tachyarrhythmia absoluta" leicht zu stellen ist. Das Vorliegen eines inkompletten Rechtsschenkelblocks ist durch die Breite des QRS-Komplexes von 0,11 sek und die typische rSr'-Konfiguration in V_1 charakterisiert. Das zusätzliche Vorliegen eines linksanterioren Hemiblocks ist durch die Trias „überdrehter Linkstyp, kleine Q-Zacken in I und aVL sowie die S-Persistenz bis V_6" eindeutig. Das EKG weist darauf hin, dass bei dem Patienten sowohl eine „Problematik" im Bereich der Vorhöfe vorliegt (tachykardes Vorhofflimmern") als auch ein „Leitungsproblem" im rechten Schenkel mit gleichzeitiger Blockade des linksanterioren Faszikels. Als Ursache kommt bei dem Patienten eine vor 5 Monaten durchgemachte Peri-/Myokarditis in Betracht.

MC 5:

Aufgabentyp A

Richtige Lösung: B
Links (erste 6 QRS-Komplexe):
- Tachykardie, Frequenz 141/min
- Indifferenztyp
- Sichtbare P-Wellen in Extremitäten- und Brustwandableitungen, QRS unauffällig, ST-Strecken und T-Wellen unauffällig.

Rechts (letzte 2 QRS-Komplexe):
- Sinusrhythmus, Frequenz 63/min., P-Welle 0,08 sek, QRS-Breite 0,07 sek, QT-Zeit 0,34 sek
- Indifferenztyp
- Kleine Q-Zacken, QRS, ST-Strecke, T-Welle unauffällig.

Deutung: Ektop atriale Tachykardie.
Kommentar: Das EKG zeigt links eine Tachykardie mit schmalen QRS-Komplexen (Herzfrequenz 141/min, QRS 0,07 sek). Es ist charakteristisch, dass vor jedem QRS-Komplex P-Wellen nachweisbar sind, die in I positiv sind, so dass ein rechtsatrial ektoper Herd vermutet werden kann. Die Diagnose „ektop atriale Tachykardie" stützt sich auf den Nachweis der P-Wellen vor dem QRS-Komplex. In der Mitte des EKGs ist zu erkennen, dass die Tachykardie spontan sistiert. Das Ruhe-EKG der jungen Patientin ist völlig unauffällig. Man erkennt eindeutig den Unterschied in der Konfiguration von P während der Tachykardie (ektope Vorhoferregung) und Normokardie (vom Sinusknoten ausgehende normale Vorhoferregung).

MC 6:

Aufgabentyp A

Richtige Lösung: A
- Schrittmacher-EKG, Frequenz 60/min. Sichtbare Spikes mit nachfolgender Vorhofdepolarisation, gut sichtbare P-Wellen in den Extremitäten- Ableitungen. Stimulus-QRS-Intervall 0,22 sek
- Linkstyp
- Keine pathologischen Q-Zacken, QRS-Komplex unauffällig (Breite 0,08 sek), ST-Strecke unauffällig, T-Abflachung in Ableitung I, aVL, V_5 und V_6.

Deutung: Schrittmacherstimulation im AAI-Modus.
Kommentar: Es sind in allen EKG-Ableitungen Schrittmacherimpulse („Spikes") erkennbar, die deutlich vor dem QRS-Komplex liegen und zu einer Stimulation des Vorhofes führen. Man erkennt besonders in den Extremitäten-Ableitungen (trotz leicht verzitterter Grundlinie), dass jedem Spike eine Vorhofwelle folgt, die normal konfiguriert ist und nach einem Intervall von 0,22 sek zu einem unauffälligen QRS-Komplex führt.

MC 7:

Aufgabentyp B

Richtige Lösung: C
- Sinusrhythmus, Frequenz 55/min, P-Welle 0,13 sek, PQ-Zeit 0,16 sek
- Doppelgipfelige P-Welle, terminal negativer P-Wellenteil in V_1
- Überdrehter Linkstyp
- Kleine Q-Zacken in I und aVL, QRS-Komplex unauffällig (Breite 0,06 sek), QT-Zeit 0,40 sek, ST-Strecke, T-Welle unauffällig. Rechtsverspätung mit rSr'-Konfiguration in V_1.

Deutung: P-sinistroatriale, linksanteriorer Hemiblock.
Kommentar: Das P-sinistroatriale ist in Ableitung II eindeutig durch die Verbreiterung der P-Welle und die Doppelgipfligkeit zu erkennen. In V_1 findet sich charakteristisch ein überwiegend negativer Anteil der P-Welle. Der linksanteriore Hemiblock ist an den klassischen Befunden „überdrehter Linkstyp, kleine Q-Zacken in I und aVL, sowie der S-Persistenz bis V_6" gut zu erkennen. Als Grunderkrankung lag bei der Patientin eine arterielle Hypertonie vor.

MC 8:

Aufgabentyp B

Richtige Lösung: C

- Sinusrhythmus, Frequenz 61/min, P 0,12 sek, PQ 0,24 sek, terminal negative P-Welle in V_1
- Überdrehter Linkstyp
- Verbreiterter QRS-Komplex (Breite 0,18 sek), QT-Zeit 0,48 sek, ST-Senkung in V_6.

Deutung: P-sinistroatriale, AV-Block I°, kompletter Linksschenkelblock.

Kommentar: Die Verbreiterung der P-Welle ist in den Ableitungen II und III gut zu erkennen, eine Doppelgipfeligkeit liegt nicht vor. In der Ableitung V_1 ist der terminale Anteil der P-Welle negativ. Der AV-Block I° ist anhand der PQ-Zeit-Verlängerung eindeutig zu erkennen. Der auffälligste Befund dieses Elektrokardiogramms ist der komplette Linksschenkelblock, definiert als Verbreiterung des QRS-Komplexes (≥ 0,12 sek), Zeichen eines breiten, plumpen Q in V_1 und einer deformierten, annähernd M-förmigen Deformierung in I, aVL und V_6.

MC 9:

Aufgabentyp B

Richtige Lösung: B
- Absolute Arrhythmie bei Vorhofflimmern, Frequenz 83–90/min
- Indifferenztyp
- QRS-Breite unauffällig (0,08 sek), QT-Zeit 0,36 sek, ST-Streckensenkung in den Ableitungen I, V_4–V_6. Sokolow-Lyon-Index (S in V_2 + R in V_6) = 4,3 mV.

Deutung: Vorhofflimmern, linksventrikuläre Hypertrophie.

Kommentar: Vorhofflimmern ist durch die unregelmäßigen R-R-Intervalle und die Flimmerwellen in V_1 und V_2 (nicht sehr ausgeprägt) zu erkennen: Jedes R-R-Intervall ist unterschiedlich! Die linksventrikuläre Hypertrophie ist durch Summation der S-Zacken in V_2 und der R-Zacken in V_6 (oder V_5) eindeutig zu diagnostizieren, da der Sokolow-Lyon-Index > 3,5 mV beträgt. Die ST-Strecken-Senkungen sind Ausdruck der veränderten Repolarisation bei linksventrikulärer Hypertrophie und nicht etwa Zeichen einer myokardialen Ischämie. Auffällig ist bei der Patientin eine Drehung der Herzachse nach rechts als Zeichen einer Rechtsherzbelastung, bedingt durch chronische Lungenstauung bei schwerer Mitralinsuffizienz. Dazu passend sind zunehmende Dyspnoe und periphere Ödeme.

MC 10:

Aufgabentyp A

Richtige Lösung: E
- Sinusrhythmus, Frequenz 67/min, P 0,12 sek, PQ-Zeit 0,16 sek
- Linkstyp
- Kleine Q-Zacken in V_5 und V_6, unauffälliger QRS-Komplex (QRS-Breite 0,08 sek), QT-Zeit 0,42 sek, tiefe S-Zacken in V_2 (1,8 mV), hohe R-Zacken in V_5 (2,6 mV), Sokolow-Lyon-Index 4,4 mV (1,8 mV + 2,6 mV), deszendierende ST-Strecken in V_4–V_6 angedeutet auch in Ableitung II, unauffällige T-Wellen.

Deutung: P-sinistroatriale, linksventrikuläre Hypertrophie.

Kommentar: Das P-sinistroatriale ist in der Ableitung II zu identifizieren, wenngleich eine Doppelgipfligkeit nicht eindeutig zu sehen ist. Der terminale Anteil von P ist in der Ableitung V_1 negativ, so dass die Diagnose „P-sinistroatriale" gestellt werden kann. Der entscheidende Befund dieses Elektrokardiogramms ist die linksventrikuläre Hypertrophie mit deszendierenden ST-Strecken-Senkungen in V_4–V_6 als Zeichen einer Linksherzschädigung bei linksventrikulärer Hypertrophie. Der Sokolow-Lyon-Index ist eindeutig pathologisch (> 3,5 mV).

MC 11:

Aufgabentyp A

Richtige Lösung: D
- Sinusrhythmus, Frequenz 148/min, P 0,10 sek, PQ-Zeit 0,16 sek
- Steiltyp
- QRS-Komplex 0,06 sek, QT-Zeit 0,28 sek, unauffällige ST-Strecken.

Deutung: Sinustachykardie.

Kommentar: Alle in dieser Frage genannten Antwortmöglichkeiten haben in der Regel eines gemeinsam: Es handelt sich um Tachykardie (Kammerfrequenz > 100/min) mit schmalen QRS-Komplexen (< 0,12 sek). Der Clou zur Diagnose liegt in der Analyse der P-Welle und in der Relation PR bzw. RP. Während AV-Knoten-Tachykardien fast immer keine nachweisbaren P-Wellen haben (sind im QRS-Komplex verborgen), finden sich bei Tachykardien aufgrund akzessorischer Leitungsbahnen gut abgegrenzte P-Wellen, die entweder ein Intervall RP < PR (schnelle Leitungseigenschaften der Bypassbahn) oder ein Intervall RP > PR (langsame Leitungseigenschaften der Bypassbahn) haben. Ektop atriale Tachykardien haben eine abnorm konfigurierte P-Welle, beim Vorhofflattern finden sich je nach Typ (I oder II) Flatterwellen mit positiver (Typ I) oder negativer (Typ II) Flatterwellenkonfiguration in EKG-Ableitung II. Im vorliegenden Fall kann es sich nur um eine Sinustachykardie handeln: Kammerfrequenz > 100/min schmale QRS-Komplexe (QRS-Breite < 0,12 sek) mit unauffällig konfigurierten P-Wellen, die eindeutig jedem QRS-Komplex vorangehen.

MC 12:

Aufgabentyp D

Richtige Lösung: E
- Sinusrhythmus, Frequenz 66/min, P 0,13 sek, PQ 0,24 sek, Doppelgipfligkeit der P-Welle in II, negativer Anteil der P-Welle in V_1
- Überdrehter Linkstyp
- QRS-Breite 0,11 sek, QT-Zeit 0,44 sek, rSr'-Konfiguration in V_1, kleine Q-Zacken in I, aVL, V_4–V_6, S-Persistenz, ST-Strecken unauffällig.

Deutung: Linksanteriorer Hemiblock, AV-Block I°, inkompletter Rechtsschenkelblock, P-sinistroatriale.

Kommentar: Dieses EKG zeigt mehrere abnorme Befunde, die auf eine schwere „Leitungsstörung" des Herzens hinweisen: Zunächst fallen die Leitungsstörungen im Bereich des Vorhofs auf: Es liegt ein P-sinistroatriale vor, dessen Kriterien (Doppelgipfligkeit in II, terminaler P-Wellen-Anteil in V_1) gut sichtbar sind. Darüber hinaus liegt eine Leitungsverzögerung in Form eines AV-Blocks I° vor, der ebenfalls leicht zu diagnostizieren ist. Störungen der Erregungsausbreitung sind auch im Bereich der Tawara-Schenkel zu beobachten: Der linksanteriore Faszikel ist blockiert, sichtbar an den EKG-Kriterien überdrehter Linkstyp, S-Persistenz bis V_6 und kleine Q-Zacken in I und aVL. Dass der rechte Schenkel ebenfalls eine Leitungsstörung zeigt, ist an der inkompletten Blockierung des rechten Schenkels abzulesen (rSr'-Konfiguration in V_1, QRS-Komplex-Breite 0,11 sek). Da bei diesem Patienten angiografisch eine koronare Herzerkrankung ausgeschlossen wurde, sind die „Probleme" der elektrischen Leitung mit großer Wahrscheinlichkeit auf die arterielle Hypertonie zurückzuführen.

MC 13:

Aufgabentyp B

Richtige Lösungen:
  Frage I A
  Frage II E
- Sinusrhythmus, Frequenz 67/min, P 0,12 sek, PQ 0,18 sek
- Linkstyp
- QRS-Komplex 0,10 sek, QT-Zeit 0,38 sek, Q-Zacken in den Ableitungen V_1–V_2, kleine R-Zacken in V_3–V_4, ST-Strecken-Senkung (präterminal) in den Ableitungen I, aVL, V_5–V_6, negative T-Wellen in V_5–V_6.

Deutung: Vorderwandinfarkt (Anteroseptalinfarkt) im Endstadium, P-sinistroatriale.

Kommentar: Der auffälligste Befund dieses Elektrokardiogramms ist der R-Verlust bzw. die R-Reduktion mit Beteiligung der EKG-Ableitungen V_1–V_4. Es handelt sich deshalb um einen Myokardinfarkt im Vorderwandbereich. Die Lokalisation dieses Infarktes ist anteroseptal, da nicht nur die Brustwandableitungen V_1–V_2 (supraapikaler Infarkt), sondern auch V_3–V_4 (septal) pathologisch sind. Im lateralen Bereich (V_5–V_6) liegen normal hohe R-Zacken vor, so dass dieser Myokardabschnitt nicht in den Infarktbereich einbezogen ist. Das Stadium des Infarktes ist an der ST-Strecke und der T-Welle abzuleiten: Die ST-Strecke geht in den betroffenen Ableitungen von der isoelektrischen Linie aus und zeigt nicht die für einen frischen Infarkt typischen Hebungen, die aus dem absteigenden Schenkel der R-Zacken abgehen würden. Die Tatsache, dass in den Ableitungen V_1–V_4 positive T-Wellen vorliegen, spricht für einen Infarkt im Endstadium; die klassischen Befunde für einen Infarkt im Zwischenstadium wären R-Verlust und negative T-Wellen in den betroffenen Ableitungen; solche Veränderungen liegen in diesem EKG aber nicht vor.

MC 14:

Aufgabentyp A

Richtige Lösung: C
- Sinusrhythmus, Frequenz 70/min, P 0,12 sek, PQ 0,20 sek
- Steiltyp
- QRS-Komplex 0,10 sek, QT-Zeit 0,42 sek, pathologische Q-Zacken in II, III, aVF, V_5–V_6, hohe R-Amplituden in V_2–V_3. ST-Strecken unauffällig, unauffällige T-Wellen.

Deutung: Infero-postero-lateraler Infarkt im Endstadium, P-sinistroatriale.

Kommentar: In diesem EKG fallen auf der einen Seite die Q-Zacken in den Ableitungen II, III, aVF, V_5–V_6 auf und auf der anderen Seite die hohen R-Zacken in den Ableitungen V_2–V_3, während die R-Zacken in V_5–V_6 eher reduziert erscheinen. Diese Befunde sprechen eindeutig für einen Myokardinfarkt, dessen Areal sich auf die inferiore, die posteriore und die laterale Wand ausdehnt. Relativ einfach zu diagnostizieren sind die Q-Zacken in II, III und aVF, die die inferiore Wand repräsentieren und die Q-Zacken in V_5–V_6, die typisch für die laterale Wand sind. Da die posteriore Wand des Herzens keiner direkten EKG-Ableitung zugänglich ist, müssen für diesen Abschnitt indirekte Zeichen herangezogen werden, die in den hohen R-Amplituden V_2–V_3 zu sehen sind. Da die T-Wellen in den entsprechenden Infarkt-EKG-Ableitungen positiv sind, handelt es sich um einen Infarkt im Endstadium. Angiografisch wurde der proximale Verschluss einer großen Arteria circumflexa nachgewiesen; Ramus interventricularis anterior und (kleine) rechte Koronararterie zeigten keine Stenosen.

MC 15:

Aufgabentyp A

Richtige Lösung: B
- Sinusrhythmus, Frequenz 85/min, P 0,10 sek, PQ 0,14 sek
- Linkstyp
- QRS-Komplex 0,11 sek, QT-Zeit 0,34, inkompletter Rechtsschenkelblock, ST-Strecken-Hebung in den Ableitungen V_1–V_3, kleine Q-Zacken in I, aVL, V_5–V_6.

Deutung: Verdacht auf Brugada-Syndrom.

Kommentar: Das Brugada-Syndrom betrifft fast immer Herzgesunde, deren erste Symptome oft lebensgefährliche ventrikuläre Rhythmusstörungen sind. Wegweisend für ein manifestes Brugada-Syndrom sind die EKG-Zeichen inkompletter oder kompletter Rechtsschenkelblock und persistierende ST-Strecken-Hebungen in V_1–V_3. Die ST-Strecken-Hebungen sind morphologisch anders als die klassischen ST-Strecken-Hebungen bei akuter myokardialer Ischämie, Perikarditis oder linksventrikulärem Aneurysma. Beim Brugada-Syndrom findet sich eine ST-Strecken-Hebung eher „konkaver" Form, während beim akuten Myokardinfarkt eher eine „konvexe" ST-Strecken-Hebung aus dem absteigenden Schenkel der R-Zacke des QRS-Komplexes imponiert.

EKG-Übungen 5

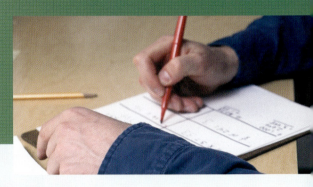

Einführung 269

Übungs-EKGs 270

Befunde zu den Übungs-EKGs 300

Literatur 304

Einführung

Im Teil 3 – EKG-Beispiele – haben wir Elektrokardiogramme dargestellt, die soweit möglich das in der Lektion besprochene Hauptproblem der elektrokardiografischen Diagnostik aufzeigen.

Im Teil 4 – EKG-Quiz – haben wir kardiale Befundkonstellationen ausgewählter Elektrokardiogramme mit multiple choice Fragen diskutiert.

Die folgenden Beispiele des Teil 5 – EKG-Übungen – sind so ausgewählt, dass sie kompliziertere und komplexe Befunde darstellen, die Sie befunden und beurteilen sollen. Es folgt nun also gleichsam die höhere Mathematik der Elektrokardiografie.

Für alle Beispiele – mit Ausnahme der Übung 12 – haben wir die wirklichkeitsgetreue 1:1 Abbildung gewählt, so dass Sie mit üblichen EKG-Linealen arbeiten können. Aus drucktechnischen Gründen sind in manchen dieser Beispiele nur 3-Kammer-Komplexe aufgezeichnet. Bitte benutzen Sie in diesem Fall zum Ausmessen der Herzfrequenz ein EKG-Lineal, welches die Frequenz aus zwei RR-Abständen bestimmen lässt, oder aber berechnen Sie die Herzfrequenz aus dem RR-Abstand.

In jedem Übungsbeispiel ist Platz für Ihre eigene Befundung und Deutung vorgesehen. Den Beispielen folgen unsere Befundungen, die Sie zum Vergleich heranziehen können. Die Befundung folgt den vorgeschlagenen fünf Schritten:
1. Rhythmus, Frequenz, P-Welle, PQ-Zeit;
2. Lagetyp;
3. Q-Zacken;
4. RS-Zacken;
5. ST-Strecke, T-Welle.

Die Deutung ergibt sich aus dem pathologischen Hauptbefund des jeweiligen EKG-Beispiels. Die Begründung des Befundes, eventuelle weitere Besonderheiten, Nebenbefunde oder didaktische Hinweise sind als Kommentar der Deutung angefügt.

EKG-Übungen

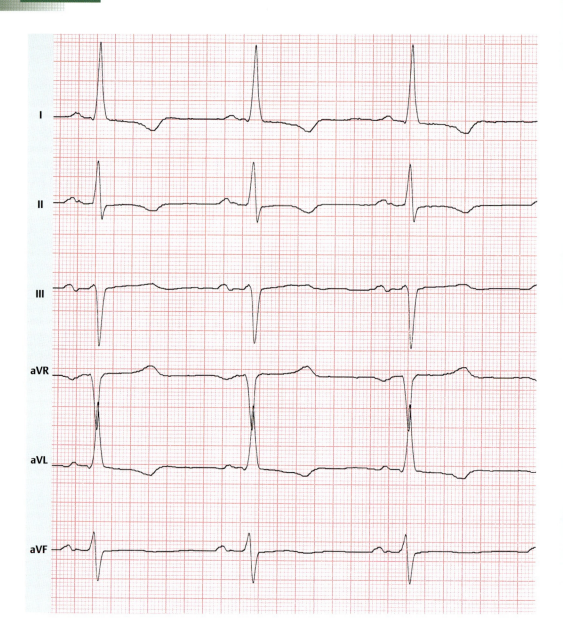

Übungs-EKG 1

Rhythmus, Frequenz, P-Welle, PQ-Zeit: ....
Lagetyp: ....
Q-Zacken: ....
R/S-Zacken: ....
ST-Strecke, T-Welle: ....

Übungs-EKG 1

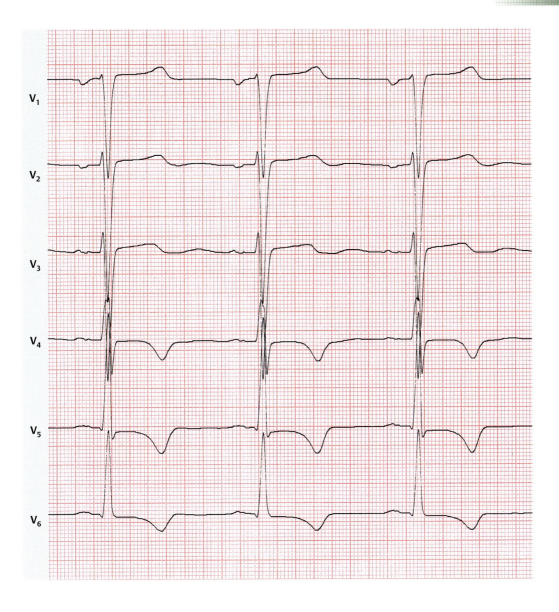

Deutung:

EKG-Übungen

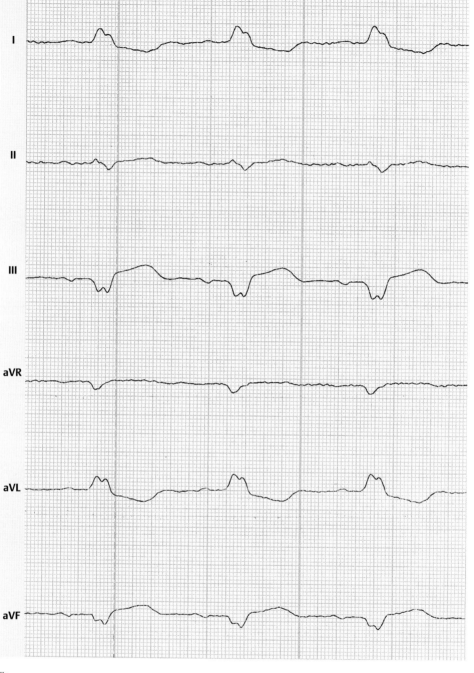

Übungs-EKG 2

Rhythmus, Frequenz, P-Welle, PQ-Zeit: ....
Lagetyp: ....
Q-Zacken: ....
R/S-Zacken: ....
ST-Strecke, T-Welle: ....

Übungs-EKG 2

V₁

V₂

V₃

V₄

V₅

V₆

Deutung:

EKG-Übungen

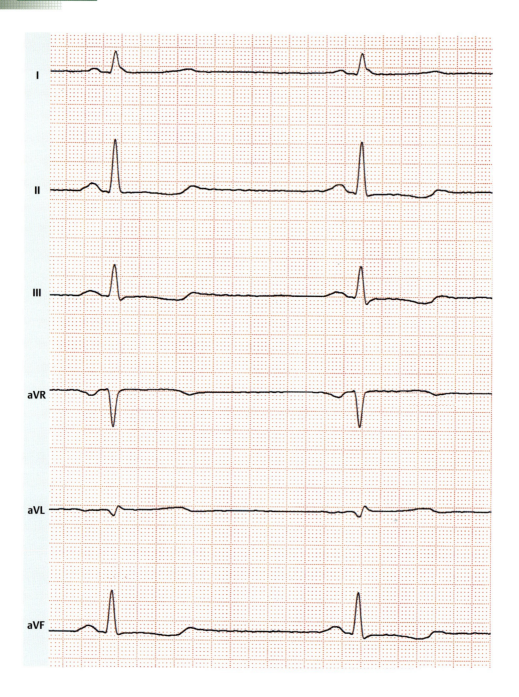

Übungs-EKG 3

Rhythmus, Frequenz, P-Welle, PQ-Zeit: ....
Lagetyp: ....
Q-Zacken: ....
R/S-Zacken: ....
ST-Strecke, T-Welle: ....

Übungs-EKG 3

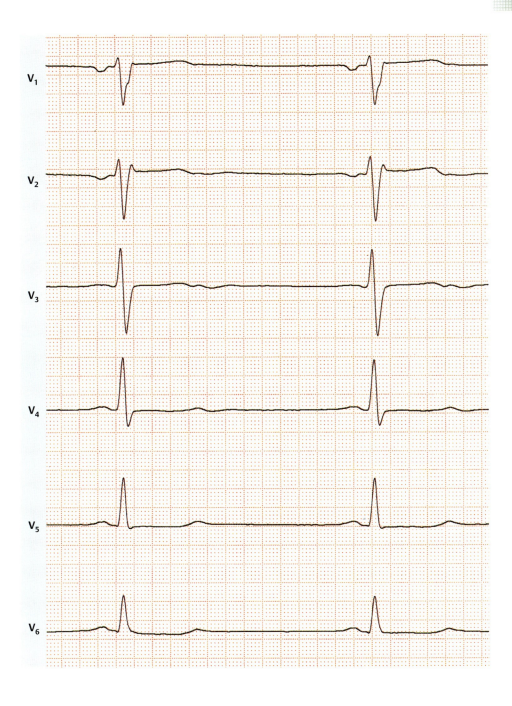

Deutung:

EKG-Übungen

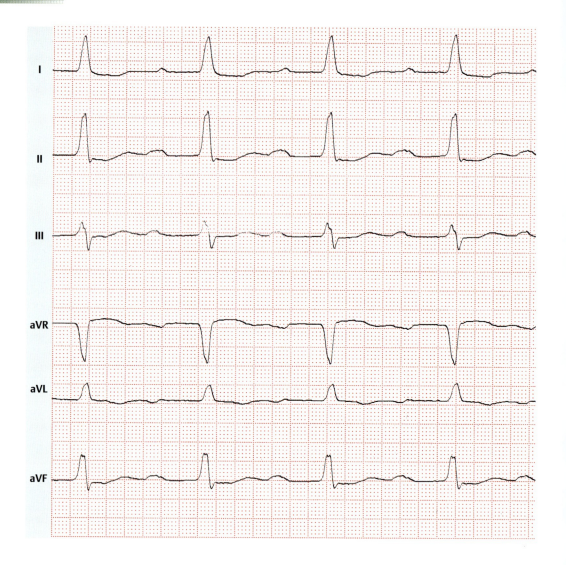

Übungs-EKG 4

Rhythmus, Frequenz, P-Welle, PQ-Zeit: ....
Lagetyp: ....
Q-Zacken: ....
R/S-Zacken: ....
ST-Strecke, T-Welle: ....

Übungs-EKG 4

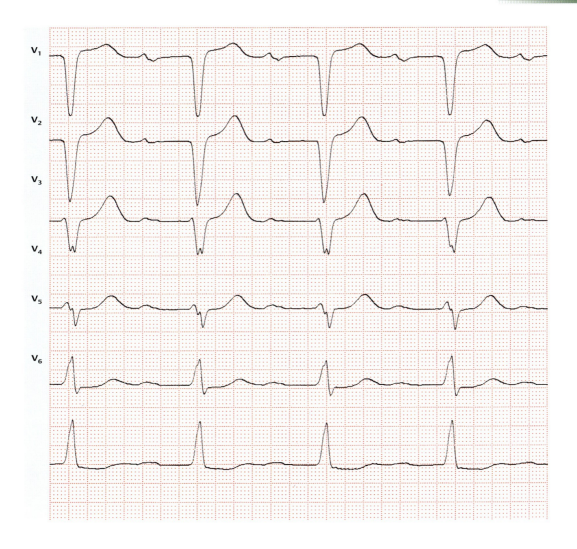

Deutung:

EKG-Übungen

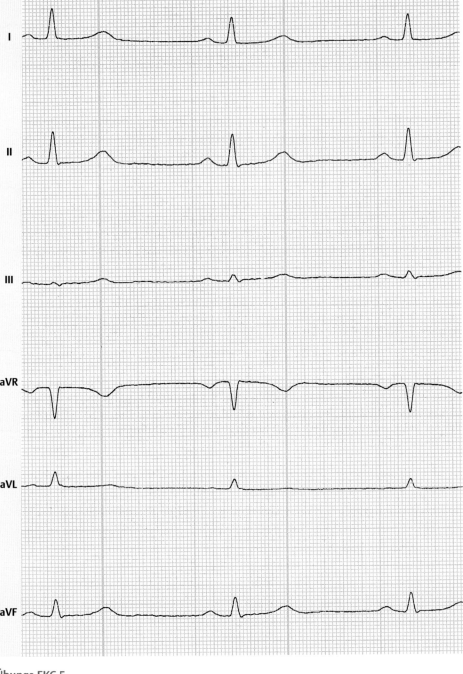

Übungs-EKG 5

Rhythmus, Frequenz, P-Welle, PQ-Zeit: ....
Lagetyp: ....
Q-Zacken: ....
R/S-Zacken: ....
ST-Strecke, T-Welle: ....

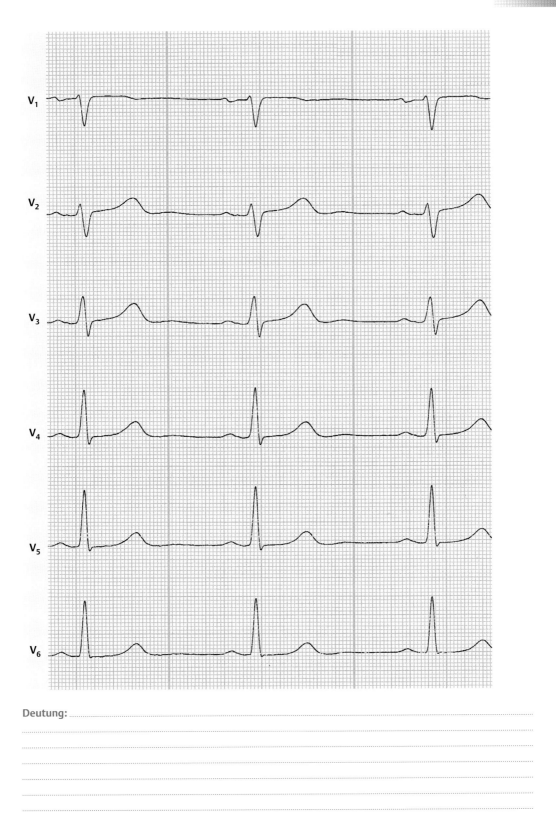

Deutung:

EKG-Übungen

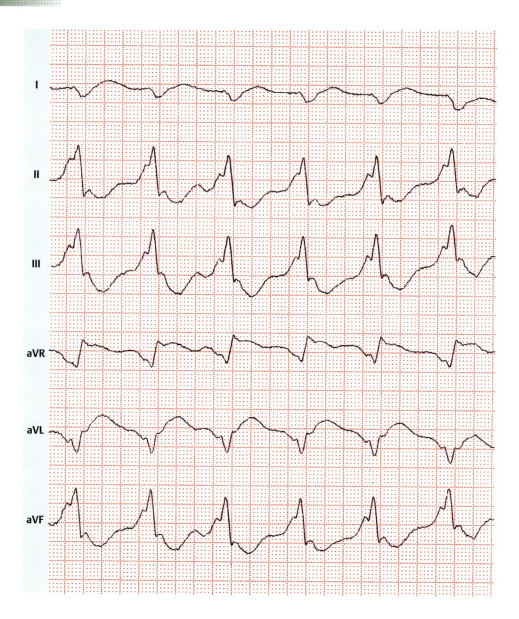

Übungs-EKG 6

Rhythmus, Frequenz, P-Welle, PQ-Zeit: ....
Lagetyp: ....
Q-Zacken: ....
R/S-Zacken: ....
ST-Strecke, T-Welle: ....

Übungs-EKG 6

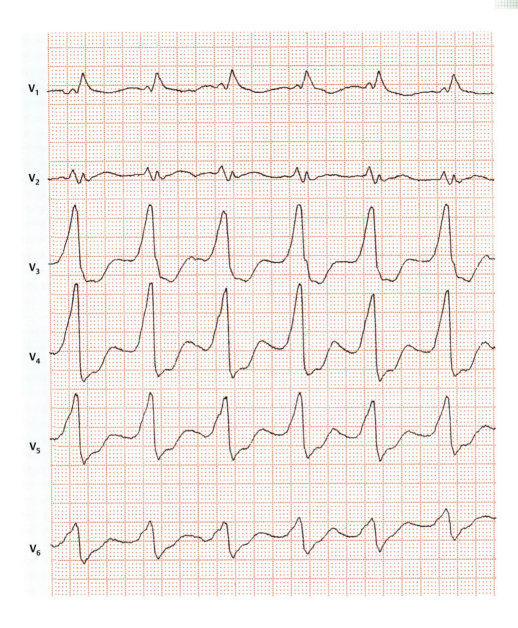

Deutung:

EKG-Übungen

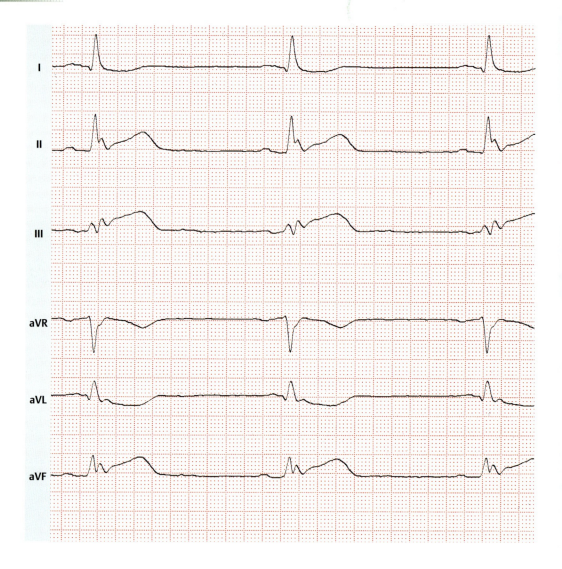

Übungs-EKG 7

Rhythmus, Frequenz, P-Welle, PQ-Zeit: _____
Lagetyp: _____
Q-Zacken: _____
R/S-Zacken: _____
ST-Strecke, T-Welle: _____

Übungs-EKG 7

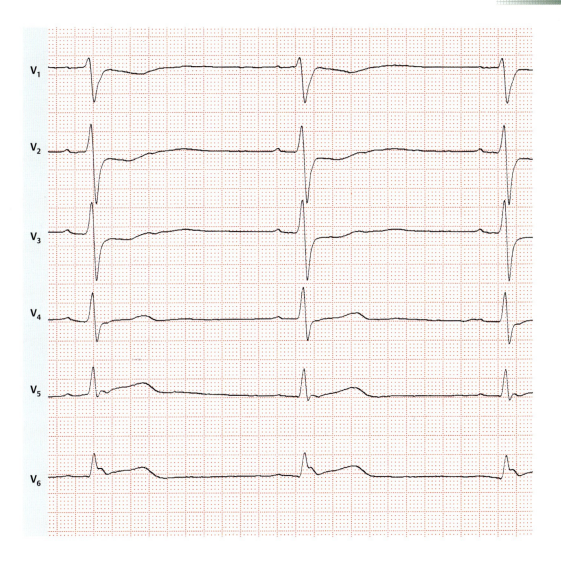

Deutung:

EKG-Übungen

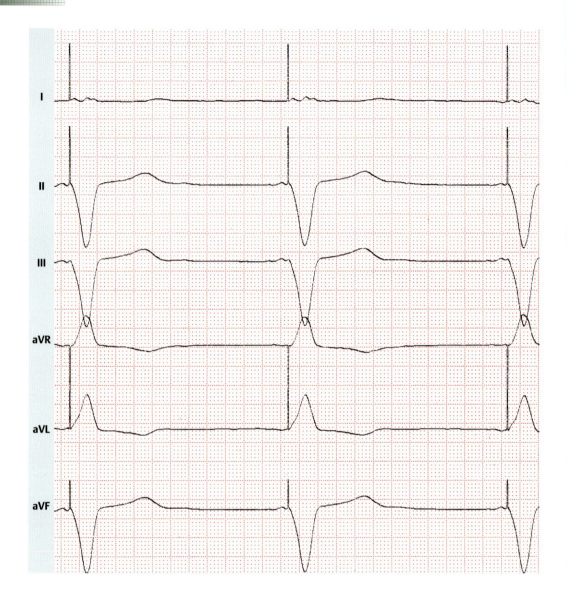

Übungs-EKG 8

Rhythmus, Frequenz, P-Welle, PQ-Zeit: _____
Lagetyp: _____
Q-Zacken: _____
R/S-Zacken: _____
ST-Strecke, T-Welle: _____

Übungs-EKG 8

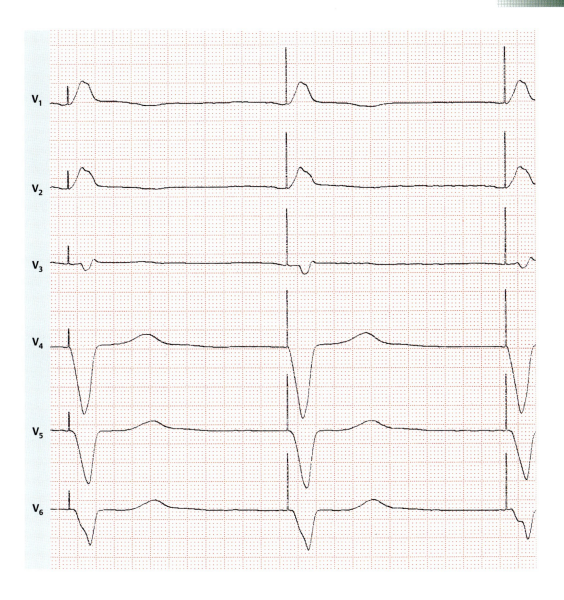

Deutung:

EKG-Übungen

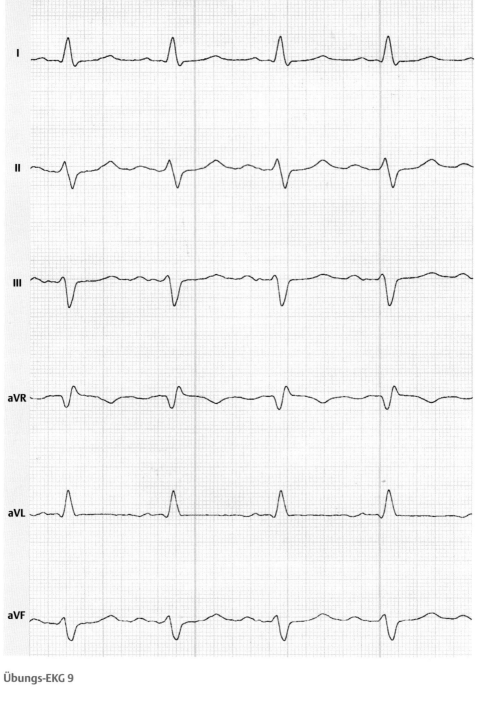

Übungs-EKG 9

Rhythmus, Frequenz, P-Welle, PQ-Zeit: ....
Lagetyp: ....
Q-Zacken: ....
R/S-Zacken: ....
ST-Strecke, T-Welle: ....

Übungs-EKG 9

Deutung:

EKG-Übungen

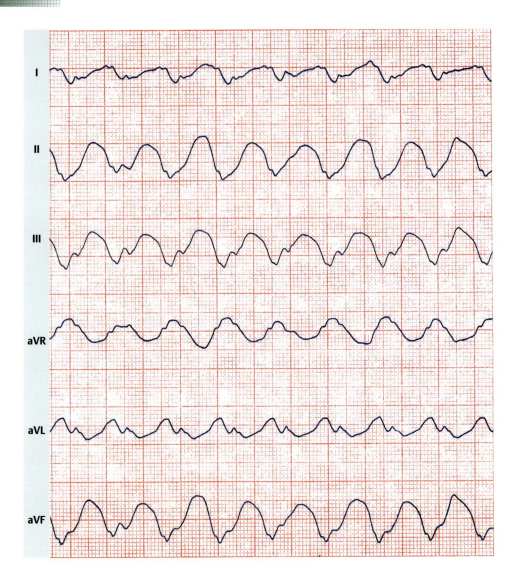

Übungs-EKG 10

Rhythmus, Frequenz, P-Welle, PQ-Zeit: ....
Lagetyp: ....
Q-Zacken: ....
R/S-Zacken: ....
ST-Strecke, T-Welle: ....

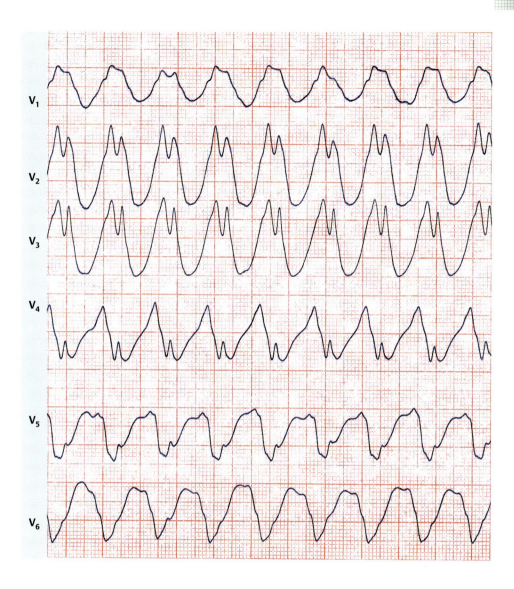

Deutung:

EKG-Übungen

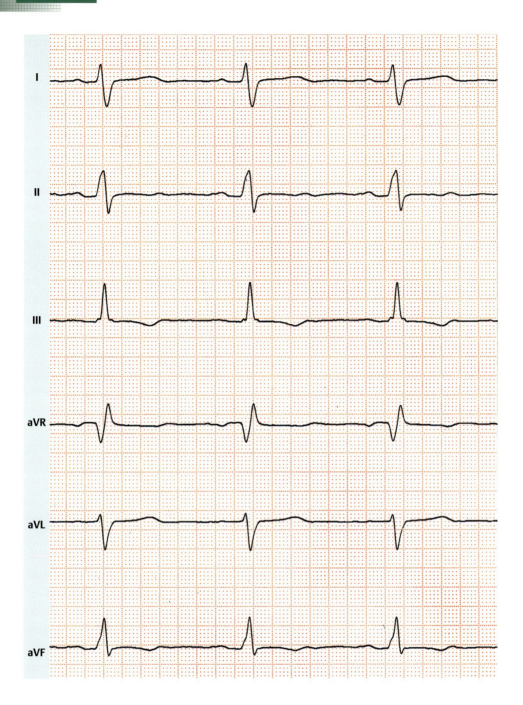

Übungs-EKG 11

Rhythmus, Frequenz, P-Welle, PQ-Zeit: _____
Lagetyp: _____
Q-Zacken: _____
R/S-Zacken: _____
ST-Strecke, T-Welle: _____

Übungs-EKG 11

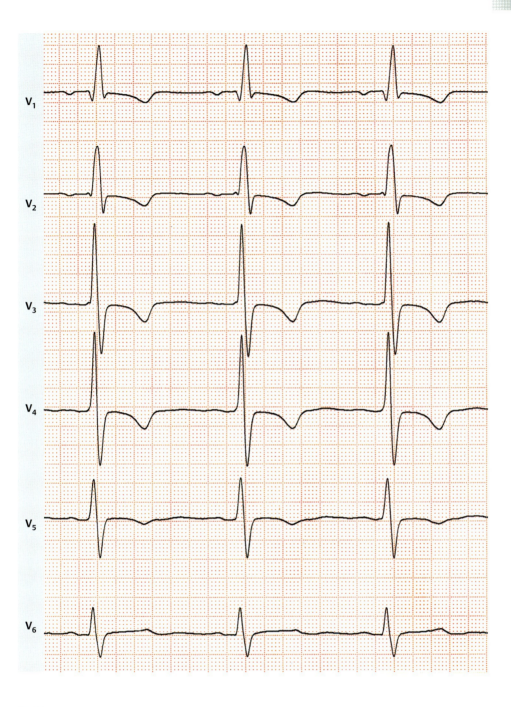

Deutung:

EKG-Übungen

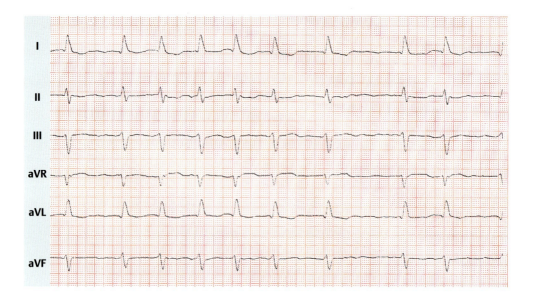

Übungs-EKG 12 (um 50% verkleinerte Abbildungen)

Rhythmus, Frequenz, P-Welle, PQ-Zeit: ....
Lagetyp: ....
Q-Zacken: ....
R/S-Zacken: ....
ST-Strecke, T-Welle: ....

Übungs-EKG 12 (um 50% verkleinerte Abbildungen)

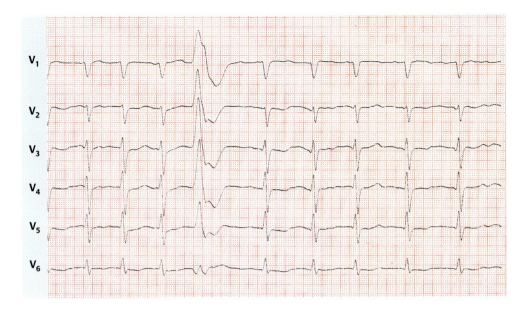

Deutung:

EKG-Übungen

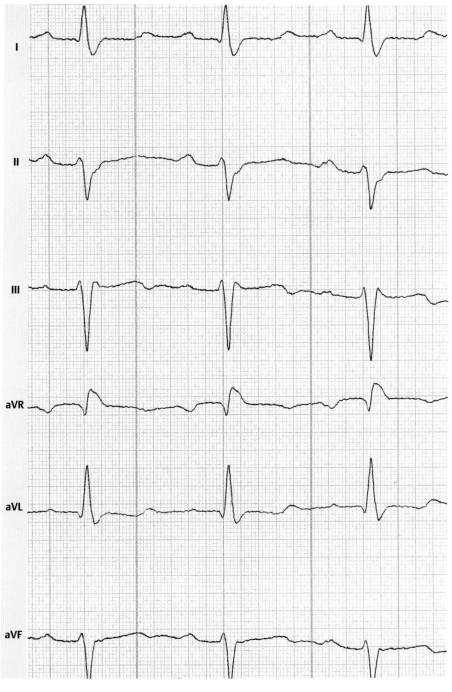

Übungs-EKG 13

Rhythmus, Frequenz, P-Welle, PQ-Zeit: ....
Lagetyp: ....
Q-Zacken: ....
R/S-Zacken: ....

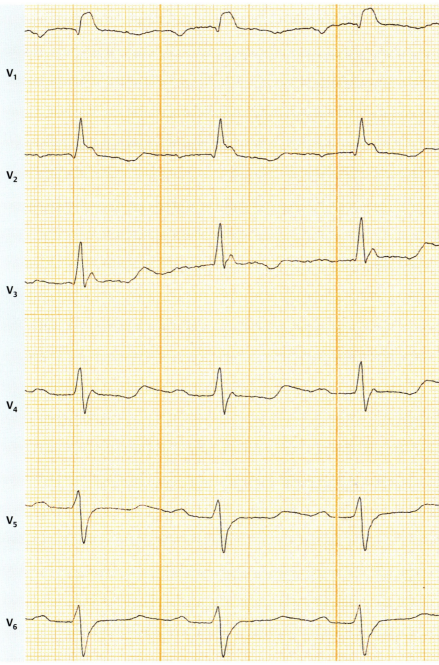

ST-Strecke, T-Welle:
Deutung:

EKG-Übungen

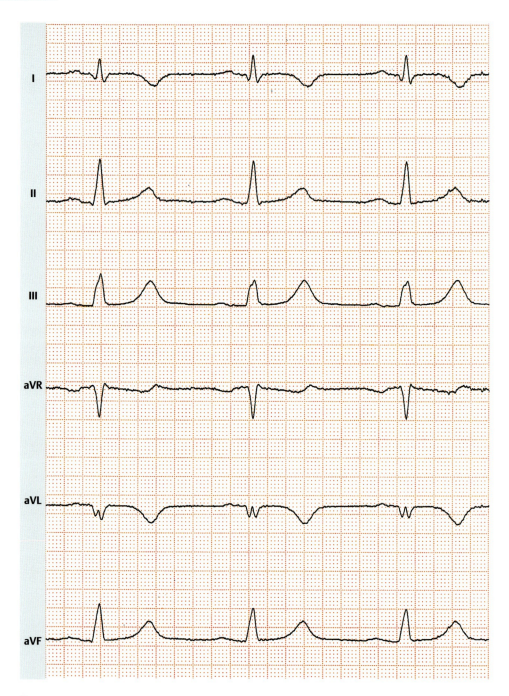

Übungs-EKG 14

Rhythmus, Frequenz, P-Welle, PQ-Zeit: _____
Lagetyp: _____
Q-Zacken: _____
R/S-Zacken: _____
ST-Strecke, T-Welle: _____

Übungs-EKG 14

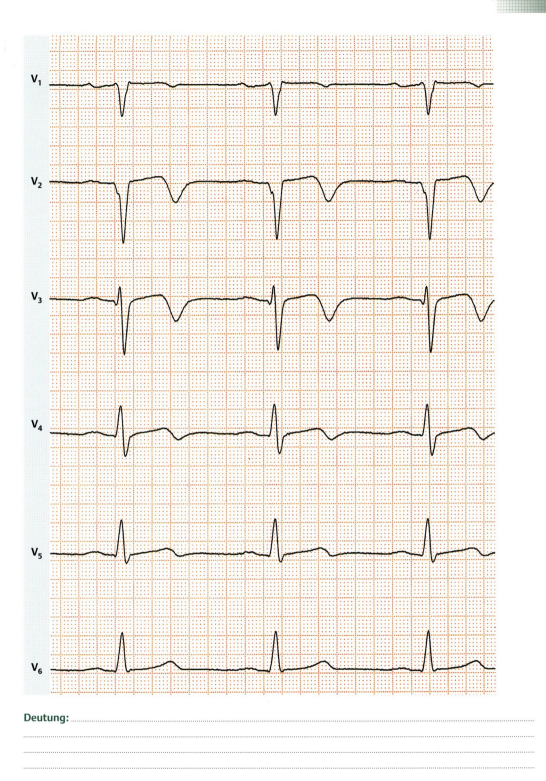

Deutung:

EKG-Übungen

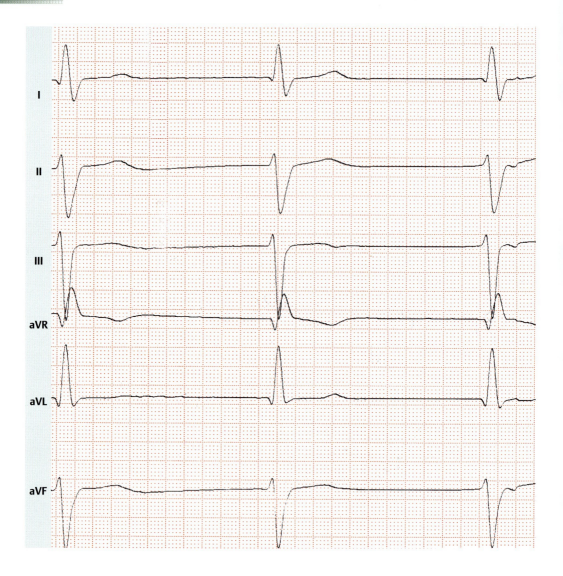

Übungs-EKG 15

Rhythmus, Frequenz, P-Welle, PQ-Zeit: _____
Lagetyp: _____
Q-Zacken: _____
R/S-Zacken: _____
ST-Strecke, T-Welle: _____

Übungs-EKG 15

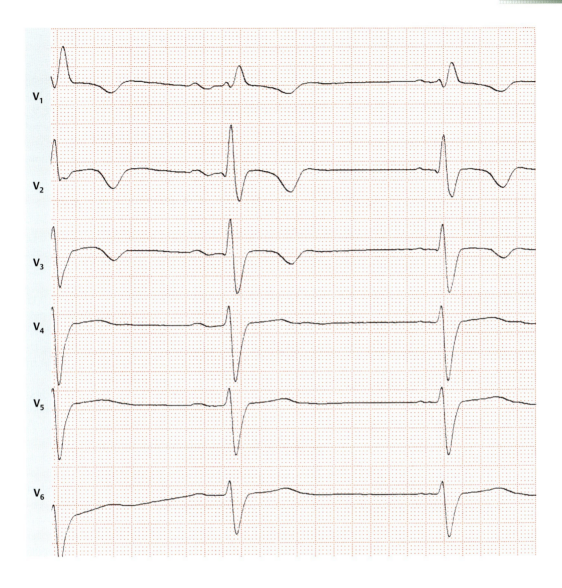

Deutung:

Befunde zu den Übungs-EKGs

EKG Übungen

Übungs-EKG 1

Sinusrhythmus, Linkstyp, Frequenz 71/min, P-Dauer 0,12 sek, PQ-Zeit 0,16 sek, QRS-Dauer 0,10 sek, QT-Zeit, 0,40 sek, Doppelgipflige P-Welle in Ableitung II und V_2, terminal negativer Anteil der P-Welle in V_1. Tiefe S-Zacken in V_1–V_3, hohe R-Amplituden in V_5–V_6, Sokolow-Lyon-Index > 3,5 mV. ST-deszendierende Strecken-Senkungen in I, II aVL, V_4–V_6.
Deutung: P-sinistroatriale, linksventrikuläre Hypertrophie.
Kommentar: Dieses ist das EKG eines Patienten mit schwerer Aortenstenose. Charakteristisch sind die klassischen Zeichen des P-sinistroatriale (Verlängerung der P-Dauer, Doppelgipfligkeit der P-Welle in II, terminal negativer Anteil der P-Welle in V_1). Auffällig sind in diesem EKG die tiefen S-Zacken in V_1–V_2 und die hohen R-Amplituden in V_5–V_6, die eindeutig Zeichen einer linksventrikulären Hypertrophie sind. Der Sokolow-Lyon-Index liegt deutlich > 3,5 mV. Als zusätzliche Zeichen der linksventrikulären Hypertrophie finden sich deszendierende ST-Strecken-Senkungen. Der Druckgradient über der Aortenklappe betrug bei diesem Patienten 146 mmHg, die Klappenöffnungsfläche betrug 0,4 cm².

Übungs-EKG 2

Regelmäßiger Sinusrhythmus, Frequenz 80/min. PQ-Dauer 0,18 sek. Die P-Welle ist auf 120 msek verbreitert, der terminale Anteil ist von dem initialen Anteil duch eine Kerbung abgesetzt und erscheint in V_2 und V_3 negativ.
Keine Darstellung von Q-Zacken.
Der RS-Komplex ist auf 140 msek pathologisch verbreitert und „M-förmig" deformiert, am deutlichsten erkennbar in aVL und V_6. In den zugehörigen linkspräkordialen Ableitungen I, aVL und V_6 finden sich deszendierende ST-Streckensenkungen von maximal 0,2 mV mit Übergang in ein abgeflachtes, präterminal negatives T.
Deutung: Kompletter Linksschenkelblock. P-sinistroatriale.
Kommentar: Der Befund eines kompletten Linksschenkelblockes ergibt sich aus der pathologischen Verbreiterung und der spezifischen Deformierung des RS-Komplexes bei fehlendem Q in den dem linken Ventrikel zuzuordnenden Ableitungen I, aVL, V_6. Ein kompletter Linksschenkelblock als Hinweis auf eine linksventrikuläre Erkrankung wird häufig von einem P-sinistroatriale als Ausdruck auch einer linksatrialen Schädigung begleitet.

Übungs-EKG 3

Sinusbradykardie, Frequenz 45/min, P-Dauer 0,12 sek, PQ-Zeit 0,16 sek, Deformierung der P-Welle mit terminaler T-Negativität in V_1.
Steiltyp.
Kleine Q-Zacken in II, III, aVF, V_5–V_6, QRS-Breite 0,11 sek, rSr'-Konfiguration in V_1 und V_2. Deszendierende ST-Strecken-Senkung in II, III, aVF (0,2 mV), horizontale ST-Strecken-Senkung in V_4–V_6 (0,1 mV). U-Wellen in den Ableitungen V_1–V_4 (besonders gut zu sehen in V_2–V_3).
Deutung: Sinusbradykardie, inkompletter Rechtsschenkelblock, ST-Strecken-Senkungen in den infero-lateralen Ableitungen.
Kommentar: Der auffälligste Befund dieses EKGs ist neben der Sinusbradykardie die ST-Strecken-Senkung, sowohl in den inferioren als auch in den lateralen Ableitungen. In diesem Zusammenhang ist am ehesten an eine koronare Herzkrankheit zu denken, wobei die Ischämie wahrscheinlich dem Versorgungsgebiet der rechten Koronararterie oder der Arteria circumflexa zuzuordnen ist. Eine U-Welle ist nicht immer zu erkennen, in diesem Beispiel aber sehr schön in V_2–V_3 nachzuweisen. Die Polarität der U-Welle entspricht der Porälität von T. Je höher die R-Zacke, desto höher die U-Welle. Eine U-Welle wird relativ häufig bei Hypokaliämie, linksventrikulärer Hypertrophie und myokardialer Ischämie nachgewiesen. Entsprechende Abklärung ist indiziert.

Übungs-EKG 4

Sinusrhythmus, Indifferenztyp, Frequenz 89/min, P-Dauer 0,12 sek, PQ-Zeit 0,28 sek, QRS-Breite 0,08 sek, QT-Zeit 0,34 sek.
R-Verlust V_1–V_3, langsame R-Progression V_3–V_4. ST-Strecken-Senkung vom Innenschichttyp in V_5–V_6.

Deutung: P-sinistroatriale, AV-Block I°, alter supraapikaler Vorderwandinfarkt.

Kommentar: Dieses Elektrokardiogramm weist mehrere Besonderheiten auf: Zunächst einmal ein P-sinistroatriale mit einer Verbreiterung der P-Welle, die in Ableitung II doppelgipflig und in V_1 einen terminal negativen Teil zeigt. Zudem eine Leitungsstörung im AV-Knoten mit einer Verlängerung der PQ-Zeit auf 0,28 sek. Wie bei AV-Block I° charakteristisch, wird jede P-Welle von einem QRS-Komplex gefolgt. Auffällig auch der QRS-Komplex, der in V_1–V_4 pathologische Befunde zeigt: In V_1–V_2 ist keine R-Zacke zu sehen, so dass dieses Ausdruck eines supraapikalen Vorderwandinfarktes ist. Die R-Amplituden in V_3–V_4 sind reduziert, so dass dieses als Randbereich des Infarktes anzusehen ist. Als Zeichen einer myokardialen Ischämie sind die ST-Strecken-Senkungen vom Innenschichttyp in V_5–V_6 zu interpretieren.

Übungs-EKG 5

Regelrechter Sinusrhythmus, Frequenz 62/min, regelrechtes Verhalten der P-Wellen, PQ-Zeit 0,16 sek.
Indifferenztyp.
Unauffällige Q-Zacken.
Regelrechtes Verhalten der R- und S-Zacken.
Normgerechte Darstellung der ST-Strecken und T-Wellen.
Deutung: Normales EKG, Indifferenztyp.

Übungs-EKG 6

Tachykardie mit breitem QRS-Komplex, Frequenz 144/min, P-Dauer und PQ-Zeit nicht bestimmbar, Zeichen der AV-Dissoziation (gut sichtbar in V_3!).
Rechtstyp.
Verbreiterung des QRS-Komplexes (Breite 0,18 sek).
Rechtsschenkelblockartige Konfiguration des QRS-Komplexes mit biphasischer QRS-Konfiguration in V_1 und R/S-Relation < 1 in V_6.
Deutung: Ventrikuläre Tachykardie.
Kommentar: Das charakteristische EKG-Bild der ventrikulären Tachykardie ist neben der Herzfrequenz die Breite des QRS-Komplexes. Da Zeichen der AV-Dissoziation vorhanden und auch andere Kriterien bei Rechtsschenkelblockform der Tachykardie typisch sind (biphasischer QRS-Komplex in V_1, R/S-Relation < 1 in V_6), kann die Diagnose nur ventrikuläre Tachykardie heißen.

Übungs-EKG 7

Sinusrhythmus, Linkstyp, Frequenz 56/min, P-Dauer 0,08 sek, PQ-Zeit 0,16 sek, QRS-Breite 0,10 sek, QT-Zeit 0,42 sek. Splitterung von QRS im II, III, aVF, V_5–V_6 ST-Strecken-Hebung in den Ableitungen II, III aVF, V_5–V_6. ST-Strecken-Senkungen in I, aVL, V_1–V_3.
Deutung: Frischer infero-lateraler Myokardinfarkt.
Kommentar: Typisches EKG eines frischen inferolateralen Myokardinfarktes mit ST-Strecken-Hebungen in den inferioren (II, III, aVF) und lateralen (V_5, V_6) EKG-Ableitungen. „Kontralaterale" ST-Strecken-Senkungen in I, aVL, V_1–V_3. Häufig sind bei diesen Infarktlokalisationen Bradykardien und/oder sinuatriale/atrioventrikuläre Leitungsstörungen.

Übungs-EKG 8

Schrittmacher-EKG, überdrehter Linkstyp, Frequenz 50/min. P-Dauer, PQ-Zeit nicht bestimmbar. QRS-Komplexe bei Schrittmacherstimulation schenkelblockartig deformiert, QRS-Breite 0,16 sek. Schrittmacherspikes vor dem QRS-Komplex. In den Extremitätenableitungen erkennt man vor den Schrittmacherspikes kleine Wellen, die P-Wellen entsprechen könnten.
Deutung: VVI-Schrittmacher.
Kommentar: Dieses EKG ist das klassische EKG eines VVI-Schrittmachers. Man erkennt in Extremitäten- und Brustwandableitungen Schrittmacherspikes, auf die jeweils unmittelbar ein QRS-Komplex folgt. Alle modernen Schrittmacher sind vielfach programmierbar. Im vorliegenden Fall wurde eine Frequenz von 50/min. ausgewählt.

Übungs-EKG 9

Sinustachykardie mit einer Frequenz von 104/min. Unspezifische Störung der intraatrialen Erregungsausbreitung in Form biphasischer P-Wellen in mehreren Ableitungen (II, III, aVL, aVF). PQ-Dauer mit 0,18 sek (gemessen in Ableitung II) noch im Bereich der Norm.
Überdrehter Linkstyp.
Q-Zacken in I, aVL.
Schmale, schlanke R- und S-Zacken mit Nachweis einer deutlichen S-Zacke auch in V_6.
Angedeutetes r' in V_1 bei einer QRS-Dauer von 110 msek.
Isoelektrisches T in aVL.

Deutung: Linksanteriorer Hemiblock.
Kommentar: Bitte beachten Sie, dass ein überdrehter Linkstyp nicht unbedingt einem linksanterioren Hemiblock entspricht. Für die Diagnose LAH müssen gleichzeitig Q-Zacken in I und aVL sowie ein S in V_6 nachweisbar sein. Der inkomplette Rechtsschenkelblock ist ein Nebenbefund. Die nur in aVL nachweisbare Erregungsrückbildungsstörung ist unspezifisch und erlaubt keine weiteren Rückschlüsse. Eine intraatriale Erregungsausbreitungsstörung (Vorhofleitungsstörung) ist in dieser Situation nicht ungewöhnlich; es handelt sich wiederum um eine Erkrankung der Erregungsleitung.

Übungs-EKG 10

Tachykardie mit breitem QRS-Komplex, Frequenz 220/min, Zeichen der AV-Dissoziation (gut sichtbar in Ableitung II), P-Dauer, PQ-Zeit nicht bestimmbar. Undefinierbare elektrische Achse.
Breiter QRS-Komplex (QRS-Breite 0,24 sek), rechtsschenkelblockartige Konfiguration R/S-Relation in V_6 < 1.
Deutung: Ventrikuläre Tachykardie.
Kommentar: Dies ist das klassische EKG, das in der Notaufnahme oft Panik auslöst. Die richtige Analyse und Interpretation führt aber schnell zur richtigen Diagnose: Während die Tachykardie-Frequenz nicht zur Diagnosesicherung beiträgt, weist die AV-Dissoziation bereits auf das Vorliegen einer ventrikulären Tachykardie hin. Typisch ist auch die Tatsache, dass eine Bestimmung der elektrischen Achse unmöglich ist. Die Breite des QRS-Komplexes (mit 0,24 sek sehr breit) und die morphologischen Kriterien in V_6 (R/S-Relation < 1) sind weitere Hinweise auf eine ventrikuläre Tachykardie.

Übungs-EKG 11

Regelrechter Sinusrhythmus, Frequenz 75/min, P-Dauer 0,10 sek, PQ-Zeit 0,16 sek.
Rechtstyp.
Keine Q-Zacken, QRS-Breite 0,11 sek, hohe R-Amplituden in V_1 und V_2, Sokolow-Lyon-Index (R in V_1/V_2 plus S in V_5/V_6) = 2,2 mV.
Deszendierende ST-Strecken-Senkungen in V_1–V_5.
Deutung: Rechtshypertrophie mit Rechtsherzschädigungszeichen.
Kommentar: Die Rechtsherzhypertrophie ist durch hohe R-Amplituden in V_1 und V_2 belegt, verbunden mit S-Zacken in V_5 und V_6. Der Sokolow-Lyon-Index ist entsprechend eindeutig. Die Rechtsherzschädigung ist an den deszendierenden ST-Strecken-Senkungen ableitbar. Auffällig ist in diesem EKG auch der pathologische Lagetyp (Rechtstyp), der jedoch gut zu den Rechtshypertrophiezeichen passt. Die Ursachen von Rechtstyp und Rechtshypertrophie sind aus dem EKG nicht ableitbar. In V_1 und V_2 sind nach einer kleinen R-Zacke ebenfalls kleine S-Zacken zu sehen; sie sind Ausdruck einer beginnenden Leitungsstörung im rechten Schenkel.

Übungs-EKG 12

Absolute Arrhythmie bei Vorhofflimmern, mittlere Kammerfrequenz 115/min. QRS-Breite 0,10 sek. Langsame R-Progression V_1–V_3, ST-Strecken-Senkungen vom Innenschichttyp I, aVL, V_2–V_6. Rechtsschenkelblockartig konfigurierte Kammererregung in den Brustwandableitungen (Leitungsaberranz).
Deutung: Vorhofflimmern mit tachykarder Überleitung, Leitungsaberranz, unspezifische Erregungsrückbildungsstörungen.
Kommentar: Die Diagnose des tachykarden Vorhofflimmerns ist relativ einfach zu stellen, da besonders in II, V_2–V_3 Flimmerwellen gut sichtbar sind, die RR-Abstände völlig unregelmäßig sind und die Frequenz der Kammerkomplexe eindeutig tachykard ist (115/min). Dieses EKG zeigt noch zwei weitere wichtige Befunde: (1) Die Leitungsaberranz, die meistens beim Vorhofflimmern, aber auch beim Vorhofflattern zu beobachten ist. Aberrant heißt, dass trotz supraventrikulären Erregungsursprungs einzelne QRS-Komplexe verbreitert und abnorm konfiguriert sind, wie in diesem Beispiel sehr schön zu sehen ist. (2) Unspezifische Erregungsrückbildungsstörungen finden sich bei Vorhofflimmern häufig und sind in dieser Situation keinesfalls als Nachweis einer koronaren Herzkrankheit zu werten. Sie sind vieldeutig, auch an einen möglichen Pharmaeffekt oder Elektrolytstörungen ist zu denken.

Übungs-EKG 13

Regelrechter Sinusrhythmus, Frequenz 78/min., P-Welle 0,12 sek, PQ-Zeit 0,24 sek, doppelgipflige P-Welle in II, biphasische Konfiguration der P-Welle in V_1.
Überdrehter Linkstyp.

Kleine Q-Zacken in I, aVL, QRS-Komplex verbreitert (QRS-Breite 0,14 sek), rSr'-Konfiguration in V_1 und V_2, S-Persistenz bis V_6.
Deszendierende ST-Strecken-Senkungen von V_2–V_6, QT-Zeit unauffällig.
Deutung: P-sinistroatriale, AV-Block I°, linksanteriorer Hemiblock, kompletter Rechtsschenkelblock.
Kommentar: Das P-sinistroatriale ist leicht in den Ableitungen II und V_1 zu erkennen (Verbreiterung, Doppelgipfligkeit, biphasisches P), der linksanteriore Hemiblock anhand der klassischen Kriterien überdrehter Linkstyp, kleine Q-Zacken in I und aVL und an der S-Persistenz. Das Besondere dieses EKGs ist die vorhandene komplexe Leitungsstörung: Der rechte Schenkel ist komplett blockiert, ebenso wie der linksanteriore Schenkel. Die Leitung des Sinusknotens ist intakt, die Erregung der Ventrikel erfolgt aber nur über den linksposterioren Schenkel und auch nur verlangsamt, da zusätzlich eine Leitungsstörung im AV-Knoten (AV-Block I°) vorliegt.

Übungs-EKG 14

Regelmäßiger Sinusrhythmus, Frequenz 72/min. PQ-Zeit 0,16 sek.
Steiltyp.
Pathologisches Q in I, ein im QS-Komplex versenktes rudimentäres R in aVL, R-Verlust in V_2 mit Stufenbildung im absteigenden Schenkel des QRS-Komplexes, pathologisches Q mit reduziertem R in V_3.
Bei einer noch dezenten angehobenen ST-Strecke in V_2 und V_3 erkennt man ein terminal negatives T in I, aVL, V_2–V_4.
Deutung: Abgelaufener Anterolateralinfarkt im Zwischenstadium.
Kommentar: Die Infarktdiagnose ergibt sich aus den Kriterien pathologisches Q, R-Reduktion beziehungsweise R-Verlust, T-Negativierung in den zugehörigen Ableitungen. Die Infarktlokalisation ergibt sich aus der Verteilung auf die Ableitungen V_2–V_4 (Vorderwand) sowie I und aVL (hohe Seitenwand). Die Angabe als Zwischenstadium ergibt sich aus den noch dezent angehobenen ST-Strecken mit Übergang in negative T-Wellen in den Infarktableitungen.

Übungs-EKG 15

Wechselnder Rhythmus, überdrehter Linkstyp, Frequenz 53/min, P-Dauer 0,12 sek, PQ-Zeit nicht bestimmbar, wechselnde AV-Überleitungszeiten, QRS-Dauer 0,16 sek, QT-Zeiten 0,46 sek.
Kleine Q-Zacken in I, aVL, rechtsschenkelblockartige Deformierung des QRS-Komplexes mit rsR'-Konfiguration in V_1, S-Persistenz bis V_6 mit tiefen S-Zacken, T-Negativität in V_1–V_3.
Deutung: Wechselnde AV-Überleitungen, linksanteriorer Hemiblock, kompletter Rechtsschenkelblock, unspezifische T-Negativität.
Kommentar: Sicherlich ein komplexes und schwieriges EKG. Auffällig ist zunächst einmal der wechselnde Rhythmus: In den Extremitätenableitungen ist eine P-Welle nicht zu identifizieren, teilweise scheint sie im QRS-Komplex verborgen oder am Ende des QRS-Komplexes sichtbar zu sein. In den Brustwandableitungen ist die AV-Überleitung unterschiedlich, die PQ-Zeit völlig verschieden, so dass von einem Ersatzrhythmus auszugehen ist. Andere auffällige Befunde dieses EKGs sind der links-anteriore Hemiblock, der an den Befunden überdrehter Linkstyp, kleine Q-Zacken in I und aVL, sowie an der S-Persistenz bis V_6 zu erkennen ist, sowie der komplette Rechtsschenkelblock. Die Kombination dieser Befunde weist darauf hin, dass bei dem Patienten schwere Leitungsstörungen vorliegen und nur noch der linksposteriore Faszikel in Ordnung ist (da linksanteriorer und rechter Schenkel blockiert sind). Die T-Negativität lässt viele Schlüsse zu, aus diesem Befund sind keine richtungweisenden Diagnosen abzuleiten.

Literatur

Bär, F. W., Brugada, P., Dassen, W. R. M., Wellens, H. J. J.: Differential diagnosis of tachycardia with narrow QRS complex (shorter than 0,12 second). Amer. J. Cardiol. 1984; 54: 555–560

Brugada, P., Brugada, J., Mont, L. et al.: A new approach to the differential diagnosis of a regular tachycardia with a wide QRS complex. Circulation 1991; 83: 1649–1659

Conover, B.: EKG-Leitfaden. Schwer Verlag, Stuttgart 1991

Csapo, G., Kalusche, D.: Konventionelle und intrakardiale Elektrokardiografie. CIBA-Geigy GmbH, Wehr/Wiesbaden 1989

Davis, D.: Differential diagnosis of arrhythmias. WB Saunders Company, Philadelphia 1992

Grimm, W.: Elektrokardiografie tachykarder Rhythmusstörungen. Springer, Berlin 1996

Heinecker, R., Gonska, B. D.: EKG in Praxis und Klinik. 13. überarb. und erw. Aufl. Thieme, Stuttgart 1992

Hust, J. W.: Cardiac puzzles, Mosby-Wolfe, St. Louis, 1995

Huszar, R. J.: Basic dysrhythmias. Interpretation & management. Mosby Lifeline, St. Louis, 1994

Jervell, A., Lange-Nielson, F.: Congenital deaf-mutism, functional heart disease with prolongation of the QT-interval and sudden death. Amer. Heart J. 1957; 54: 59–68

Josephson, M. E., Wellens, H. J. J.: Differential diagnosis of supraventricular tachycardia. Clin. Cardiol 1990; 3: 411–442

Kalbfleisch, S. J., El-Attassi, R., Calkins, H. et al.: Differentiation of paroxysmal narrow QRS complex tachycardias using the 12-lead electrogram. J. Amer. Coll. Cardiol. 1993; 21: 85–89

Kay, G. N., Pressly, P. C., Packer, D. L. et al.: Value of the 12-lead electrocardiogram in discriminating atrioventricular nodal reciprocating tachycardia from circus movement atrioventricular tachycardia utilizing a retrograde accessory pathway. Amer. J. Cardiol. 1987; 59: 296–300

Kinney, M. R., Packa, D. R.: Comprehensive cardiac care. Mosby, St. Louis, 1996

Klinge, R., Klinge, S.: Praxis der EKG-Auswertung. 4. vollst. überarb. und erw. Aufl. Thieme, Stuttgart 1996

Lewalter, T., Schwab, J. O., Nickenig, G.: Ventrikuläre Tachykardien. Diagnostisches Spektrum und therapeutische Möglichkeiten. Internist 2006; 47: 1001–1012

Lindner, U., Dubin, D. B.: Schnellinterpretation des EKG. 6. vollk. überarb. und erw. Aufl. Springer, Berlin 1995

Lüderitz, B.: Pulslehre – Beginn der Rhythmologie. In: Lüderitz, B. (Hrsg). Geschichte der Herzrhythmusstörungen. Sprinter-Verlag Heidelberg, 1993: 47-65

Marriott, H. J. L.: Rhythm quizlets. Williams & Wilkins, Baltimore, 1996

Mandel, W. J., Danzig, R., Hayakawa, H.: Lown-Ganong-Levine syndrome: a study using Hls bundle electrograms. Circulation 1971; 19: 696–708

Mengden v., H.-J.: Vom EKG zur Diagnose. Thieme, Stuttgart 1983

Moses, H. W., Moulton, K. P., Miller, B. D., Schneider, J. A.: A practical guide to cardiac pacing. Little, Brown and Company, Boston 1995

Netter, F. H.: Farbatlanten der Medizin. Bd. 1: Herz. 3. überarb. und erw. Aufl. Thieme, Stuttgart 1990

Phalen, Z.: The twelve-lead ECG in acute myocardial infarction. Mosby Lifeline, St. Louis, 1996

Pick, A., Langendorf, R.: Differentiation of supraventricular and ventricular tachycardia. Prog. Cardiovasc. Dis. 1960; 2: 391

Pollak, A., Falk, R. H.: New criteria for diagnosis of regular, wide-complex tachycardia. Circulation 1992; 85: 1953–1954

Prystowsky, E. N., Klein, G. I. (eds.): Cardiac arrhythmias. An integrated approach for the clinician. McGraw-Hill, New York 1994

Sandoe, E., Sigurd, B.: Arrhythmia. Fachmed. AG, St. Gallen. 1984

Schmitt, G., Schöls, W.: Vom EKG zur Diagnose. Springer, Berlin 1992

Schumacher, B., Spehl, S., Langbein, A., Schade, A., Kerber, S., Koller, M.: Regelmäßige Tachykardien mit breitem Kammerkomplex. Differenzialdiagnose mittels 12-Kanal-EKG. Herzschr Elektrophys 2009; 20:5-13

Seipel, L.: Klinische Elektrophysiologie des Herzens. 2. neubearb. und erw. Aufl. Thieme, Stuttgart 1987

Snellen, H. A.: Willem Einthoven (1860-1927). Father of electrocardiography. Life and work, ancestors and contemporaries. Kluwer Academic Publishers, 1995: 1-140

So, G. S.: Differentialdiagnose der Elektrokardiografie. Urban & Schwarzenberg, München, Wien, Baltimore 1993

So, C. S.: Elektrokardiografie, Atlas und Auswertung. 3. erw. Aufl. Urban & Schwarzenberg, München, Wien, Baltimore 1983

Toldt, C., Hochstetter, F.: Anatomischer Atlas. Urban & Schwarzenberg, München, Berlin, Wien 1968: 171–189

Trappe, H. J.: Herzrhythmusstörungen. In: Burchardi, H., Larsen, R., Schuster H. P., Suter, P. M. (Hrsg). Die Intensivmedizin. 9. Auflage. Springer-Verlag, Berlin – Heidelberg – New York 2004: 557–571

Trappe, H. J.: Akutes Koronarsyndrom ohne persistierende ST-Strecken-Hebung (NSTEMI). In: Leuwer, M., Trappe, H. J., Schürmeyer, T. H., Zuzan, O. (Hrsg). Interdisziplinäre Intensivmedizin. 2. Auflage. Thieme-Verlag, Stuttgart 2004: 330–334

Trappe, H. J.: Akutes Koronarsyndrom mit persistierender ST-Strecken-Hebung (STEMI). In: Leuwer, M., Trappe, H. J., Schürmeyer, T. H., Zuzan, O. (Hrsg). Interdisziplinäre Intensivmedizin. 2. Auflage. Thieme-Verlag, Stuttgart 2004: 335–348

Trappe, H. J.: Supraventrikuläre Tachykardien. Diagnostik, Akut- und Langzeittherapie. Kardiologe 2008; 2: 127-141

Trappe, H. J.: Prä- oder intrahospitaler Herz-Kreislauf-Stillstand. Häufigkeit, Ergebnisse, Perspektiven. Kardiologe 2009; 3: 37-46

Trappe, H. J.: Vorhofflimmern – Strategien für die Intensiv- und Notfallmedizin. Intensivmed 2009; 46: 68-74

Trappe, H. J.: Kammerflattern, Kammerflimmern und ventrikuläre Tachykardien. Strategien für die Notfall- und Intensivmedizin. Intensivmed 2009; 46: 101-108

Trappe, H. J.: Elektrotherapie bei bradykarden oder tachykarden Rhythmusstörungen und akutem Koronarsyndrom. Intensivmed 2009; 46: 121-131

Trappe, H. J.: Rhythmusstabilisierung und Elektrotherapie. In: Madler, C., Jauch, K. W., Werdan, K., Siegrist, J., Pajonk, F. G. (Hrsg). Akutmedizin – Die ersten 24 Stunden. Das NAW-Buch. Verlag Urban & Fischer München, 2009: 323-335

Trappe, H. J., Klein, H., Lichtlen, R. R.: Fehldiagnosen bei kardialen Arrhythmien. In: *Kirch, W.* (ed.): Fehldiagnosen in der inneren Medizin. Fischer, Jena, New York 1992: 91–111

Trappe, H. J., Rodriguez, L. M., Smeets, J. L. R. M., Weismüller, P.: Diagnostik und Therapie von Tachykardien mit schmalem QRS-Komplex. Intensivmedizin und Notfallmedizin 2000; 37: 631–643

Trappe, H. J., Rodriguez, L. M., Smeets, J. L. R. M., Weismüller, P.: Diagnostik und Therapie von Tachykardien mit breitem QRS-Komplex. Intensivmedizin und Notfallmedizin 2000; 37: 724–735

Trappe, H. J., Schuster, H. P.: Brugada-Syndrom. Definition, Diagnostik, Therapie, Prognose. Intensivmed. 2000; 37: 680–687

Trappe, H. J., Schuster, H. P.: Die Bedeutung von klinischen Befunden und Oberflächen-EKG für Diagnose und Therapie von Herzrhythmusstörungen. Intensivmed. 2000; 37: 561–572

Trappe, H. J., Wellens, H. J. J.: Neues zu Diagnostik und Monitoring bei akutem Koronarsyndrom und Aortendissektion. Intensivmed 2008; 45: 447-462

Trieb, G., Nusser, E., Weidner, A.: Differentialdiagnostik des EKG. Schattauer, Stuttgart, New York 1987

Waldeyer, A.: Anatomie des Menschen. De Gruyter, Berlin, New York 1973: 541–562

Wellens, H. J. J.: Pacemaker and defibrillator emergencies. In: Wellens, H. J. J., Conover, M. B. (Hrsg). The ECG in emergency decision making. 2nd edition. WB Saunders Company, Philadelphia, 2006: 228-241

Wellens, H. J. J.: Supraventricular tachycardias: In: Willerson, J. T., Cohn, J. N., Wellens, H. J. J., Holmes, D. R. (Hrsg). Cardiovascular medicine. Springer-Verlag, 2007: 1943-1978

Wellens, H. J. J., Kulbertus, H. E. (eds.)*:* What's new in electrocardiografy, Nijhoff Publishers, The Hague 1981

Wellens, H. J. J., Conocer, M. B.: The ECG in emergency decision making. WB Saunders Company, Philadelphia 1992

Wellens, H. J. J.: Determining the size of the area at risk, the severity of ischemia, and identifying the site of occlusion in the culprit coronary artery. In: Wellens, H. J. J., Gorgels, A. P. M., Doevendans, P. A. (Hrsg). The ECG in acute myocardial infarction and unstable angina. Diagnosis and risk stratification. Kluwer Academic Publishers, Boston/Dordrecht/London, 2003: 5-42

Wellens, H. J. J., Conover, B.: The ECG in emergency decision making. 2nd edition. Chapter 1: Acute myocardial infarction. WB Saunders Company, Philadelphia, 2006: 1-27

Wellens, H. J. J., Bär, F. W., Lie, K. I.: The value of the electrocardiogram in the differential diagnosis of a tachycardia with a widened QRS-complex. Amer. Med. 1978; 64: 27–33

Sachverzeichnis

A

AAI-Schrittmacher 105
- Stimulation 215, 263

Aberranz. Siehe Leitungsabberanz

Ableitung
- bipolare 4
- Brustwand- 4
- Extremitäten- 4
- unipolare 4

Acquired long QT-syndrome. Siehe QT-Syndrom, erworbenes, langes

Ajmalin, Demaskierung eines verborgenen Brugada-Syndroms 102

AKS = Koronarsyndrom, akutes 69

Aneurysma
- linksventrikuläres 67

Angina pectoris
- instabile 69

Anteroseptalinfarkt
- im Endstadium 265

Aortenklappenfehler
- P-sinistroatriale 38

Aortenklappeninsuffizienz
- Hypertrophie 57

Aortenstenose
- schwere 300

Arrest
- sinu-atrialer 140

Arrhythmie
- respiratorische 26, 128
- ventrikuläre, absolute 91

Arrhythmogene rechtsventrikuläre Dysplasie/Kardiomyopathie (ARVD/C) 103

Artefakte. Siehe EKG-Artefakte

Arteria circumflexa
- Ischämie 300

ARVD/C = Arrhythmogene rechtsventrikuläre Dysplasie/Kardiomyopathie 103

Asystolie
- ventrikuläre 220

Atrio-ventrikuläre Überleitung = AV-Überleitung 2

Automatiezentrum
- primäres 30
- sekundäres 29, 33, 91
- tertiäres 29, 33, 91
- tief gelegenes 29

AV-Block 31
- partieller. Siehe AV-Block II°
- totaler. Siehe AV-Block III°

AV-Block I° 9, 31, 134, 167, 264, 265, 301, 303
- Dauer 31

AV-Block II° 31, 89
- fortgeschrittener 31
- höhergradiger 136
- Typ II (Mobitz) 31, 136
- Typ I (Wenckebach) 31, 220

AV-Block III° 32, 138
- distaler 32
- Ersatzzentrum 32
- prognostische Bedeutung 33
- proximaler 32

AV-Dissoziation 98
- komplette 138

AV-Ersatzrhythmus. Siehe Ersatzrhythmus, AV-junktionaler

AV-Intervall. Siehe PQ-Zeit

AV-junktionale Region 34

AV-junktionaler Rhythmus. Siehe Ersatzrhythmus, AV-junktionaler

AV-Knoten 3
- kleiner 9
- schnell leitender 9

AV-Knoten-(Reentry-)Tachykardien 86, 194
- fast pathway 86
- slow pathway 86

AV-Reentry-Tachykardie. Siehe AV-Knoten-(Reentry-)Tachykardie

AV-Überleitung. Siehe Überleitung, atrio-ventrikuläre

AV-Überleitungen
- wechselnde 303

AV-Überleitungsblock
- partieller 93

B

Bazett-Formel 54
Bedarfsschrittmacher 105
Befundung, EKG
- Systematik 115
Bewegungsartefakte 121
Bigeminus 96
Block
- atrioventrikulärer. Siehe AV-Block
- bifaszikulärer 43, 156
- faszikulärer 12
- sinuatrialer. Siehe SA-Block
- trifaszikulärer 32, 43
Bradykardie-Tachykardie-Syndrom 30

Brady-Tachy-Syndrom. Siehe Bradykardie-Tachykardie-Syndrom
Brennen
- retrosternales 258
Brugada-Syndrom 100, 210, 266
- manifestes 100
- verborgenes 100
Brustwandableitungen 4
- anteriore. Siehe Brustwandableitungen, vordere
- anteroseptale 6
- bei Situs inversus cordis 113
- dorsale 5
- Horizontalebene 7
- laterale 7
- mittlere 5
- nach Nehb 4
- rechtspräkordiale 6
- seitliche 5
- vordere 5, 6
Brustwandableitungen nach Wilson 4

C

Cabrera-Kreis 16
Circus movement-Tachykardie (CMT) 88, 233
CMT = circus movement-Tachykardie 233
Congenital long QT-syndrome. Siehe QT-Syndrom, angeborenes, langes
Cor pulmonale
- akutes 78
CRT = Resynchronisationstherapie, kardiale 110
CS = Sinus coronarius 110

D

DDD-Schrittmacher 106
- Stimulation 216
Delta-Welle 9, 87
Depolarisation
- abnorme 8
- ektope atriale 8
- ventrikuläre, vorzeitige 87
Dextrokardie. Siehe Situs inversus cordis
Dextropositio cordis. Siehe Dextroposition
Dextroposition 113
Digitalis-Therapie 166

- Erregungsrückbildungsstörungen 167
- Sinusbradykardie 167
- ST-Strecken-Hebung 51
Dreieck der Dysplasie 104
Dreikammerschrittmacher 110
Druckgefühl
- retrosternales 258
Dyspnoe 234, 238, 246, 248, 254
- belastungsabhängige 250, 256
Dystonie, vegetative 27

E

Eichung 118
Eichzacke 118
Einkammerschrittmacher 105
Einkanalmonitor-EKG-Ableitung 112
Einthoven-Ableitungen 4
Einthoven-Dreieck 4
EKG
- bei Situs inversus cordis 113
- kontinuierliches. Siehe Monitor-EKG
- normales 126, 301
EKG-Ableitung
- Fehlermöglichkeiten, typische 121
EKG-Artefakte 121
EKG-Auswertung
- richtige technische 117
EKG-Befundung
- Systematik 115
EKG-Beispiele 124
EKG-Geräte, moderne 118
EKG-Lineale 119
EKG-Papier 4, 117
EKG-Übungen 269
Elektrodenanlegepunkte 4
Elektrokardiogramm. Siehe EKG
Elektrolytstörungen 83
- Hyperkaliämie 83, 190
- Hyperkalzämie 84
- Hypermagnesiämie 84
- Hypernatriämie 84
- Hypokaliämie 83
- Hypokalzämie 84
- Hypomagnesiämie 84
- Hyponatriämie 84
Epsilon-Potential 103
Erregungsausbreitung
- intraatriale 2
- intraventrikuläre 2
-- Beginn 12
-- Hauptvektor 14
-- Störungen 12
Erregungsausbreitungsstörung

- ausgeprägte linksventrikuläre 152
- intraatriale 8
- intraventrikuläre 39
Erregungsbildung. Siehe Reizbildung
Erregungsleitung 2
- intraatriale 7
Erregungsleitungsbündel
- abnormes 9
Erregungsleitungssystem 2
Erregungsrückbildung
- intraatriale 2
- intraventrikuläre 2. Siehe Kammerrepolarisation
-- Terminalphase 13
Erregungsrückbildungsstörungen
- bei Digitalis-Therapie 167
- bei Hypertrophie 51
- bei Präexzitationssyndrom 52
- bei Schenkelblock 52
- in anterolateralen Ableitungen 140
- intraventrikuläre
-- Veränderungen von ST-Strecke und T-Welle 47
- unspezifische 142, 302
Ersatzrhythmus
- AV-junktionaler 34
-- bradykarder 140
-- oberer 30, 35
-- unterer 30, 35
Erstickungs-T 64
Exitblock 106
Extrasystole
- linksventrikuläre 96
- monomorphe 96
- monotope. Siehe Extrasystole, monomorphe
- polymorphe 96
- polytope. Siehe Extrasystole, polymorphe
- rechtsventrikuläre 96
- supraventrikuläre 85
- ventrikuläre 96
Extrasystolie
- supraventrikuläre 192
- ventrikuläre 206
Extremitätenableitungen 4
- Achsen 4
- bei Situs inversus cordis 113
- bipolare 4
- diaphragmale. Siehe Extremitätenableitungen, inferiore
- inferiore 5
- Lagetypbestimmung 15
- nach Einthoven. Siehe Einthoven-Ableitungen

- nach Goldberger. Siehe Goldberger-Ableitungen
- unipolare 4

F

Fast pathway 86
Faszikel
- linksanteriorer 2, 42
- linksposteriorer 2, 42
Filter 118
Flatterwellen 92
Flimmerwellen
- Vorhof- 91
Frequenzdissoziation 35
Frequenzfilter. Siehe Filter
Fusionsschlag 167
FW = Flimmerwellen 233

G

Gen-Mutationen bei ARVD/C 103
Goldberger-Ableitungen 4

H

Halbseiteneffekt
- bei Digitalis-Therapie 51
Hauptvektor 14, 15
Hemiblock
- linksanteriorer (LAH) 20, 40, 154, 199, 262, 263, 265, 302, 303
-- Herzachsendrehung 44
- linksposteriorer (LPH) 20, 40
-- Herzachsendrehung 44
Herzachse, elektrische 14
- Abweichung nach links 18
- Abweichung nach rechts 18
- Bestimmung 15
Herzerkrankungen, entzündliche
- Myokarditis 79
- Perikarditis 79
Herzfrequenz
- Bestimmung 23
- normale 26
Herzfrequenzstarre 26
Herzfrequenzvariabilität
- physiologische 26
Herzhinterwand. Siehe Hinterwand
Herzinfarkt. Siehe Myokardinfarkt
Herzinsuffizienz
- nicht beeinflussbare 110
- NYHA III 248
- NYHA III-IV 110
Herzkrankheit
- ischämische
-- P-sinistroatriale 38
- koronare 69, 300, 302

Herzrasen 103
- rezidivierendes 240, 252
Herzrhythmus
- Bestimmung 23
Herzrhythmusstörungen 26
- bradykarde 105, 111
- häufigste 95
- im Monitor-EKG 112
- lebensbedrohliche 83
- supraventrikuläre 85
- tachykarde 111
- ventrikuläre 79
Herzschrittmacher. Siehe Schrittmacher
- Funktionsweise 105
Herzseitenwand. Siehe Seitenwand
Herzstolpern 256
Herzvorderwand. Siehe Vorderwand
HF = Herzfrequenz 233
Hinterwand
- inferiore, Repräsentation
-- in Extremitätenableitungen 6
- posteriore, Repräsentation
-- in Brustwandableitungen 7
-- in Extremitätenableitungen 6
Hinterwandinfarkt
- akuter inferiorer 174
- diaphragmaler 19
- im Folgestadium 182
- inferiorer 19
- Q-Zacke 11
His-Bündel 3
His-Bündel-EKG 33
Horizontalebene 4
Hyperkaliämie 83, 190
- T-Welle, zeltförmige 14, 53
Hyperkalzämie 84
Hypermagnesiämie 84
Hypernatriämie 84
Hypertrophie
- bei Aortenklappeninsuffizienz 57
- bei Mitralklappeninsuffizienz 57
- biventrikuläre 60
- linksventrikuläre 57, 264, 300
-- Herzachsendrehung 19, 58
-- Lewis-Index 58
-- R-Progression, gestörte 46
-- Sokolow-Lyon-Index 58
-- Spannungskriterien 59
-- Zunahme der R-Amplituden 58
- rechtsventrikuläre 59
-- Herzachsendrehung 20, 59
-- schwere 62
-- Sokolow-Lyon-Index 60

-- Zunahme der R-Amplituden 59
- Ursachen 57
- ventrikuläre
-- Erregungsrückbildungsstörungen 51
Hypertrophie-Zeichen 57
Hypokaliämie 83
- U-Welle 83
Hypokalzämie 84
Hypomagnesiämie 84
Hyponatriämie 84

I

Impulsbildung 106
Impuls, elektrischer 2
Impulsgenerator, natürlicher 2
Impulsüberleitung 106
Indifferenztyp 15, 301
Infarkt. Siehe Myokardinfarkt
Infarktlokalisation 70
Infarktnarbe
- Lagetyp 19
Infarkt-Q 66
Infarktzeichen
- spiegelbildliche 74
Inkompetenz
- chronotrope 30
Innenschichtischämie
- ST-Strecken-Hebung 50
Ischämie
- Koronararterie, rechte 300
- subendokardiale 50
- subepikardiale 50
Ischämie, transmurale myokardiale
- ST-Strecken-Hebung 50

J

James-Bündel 9
Jervell-Lange-Nielsen-Syndrom 54
J-Punkt 13
J-Welle 13

K

Kabelproblem 12
Kalibrierung 5
Kalium-Stoffwechsel 83
Kaltschweißigkeit 238
Kalzium-Stoffwechsel 84
Kammererregung
- initiale 11
Kammerflattern 98
Kammerflimmern 99, 221
- elektrische Defibrillation 221
Kammerkomplex
- gespaltener 3

Kammerleitungsschenkel. Siehe Tawara-Schenkel
Kammerrepolarisation, 12
Kammertachykardie. Siehe Tachykardie, ventrikuläre
Kardiometer. Siehe EKG-Lineal
Kardiomyopathie
- dilatative
-- P-sinistroatriale 38
Kartagener-Syndrom 113
Kent-Bündel 9
Kerbe 98
Knotenersatzrhythmus. Siehe Ersatzrhythmus, AV-junktionaler
Kontraktionsstörung
- rechtsventrikuläre 103
Koronararterie
- Dissektion, traumatische 69
- Embolie 69
- rechte
-- Ischämie 300
- Spasmus 69
- Verschluss, akuter 69
- Verschluss, thrombotischer 69
- Koronararteriitis 69
Koronarsyndrom
- akutes (AKS) 69
Kreislaufstillstand
- akuter 54
- Kyphoskoliose
- EKG-Lagetyp 18
- Herzachsenabweichung 19
- S-Persistenz 46

L

Lagetyp
- Bedeutung 18
- bei Hypertrophie 19
- bei Infarktnarbe 19
- bei LAH 20
- bei LPH 20
- bei Myokardinfarkt 19
- Bestimmung 14
-- Vektoren 14
-- Vorgehen, praktisches 16
- Blickdiagnose 15
- Darstellung 15
- Einflussfaktoren 18
- pathologischer 18
- physiologischer 18
- Sonderformen 16
- Winkelgrade 15
LAH = Hemiblock, linksanteriorer 20, 40
Lateralinfarkt
- isolierter 75
Leistungsfähigkeit
- verminderte 246, 252

Sachverzeichnis

Leitungsaberranz 302
- bei Vorhofflattern 94
- bei Vorhofflimmern 94, 202
- QRS-Deformation 94
- QRS-Verbreiterung 94

Leitungsbahn
- akzessorische 10
- atrionoduläre 10
- atrioventrikuläre 10

Leitungsbündel
- abnormes 9
- muskuläres akzessorisches 9

Leitungsfaszikel. Siehe Faszikel

Leitungsstörungen
- intraatriale 37, 159
- intraventrikuläre
-- Blockierungen, faszikuläre 42
-- Verbreiterung und Deformierung des QRS-Komplexes 39

Lewis-Index 58

Linie
- isoelektrische 13

Linksherzhypertrophie
- mit Linksherzschädigung 171

Linksschenkelblock-Konfiguration 98

Linksschenkelblock (LSB) 96
- bifaszikulärer 40
- kompletter 39, 41, 150, 264, 300

Linkstyp 15
- ausgeprägter 15
- infarktbedingter 20
- überdrehter 15
-- Ursachen 18
- Ursachen 18

Linkstyp, überdrehter
- bei linksanteriorem Hemiblock 21
- infarktbedingter 20
- Ursachen 21

LPH = Hemiblock, linksposteriorer 20, 40

LSB = Linksschenkelblock, kompletter 40

LT = Linkstyp 233

Lungenarterien-Embolie 186
- akute 78
- Lagetyp-Änderung 78

M

Magnesium-Stoffwechsel 84
Millimeterpapier. Siehe EKG-Papier
MI = Myokardinfarkt 63
Mitralklappeninsuffizienz
- Hypertrophie 57
Mitteltyp 15
Monitor-EKG 111

Muskelpotentiale 121
Myokardinfarkt
- akuter 64
-- ST-Hebung 64
-- ST-Strecken-Hebung 50
- akuter inferiorer 178
- alter 66
- anterolateraler 71, 75
-- im Zwischenstadium 303
- Ätiologie 69
- Befundlokalisation 76
- Definition 69
- diaphragmaler. Siehe Myokardinfarkt, inferiorer
- Einteilung, elektrokardiografische, neue 69
- EKG 63
- Endstadium 66
- Folgestadium 65
- frischer inferolateraler 301
- Infarktlokalisation 70
- inferiorer 73
-- Herzachsendrehung 21
- inferolateraler 65, 75
- inferoposterolateraler
-- im Endstadium 266
- Initialstadium 64
- intramuraler 63
- Lagetyp 19
- lateraler 75
- posteriorer
-- Situation, anatomische 74
- posterolateraler 75
- rechtsventrikulärer 76
- Stadium, akutes 64
- Stadium, chronisches 64
- subendokardialer 65
- transmuraler 63
- Zwischenstadium 65

Myokarditis 79, 81
- akute 82

Myokardproblem 12
Myokardschädigung
- Erregungsausbreitungsstörung 8
- QRS-Komplex-Veränderungen 112
- Schenkelblock 41

N

Natrium-Kanal-Blockade
- bei Brugada-Syndrom 100
Natrium-Stoffwechsel 84
Nehb-Ableitungen. Siehe Brustwandableitungen:nach Nehb
Niederspannung. Siehe Niedervoltage

Niedervoltage
- Perikard-Erguss 80
- totale 80
Non-Q-Infarkt 63
Non-ST-Strecken-Elevations-Myokardinfarkt (NSTEMI) 51, 63
Notch 98
NSTEMI = Non-ST-Strecken-Elevations-Myokardinfarkt 63

O

Oberflächen-EKG 2, 103
Ödeme
- prätibiale 248
Oversensing 106

P

Pacemaker tachycardia. Siehe Schrittmachertachykardie
Palpitationen 55, 103, 234, 238
Papiergeschwindigkeit 117
Pardée-Kriterien 11
Pardée-Q 11, 66
PAT = Paroxysmale Atriale Tachykardie mit Block 88
Pause, kompensatorische 96
P-biatriale 38, 144
P-cardiale. Siehe P-biatriale
P-dextroatriale 37
- bei Lungenarterien-Embolie 79
P-dextrocardiale. Siehe P-dextroatriale
Perikard-Erguss
- Niedervoltage 80
Perikarditis
- akute 79, 188
-- ST-Strecken-Hebung 50
- chronische 81
Perikardtamponade 80
Perimyokarditis 82
Phase, präautomatische 32
P-mitrale. Siehe P-sinistroatriale
PP-Intervalle
- konstante 26
- zunehmend verkürzte 28
P-pulmonale. Siehe P-dextroatriale
PQ-Intervall. Siehe PQ-Zeit
PQ-Zeit 3, 8
Präexzitationssyndrom 9, 87
- Erregungsrückbildungsstörungen 52
Präsynkopen 54
Projektionsebene
- frontale 14
P-sinistroatriale 38, 142, 218, 263, 264, 265, 266, 300, 301, 303

309

Sachverzeichnis

P-sinistrocardiale. Siehe P-sinistroatriale
Purkinje-Faser-System 3
P-Welle 3, 7
- Amplitude, überhöhte 37
- biphasische 38
- doppelgipfelige 38
- negative 7
- Normalbefunde 37
- pathologische 7
- positive 7
- spezifische Veränderung 37
- Vektor 14
- verbreiterte 38

Q

QRS-Komplex 3
- aberrant geleiteter 94
- bei Myokardinfarkt, Endstadium 66
- Dauer 11
- deformierter 12, 39
- gespaltener 3
- Hauptvektor 14
- M-förmige-Deformierung 40
- normaler 11
- schmaler 88
- verbreiterter 39, 88
- verlängerter 12
QS-Komplex 67
QTc = QT-Zeit, frequenzkorrigierte. Siehe QT-Intervall, c
QT-Intervall, c (QTc) = frequenzkorrigierte QT-Zeit 54
QT-Syndrom
- angeborenes, langes 54
- erworbenes, langes 55
- langes 54, 168
- sporadisches 55
QT-Zeit
- absolute 3, 54
- frequenzkorrigierte. Siehe QT-Intervall, c
- Normwerte 57
- relative 3, 54
- verkürzte
-- bei Hyperkalzämie 84
- verlängerte 169
-- bei Hypokalzämie 84
Q-Wellen-Infarkt 11, 63
Q-Zacke 3, 11
- kleine, spitze 11
- normale 11
- pathologische 11
- schematische Darstellung 11

R

Ramus interventricularis anterior 70
Rechtsherzbelastung
- bei Lungenarterien-Embolie 187
- S-Persistenz 46
Rechtsherzhypertrophie
- mit Rechtsherzschädigung 173, 302
- Repräsentation in Brustwandableitungen 6
Rechtsschenkelblock-Konfiguration 98
Rechtsschenkelblock (RSB) 96
- bei Lungenarterien-Embolie, akute 78
- inkompletter 146, 193, 262, 265, 300
- kompletter 40, 41, 148, 262, 303
Rechtstyp 15
- überdrehter 15
- Ursachen 18
Reentry-Tachykardie. Siehe AV-Knoten-Tachykardie
Region, AV-junktionale 34
Reizleitungssystem
- spezifisches 2
Repolarisation. Siehe Erregungsrückbildung
Resynchronisationstherapie, kardiale (CRT) 110
Rhythmusstörungen 240. Siehe Herzrhythmusstörungen
- ventrikuläre 96
Romano-Ward-Syndrom 54
R-Progression 11
- gestörte 45, 158
-- bei Vorderwandinfarkt 46
- mangelhafte 11
- verzögerte
-- Ursachen 45
RR = Blutdruck nach Riva-Rocci 233
RR-Intervalle
- zunehmend verkürzte 28
RSB = Rechtsschenkelblock, kompletter 40
Ruhe-EKG
- Befunde 103
R-Verlust 12
- in Brustwandableitungen 45
R-Zacke 3, 11
- Knotung 39
- plumpe 39
- schematische Darstellung 11
R-Zacken-Aufbau. Siehe R-Progression

R-Zacken-Ausschlag
- höchster 16
R-Zacken-Entwicklung. Siehe R-Progression
R-Zacken-Progression. Siehe R-Progression
R-Zacken-Verlust. Siehe R-Verlust

S

SA-Block 27
- fortgeschrittenerer 28
SA-Block I° 27
SA-Block II° 28, 29
- Typ II (Mobitz) 28
- Typ I (Wenckebach) 28
SA-Block III° 29
- mit AV-junktionalem Ersatzrhythmus 30
- ohne AV-junktionalem Ersatzrhythmus 29
Sägezahnmuster. Siehe Flatterwellen
Sagittaltyp
- pathologischer 18
- physiologischer 18
- Vorkommen 16
SA-Überleitung. Siehe Überleitung:sinuatriale
SA-Überleitungsstörung. Siehe SA-Block
Schädigung
- myokardiale 152
Schenkelblock 12, 40
- Erregungsrückbildungsstörungen 52
- faszikulärer 43
- kompletter 40, 43
- ST-Strecken-Senkung 52
Schenkelblock-Konfiguration 40
Schmerzen
- thorakale 258
Schrittmacherdefekte 106
Schrittmacher-EKG 105
- mit AAI-Stimulation 215, 263
- mit DDD-Stimulation 216
- mit VDD-Stimulation 218
- mit VVI-Stimulation 213, 301
Schrittmacher-Spike 105
Schrittmachertachykardie 108
Schwindel 54, 55, 250, 254
Schwindelattacken
- rezidivierende 242
SCN5A-Gen-Mutation 100
Seitenwand
- linksventrikuläre
-- in Extremitätenableitungen 5
-- in Brustwandableitungen 7

Seitenwandinfarkt
- Herzachsendrehung 22
- Q-Zacke 11
Sick-Sinus-Syndrom (SSS) 30
Sinusarrest. Siehe Sinusknotenarrest
Sinusarrhythmie 23, 26
- normofrequente 26
Sinusbradyarrhythmie 23, 26, 132
Sinusbradykardie 23, 26, 183, 263, 300, 301
- bei Digitalis-Therapie 167
- pathologische 30
- physiologische 30
Sinus coronarius (CS) 110
Sinusknoten 2
Sinusknotenarrest 30
Sinusknotenfunktionsstörungen 30
Sinusknotenstillstand. Siehe Sinusknotenarrest
Sinusknotensyndrom 242. Siehe Sick-Sinus-Syndrom
Sinusrhythmus
- Bestimmung 23, 26
- Charakterisierung 26
- normaler 26, 126
- regulärer 23
- reiner 23
Sinustachyarrhythmie 26
Sinustachykardie 26, 130, 177, 181, 264
SI-QIII-Typ
- bei Lungenarterien-Embolie, akute 78
- Vorkommen 16
Situs inversus cordis 222
- Brustwandableitungen 113
- EKG 113
- Extremitätenableitungen 113
Slow pathway 86
Sokolow-Lyon-Index
- bei Hypertrophie, linksventrikulärer 58
- bei Hypertrophie, rechtsventrikulärer 60
S-Persistenz 45, 160
- in Brustwandableitungen 160
- Ursachen 45
Spitzenumkehr-Tachykardien. Siehe Torsade-de-pointes-Tachykardie (TdP)
SSS. Siehe Sick-Sinus-Syndrom
Steiltyp 15
- Ursachen 18
ST-Elevations-Myokardinfarkt (STEMI) 63

STEMI = ST-Elevations-Myokardinfarkt 63
ST-Hebung. Siehe ST-Strecken-Hebung
Stimulation
- AV-sequentielle 106
- künstliche atriale 105
Störungen
- intramyokardiale 12
ST-Senkung. Siehe ST-Strecken-Senkung
ST-Strecke 3, 12
- Beurteilungskriterien 48
- Hebung 47
- isoelektrische 14
- schulterförmig angehobene 103
- Senkung 83
- Veränderungen. Siehe ST-Strecken-Veränderungen
ST-Strecken-Hebung 47
- aus dem absteigenden R-Zacken-Schenkel 13
- aus dem aufsteigenden S-Zacken-Schenkel 13
- bei akutem Myokardinfarkt 13, 50, 64
- bei akuter Perikarditis 50
- bei Digitalis-Therapie 51
- bei Innenschichtischämie 50
- bei Ischämie 50
- bei Perikarditis 13
- reziproke 6
ST-Strecken-Senkung
- aszendierende 13
- bei Hypokaliämie 83
- bei Schenkelblock 52
- deszendierende 13
- Formen 13
- horizontale 13
- in inferolateralen Ableitungen 300
- reziproke 6
ST-Strecken-Veränderungen
- bei Erregungsrückbildungsstörungen
-- spezifische 49
-- unspezifische 49
- bei Myokardinfarkt, Endstadium 67
- Verteilungsmuster in Ableitungen 49
ST-T 3
Synkope 54, 103, 260
S-Zacke 3, 11
- Knotung 39
- persistierende 11
- plumpe 39
- schematische Darstellung 11

S-Zacken-Persistenz. Siehe S-Persistenz

T

Tachyarrhythmia absoluta 262
Tachykardie 252
- anhaltende 97
- antidrome 88
- AV-junktionale 35
- AV-Knoten-(Reentry-) 86
- bei akzessorischen Leitungsbahnen 86
- Circus movement- 88
- ektop atriale 88, 198, 263
- ektope Vorhof-. Siehe Tachykardie, ektope atriale
- mit breitem QRS-Komplex 221
- multifokale atriale 89
- orthodrome 88
- paroxysmale atriale mit Block (PAT) 88
- supraventrikuläre 85
- ventrikuläre 97, 104, 208, 301, 302
-- anhaltende 221
-- nicht anhaltende 256
-- selbstlimitierte 221
Tachykardie-EKG
- Befunde 104
Tawara-Schenkel 2
- Unterbrechung 39
TdP = Torsade-de-pointes-Tachykardie 55
T-Negativierung
- präterminale 47, 162
- terminale 48, 164
- unspezifische 303
- Winkelhalbierende 14
Torsade-de-pointes-Tachykardie (TdP) 55
- bei langem QT-Syndrom 55
Triangle of dysplasia. Siehe Dreieck der Dysplasie
Trigeminus 96
T/U-Verschmelzungswelle 84
T-Welle 3, 12
- abgeflachte 13
-- bei Hypokaliämie 83
- Amplitude 48
- Beurteilungskriterien 48
- Gipfel 48
- hohe, spitze 14
- isoelektrische 47
- konkordant negative 13
- Morphologie 48
- negative. Siehe T-Negativierung
- normale 13
- pathologische 13

- präterminal negative 14
- terminal negative 14
- – bei Perikarditis, chronische 81
- Tiefpunkt 48
- überhöhte 14, 47
- vegetative 14, 53
- Vektor 14
- Veränderungen
- – bei Myokardinfarkt, Endstadium 67
- – spezifische 53
- zeltförmige 14, 53
- – bei Hyperkaliämie 83
T-Wellen-Abflachung 13, 47
T-Wellen-Negativierung. Siehe T-Negativierung
T-Wellen-Überhöhung 14, 47
T-Wellen-Veränderungen
- Ursachen 53
- Verteilungsmuster in Ableitungen 49

U

Überleitung
- sinuatriale = SA-Überleitung 2
Überleitungsstörung
- atrioventrikuläre. Siehe AV-Block
- sinuatriale. Siehe SA-Block
ÜLT = Linkstyp, überdrehter 233
Umschlagzone 11
Undersensing 106
- atriales 108
U-Welle
- bei Hypokaliämie 83

V

VDD-Schrittmacher
- Stimulation 218
VDD-Stimulation 107
Vektoren
- Lagetypbestimmung 14
Vektorrichtungen 4
Ventrikelhypertrophie
- ST-Streckenveränderungen 51
VH = Vorhof 233
Vorderwand
- linksventrikuläre, Repräsentation
- – in Brustwandableitungen 6
- Q-Zacke 11
- Repräsentation
- – in Brustwandableitungen 6
- – in Extremitätenableitungen 6
Vorderwandinfarkt 70
- akuter ausgedehnter 177
- alter supraapikaler 301
- antero-septaler 71
- ausgedehnter 70
- großer 70
- im Endstadium 67, 184, 199, 265
- im Zwischenstadium 180
- R-Progression, gestörte 46
- supraapikale 71
- supraapikaler, abgelaufener 185
Vorderwandspitzeninfarkt
- kleiner 70
Vorhof
- Druck, mittlerer 38
Vorhoferregung 2, 7
- retrograde 8
Vorhofflattern 91, 220
- Leitungsaberranz 94

- Typ I 92, 204
- Typ II 92
Vorhofflatterwelle. Siehe Flatterwelle
Vorhofflimmern 91, 220, 262, 264
- Leitungsaberranz 94
- mit absoluter Arrhythmie. 200
- mit tachykarder Überleitung 302
- normofrequentes 200
Vorhofflimmerwellen 91
Vorhofleitung. Siehe Vorhoferregung
Vorhofleitungsstörungen 8. Siehe Leitungsstörungen, intraatriale
VVI-Schrittmacher 105
- Stimulation 213, 301

W

Wechselstromüberlagerungen 121
Wilson-Brustwandableitung. Siehe Brustwandableitung nach Wilson
Winkelgrade
- Lagetypen 15
Wolff-Parkinson-White-Syndrom. Siehe WPW-Syndrom
WPW-Syndrom 87
- typisches 196

Z

Zacken
- negative 5
- positive 4
Zirkel 119
Zweikammerschrittmacher 106

EKG-Normgrößen

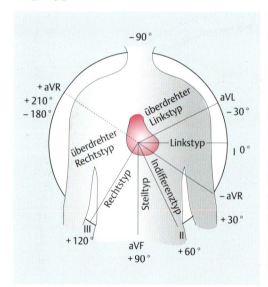

P-Welle	Erregungsausbreitung in den Vorhöfen	0,05–0,10s (50–100ms)
PQ-Zeit	Erregungsüberleitung Vorhöfe → Herzkammern (atrioventrikulär, AV)	0,12–0,20s (120–200ms)
QRS-Komplex	Erregungsausbreitung in den Herzkammern (intraventrikulär)	0,06–0,10s (60–100ms)
ST-Strecke	Beginn der intraventrikulären Erregungsrückbildung	
T-Welle	Terminalphase der intraventrikulären Erregungsrückbildung	Amplitude: 1/6 bis 2/3 R
QT-Zeit	gesamte intraventrikuläre Erregungsdauer; diese ist abhängig von der Herzfrequenz → siehe Tabelle.	zunächst als absolute QT-Zeit gemessen (Normalwert: bis maximal 550ms) und in Relation zur Herzfrequenz als relative QT-Zeit angegeben (s.u.)

Lagetyp

aVL überwiegend negativ = **Steiltyp** (+60° bis 90°)

I überwiegend negativ = **Rechtstyp** (+90° bis 120°)

III überwiegend negativ = **Linkstyp** (+30° bis −30°)

II überwiegend negativ = **überdrehter Linkstyp** (> −30°)

keine dieser Aussagen trifft eindeutig zu: wahrscheinlich **Indifferenztyp** (+30° bis +60°)

ein **überdrehter Rechtstyp** verlangt überwiegend negatives I, II plus positives QRS in III und aVR

PQ-Zeit und QT-Zeit in Abhängigkeit von der Herzfrequenz

HF	PQ-Zeit (Mittelwert)	QT-Zeit (Mittelwert)
40		480 ms
50	210 ms	430 ms
60	200 ms	390 ms
70	190 ms	360 ms
80	180 ms	340 ms
90	170 ms	320 ms
100	160 ms	300 ms
110	150 ms	290 ms
120	140 ms	280 ms
130	130 ms	270 ms